과학적으로 논증한
임상 침구학

Clinical Acupuncture Scientific Basis

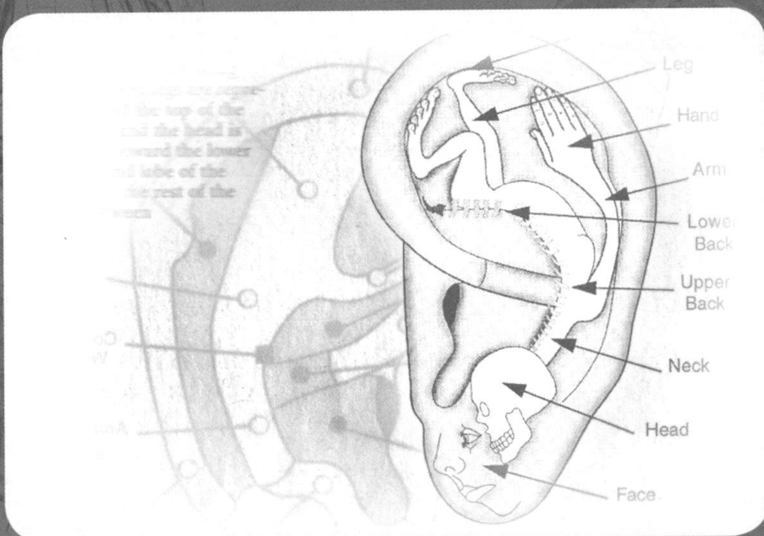

스톡스 외 著
고형균·이혜정·인창식 譯

도서출판 정담

서 문

1988년에 출판된 『침구의학의 과학적 근거(Scientific Bases of Acupuncture)』에서 편찬자는 침구학의 엔돌핀 가설이 침구학 관련 기초과학 연구가 처음으로 진지하게 진행되는 계기가 되었으며 엔돌핀 가설이 처음 제기된 지 12년이 흘렀다고 했다. 편찬자는 또한 침진통의 기전에 대해 축적된 정보가 기존 의학의 여러 치료법에 대해 축적된 정보보다 많으므로 이제 침에 대해 더 이상 '시험적 치료법'이라고 부르지 말아야 할 때가 되었다고도 했다.

또다시 12년이 흘렀다. 침구학에 대한 기초과학 연구와 임상연구는 그 규모가 크게 확대되었다. 침구치료와 연관된 생리학적 기전이 분자생물학, 영상의학 기법을 비롯한 현대적 생의학 기법들을 통해 점점 더 세밀하게 밝혀지고 있다. 유럽, 북미, 아시아의 여러 임상연구자들이 침구치료의 효과를 검증하기 위해 무작위 대조시험의 기준을 충족시키는 다양한 임상시험 방법들을 고안해 냈다. 『침구의학의 과학적 근거』 편찬자들의 의견처럼, 미국 식품의약국(FDA)에서 침구학에 대한 연구결과들을 비판적으로 검토하고 나서 침 포장지에 표시되었던 '시험적'이라는 문구를 제거하도록 법 규정을 바꾼 것이 1996년의 일이었다. 이듬해에는 다시 그동안 진행된 침구학에 대한 방대하고 질 높은 연구결과에 힘입어 미국 국립보건원(NIH)의 전문가회의 결과 일치된 의견으로 "침구학의 효용성에 대한 근거가 충분하기 때문에 기존 주류의학에서 침구치료를 활용하고 또한 침구치료의 생리학적 기전과 임상적 가치에 대해 더 심도 있는 연구를 진행할 필요가 있다"는 보고서를 제출했다(JAMA 280:1518-24).

이 책은 침구학 연구의 새로운 시대가 열리는 것을 경축하는 의미가 있다. 오늘날 침구학 연구가 광범위하게 진행되는 것을 반영하여 침구치료 임상시험에 대한 체계적 고찰, 침구치료 임상연구의 표준안 제안, 동양의학 치료에 대한 환자만족도의 질적 측정법, 이침(耳鍼), 경락, 침에 대한 동적평형 반응 등의 생리적 모형 등을 다루는 장이 추가되었다. 우리는 이 책에 정리된 최신 연구결과의 고찰이 수천 년 내려온 임상침구학이 근거에 입각한 현대식 치료법의 하나로 인식되는 데에 도움이 되었으면 하는 바램이다.

2000년 7월

가브리엘 스톡스

리차드 하머슐락

목 차

집필진

S.-H. Lee

Dept. of Acupuncture, South Baylo University, Anaheim, CA 92801, USA

Brian M. Berman (bberman@compmed.ummc.umaryland.edu)

Complementary Medicine Program, University of Maryland School of Medicine, James L. Kernan Hospital Mansion, 2200 Kernan Drive, Baltimore, MD 21207- 6697, USA

Bruce Pomeranz (varadi9180@home.com)

Departments of Zoology and Physiology, University of Toronto, 25 Harbor Street, Toronto, Ontario M5S 1A1, Canada

C.-S. Na

Dept. of Meridianology, Oriental Medical College, Dong Shin University, Naju, Korea

Charles Shang (cshang@emory.edu)

Department of Medicine, Emory University School of Medicine, 69 Butler Street, S.E., Atlanta, GA 30303, USA

Chifuyu Takeshige (Makoton@cc.showa-u,ac.jp)

Department of Medicine, Showa University, 1-5-8 Hatanodai, Shinagawa-ku, Tokyo 142, Japan

Claire M. Cassidy (honeeum@aol.com)

Paradigms Found Consulting, 6201 Winnebago Road, Bethesda, MD 20816, USA

E. K. Wang (ekwong@uci.edu)

Dept. of Ophthalmology, University of California, Irvine, CA 92697, USA

Gabriel Stux (106657.3550 @compuserve.com)

Acupuncture Center Düsseldorf, Goltsteinstraβe 26, 40211 Düsseldorf, Germany

I.-K. Hong

Dept. of Information Engineering, Kwangju Institute of Science and Technology, Kwangju, Korea

Jeanette Ezzo (jeanetteezzo@prodigy.net)

Epidemiology Faculty, Project LEAD, 1905 W. Rogers Avenue, Baltimore, MD 21209, USA

Ji-Sheng Han (jshh@public.bta.net.cn)

Neuroscience Research Center, Beijing Medical University, Beijing, China 100083

Lixing Lao (LLao@compmed.ummc.umaryland.edu)

Complementary Medicine Program, University of Maryland School of Medicine, James L. Kernan Hospital Mansion, 2200 Kernan Drive, Baltimore, MD 21207-6697, USA

Richard Hammerschlag (rzhammer@compuserve.com)

Oregon College of Oriental Medicine, 10525 S. E. Cherry Blossom Drive, Portland, OR 97216, USA

Stephen Birch (71524.3461@compuserve.com)

Foundation for the Study of Traditional East Asian Medicine W.G. Plein 330, 1054 SG Amsterdam, The Netherlands

Terry Oleson (terryoleson@ezarthlink.net)

Health Care Alternatives, PMB 2657, 8033 Sunset Boulevard, Los Angeles, CA 90046-2427, USA

Zang Hee Cho (zcho@uci.edu)

Department of Radiological Sciences, University of California, Irvine, CA 92697, USA

역 자

고형균

경희대학교 한의과대학 졸업, 한의학박사

침구과 전문의

경희대학교 한의과대학 침구학 교수

(전) 대한침구학회장

이혜정

경희대학교 한의과대학 졸업, 한의학박사

경희대학교 한의과대학 경혈학 교수

침구경락과학연구센터(AMSRC) 센터장

인창식

경희대학교 한의과대학 졸업, 한의학박사

침구과 전문의, 미국 기능신경학 전문의

경희대학교 한의과대학, 침구경락과학연구센터 조교수

1장 침진통의 기초연구

| 포머란즈 |

1. 서론

최근 몇 년 간 서구에서는 침의 진통효과(acupuncture analgesia, 침진통[(1)])를 주로 만성통증을 치료하는 데에 응용했을 뿐 특별히 시연을 위해 시술하는 경우 외에 외과수술시 활용하지는 않았다. 하지만 서구의 몇몇 나라에서는 아산화질소(N_2O)를 진통 목적으로가 아니라 환자의 의식을 잠재울 정도로 투여하면서 침의 진통효과를 함께 응용하거나,[80] 펜타닐(fentanyl)을 투여하면서[89] 침의 진통효과를 응용했다. 손에 바늘을 꽂았는데 어떻게 해서 치통이 완화되는 것일까? 이런 현상이 기존의 생리개념으로 설명되지 않았기 때문에 과학자들은 혼란스러워 하면서 회의적인 입장을 보였다. 이미 잘 알려져 있던 플라세보(placebo, 속임약·무효약) 효과로 이 현상을 설명하려는 사람들이 많이 있었는데, 즉 암시·주의산만·최면 등으로 효과가 나타난다고 하는 관점이다.[201,202] 1945년에 Beecher의 보고에 의하면[9] 모르핀(morphine)을 투여하면 환자들의 70%에서 통증이 경감되고, 속임약으로서 포도당을 주사하면 자신이 모르핀을 주사받았다고 생각하고 있는 환자들의 35%에서 통증이 경감되었다. 1970년대 초의 의과학자들 중에는 침의 진통효과라는 것이 결국은 이와 같은 속임약 효과 즉 심리적 효과라고 판단하는 사람들이 많이 있었다. 하지만 침의 진통효과를 속임약 효과라고 보기에는 몇 가지 문제가 있다. 침의 진통효과가 지난 1000여 년간 중국에서, 거의 100년간 유럽에서 수의학 분야에서 활용되어 왔고 또한 미국에서도 활용도가 점차 커지는 현상을 어떻게 설명할 것인가? 동

---

(1) Acupuncture analgesia, 침진통 : 이 책에서 말하는 침진통이란 경혈(meridian point) 자극에 의한 진통효과이다. 비경혈 자극에 의한 진통(nonacupuncture stimulation-produced analgesia)이 상대적인 용어이다. – 역주

물에게는 암시를 줄 수도 없고, 이른바 동물 최면이라고 하는 침묵 반응을 나타낼 수 있는 동물 종은 극소수에 불과하다. 또한 각 환자가 암시성이라는 심리적 특성이 있는지를 평가했던 여러 연구에서도 암시성과 침의 진통효과 사이에 유의한 상관성이 발견되지 않았다.[101] 엔돌핀(endorphin) 대항제인 날록손(naloxone)을 투여하면 침의 진통효과를 차단할 수 있지만 최면 효과는 차단할 수 없다는 차이점이 두 편의 연구결과를 통해 알려진 것도[6,58] 침의 진통효과를 최면 효과로 설명할 수 없다고 판단하게 된 계기였다.

1973년까지는 침의 진통 효과를 입증해주는 자료가 주로 세계 인구의 1/4을 차지하는 나라에서 흘러나온 방대한 양의 증례들, 즉 경험적인 것들이었다. 아쉽게도 회의론자들을 설복시킬 만큼 과학적으로 통제된 실험결과는 거의 없었다. 과학자들은 침의 진통효과가 속임약 효과나 심리적 효과가 아니라 생리적 효과인가, 만일 그렇다면 어떤 기전을 통해 나타나는가라는 두 가지 중요한 질문을 던지고 있었다.

첫 번째 질문은 속임약 효과나 자연관해 등의 가능성을 배제할 수 있는 대조군 실험을 통해 해결해야 한다. 이 질문에 답하기 위해 진행된 실험들은 만성통증 환자에 대한 임상시험, 실험실 연구, 실험적으로 유발시킨 급성통증에 대한 연구, 동물연구(1.6 참조) 등이 있었다. 수많은 연구결과를 종합해 보면 침은 속임약에 비해 진통효과가 훨씬 우수하다고 결론내릴 수 있다. 그렇다면 침의 진통효과는 생리적인 변화를 수반하는 효과여야 한다. 하지만 그 작용기전을 어떻게 설명할 수 있을까? 침의 효과에 대한 뿌리 깊은 회의론을 불식시키려면 침진통의 작용기전이 무엇이냐는 두 번째 질문에 대한 답을 찾아야만 한다.

2. 진통의 신경학적 기전

필자의 연구실에서 20년간 진행되었던 연구결과와 서구의 과학 학술지에 발표된 100여 편의 논문을 종합해 보면 다음과 같은 강력한 가설을 얻을 수 있다. 침의 진통효과는 근육에 분포한 가는 신경이 자극을 받아 발생한 흥분파가 척수로 전달되면서 시작된다. 이어서 척수, 중간뇌, 뇌하수체 등 3곳의 신경중추가 활성화되고 엔돌핀, 모노아민 종류의 화학물질이 분비되어 통증 신호를 차단한다. [그림 1-1]과 [그림 1-2]에는 침진통의 신경학적 기전에 대한 가설의 상세한 내용들이 요약되어 있다.

이제부터는 그림을 설명하면서 이 가설을 뒷받침하는 근거를 일부 제시하려고 한다. [그림 1-1]에는 통증 신호가 피부로부터 대뇌피질로 전달되는 경로가 그려져 있다. 피부는 제일 왼쪽에 표시되어 있고, 피부 밑의 근육은 좌하방에 있다. 침이 근육까지 뚫고 들어가 있다. 그 우측의 사각형은 척수이고, 더 우측으로 오면 중간뇌(중뇌), 시상, 뇌하수체-시상하부, 대뇌겉질(대뇌피질) 등 뇌의 각 구조물을 나타내는 사각형이 표시되어 있다. [그림 1-1]의 설명문에도 나와 있듯이 흰 판은 시냅스에서의 흥분성 종말이며 검은 판은 억제성 종말이다. 굵은 화살표는 축삭을 따라 흥분파가 전달되는 방향이며, 가는 화살표는 통증 자극을 나타낸다.

[그림 1-1]의 통증전달경로를 살펴보기 위해 위쪽의 두꺼운 화살표를 따라가 보자. 피부가 손상을 입으면 가느다란 Aδ · C 구심성 신경(①)의 감각수용체가 자극을 받는다. 신경섬유는 분포조직이 피부인지 근육인지 여부와 굵기를 기준으로 분류하는데, 굵은 말이집신경인 Aβ(피부), 1형(근육) 신경은 각각 '촉각' 과 고유감각 신호를 전달한다. 가는 말이집신경인 Aδ(피부), 2·3형(근육) 신경은 '통증' 신호를 전달하며 제일 가느다란 민말이집

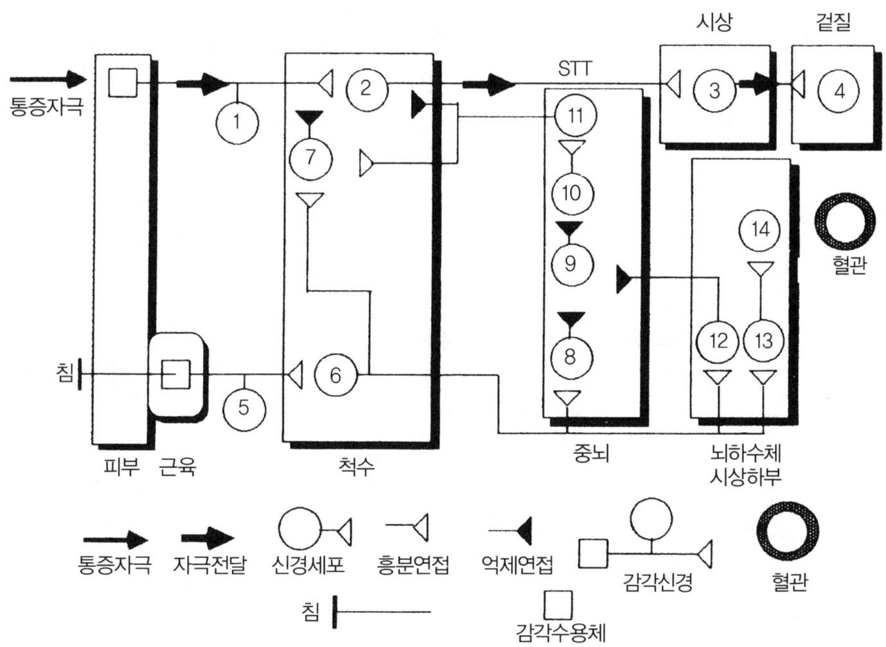

[그림 1-1] 통증전달 기전

신경인 C(피부), 4형(근육) 신경도 통증신호를 전달한다. 2·3·4형 신경과 C 신경은 통증신호 외의 신호도 전달한다. ①의 감각신경세포는 척수에서 척수시상로 세포(②, spinothalamic tract, STT)에 연접(시냅스)한다. 척수시상로 세포(②)는 축삭을 시상으로 올려 보내 세포③에 연접하며, 세포③은 겉질로 신호를 보내 세포④(몸감각겉질?)를 활성화한다. 여기 제시한 도식은 너무 간단하게 표현했는데, 실제로는 척수에서 대뇌피질까지 통증신호를 전달하는 경로가 적어도 6개 있으나 이해를 돕기 위해 척수시상로만 표시했다.

세포⑤에서 세포⑭까지 다른 여러 세포의 기능은 그림 2를 보는 편이 좋을 것이다. [그림 1-2]를 보면 침이 근육 부위의 감각수용체를 활성화했을 때 가느다란 말이집 구심성 신경인 2·3형 근육 구심성신경 세포⑤를 통해 감각수용체에서 척수로 신호가 전달된다. 2형 구심성신경은 득기(得氣, Deqi)에서의 마비감(numbness)을 전달하고 3형 구심성신경은 그득함·무거움·약간 뻐근함(fullness, heaviness, mild aching) 등의 느낌을 전달한

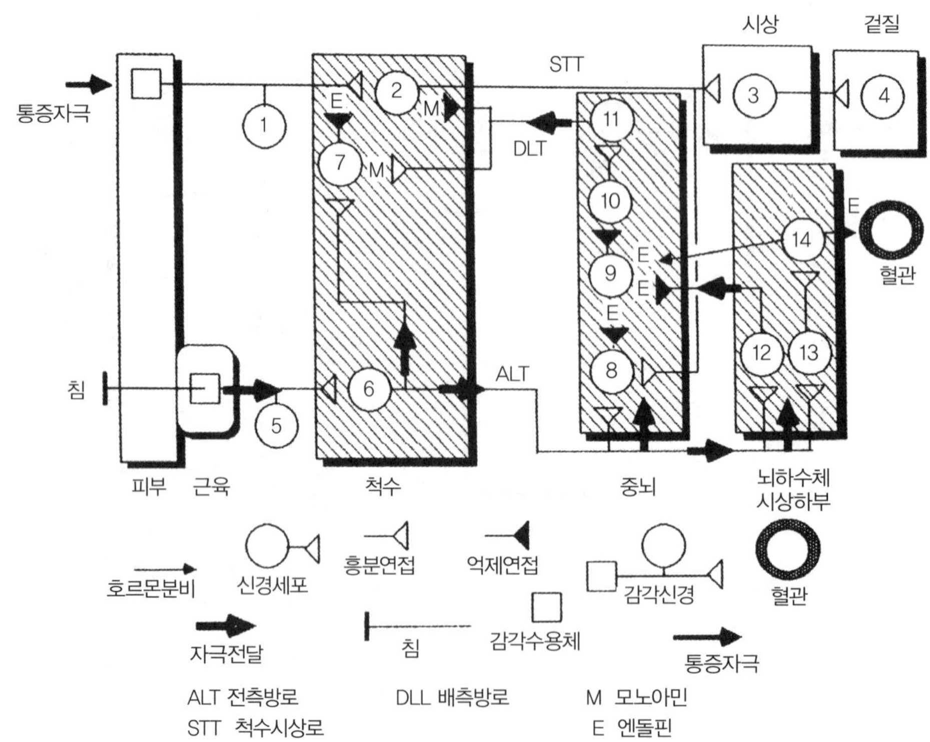

[그림 1-2] 침 진통 기전(저빈도 고강도 자극)

다고 알려져 있다.[203] 쓰린 통증은 일반적으로 득기감의 일종으로 생각되지 않으며, 근육 부위의 민말이집 4형 구심성 신경을 통해 전달된다. 손가락끝이나 주요 신경줄기 부위 등의 일부 혈위는 해당 부위에 근육이 없고 다른 신경섬유가 신호를 전달한다. 피부 쪽에서 활성화되는 신경은 Aδ 신경섬유가 대표적이다. 세포⑤는 척수에서 전측방로 세포(⑥)에 연접하며, 세포⑥은 척수, 중간뇌, 뇌하수체·시상하부 복합체 등 3곳으로 신호를 전달한다.

척수의 세포⑥에서는 동일 분절 내의 엔돌핀성 세포(세포⑦)로 짧은 가지를 낸다. 이 세포는 베타 엔돌핀을 분비하지 않고, 엔케팔린(enkephalin)이나 다이놀핀(dynorphin)을 분비한다. 엔돌핀에는 크게 엔케팔린, 베타 엔돌핀, 다이놀핀 등 3가지 종류가 있으며 [그림 1-2]에서는 모두 E로 표시되어 있다. 척수에서는 엔돌핀이 세포①에서 시냅스전 억제를 해서 통증신호가 세포①에서 세포②로 전달되는 과정을 차단한다.

세포⑦과 세포① 사이에는 축삭에서 축삭으로 연결되는 시냅스가 매우 적기 때문에 엔돌핀은 확산을 통해서만 세포①의 말단에 있는 수용체로 전달되는 것으로 생각되고 있다. 그림에 표시되지 않았지만 세포⑦에서 세포②로 직접 작용하는 시냅스후 엔돌핀 시냅스가 존재한다. 즉 척수에서는 엔케팔린과 다이놀핀이 통증신호가 전달되지 못하도록 차단한다. 시냅스전 억제 기전은 아마도 활동전위가 세포①의 말단에 도달했을 때 칼슘이 세포 안으로 들어오는 흐름을 줄임으로써 통증 전달물질의 분비량이 감소하는 기전일 것이다.

[그림 1-2]에 표시되지 않았지만 세포①의 말단에는 콜레시스토키닌(cholecystokinin, CCK), 소마토스타틴(somatostatin), 뉴로텐신(neurotensin), 봄베신(bombesin), CGRP(calcitonin gene-related peptide), 안지오텐신(angiotensin), P 물질(substance P), VIP(vasoactive intestinal peptide, 혈관작용성 장펩타이드) 등 여러 가지 펩타이드가 존재한다. 지금까지는 마치 엔돌핀 매개성 침진통을 억제하는 아편제제 대항제인 날록손(naloxone)과 비슷하게 오직 CCK가 침진통에서 작용한다고 알려져 있다.[72] 아마도 CCK와 엔돌핀의 비율이 침진통에서 중요한 변수일 것이다.

[그림 1-2]에 표시된 것처럼 세포⑥은 척수 전측방로를 따라 중간뇌로 축삭을 뻗는다. 그리고 수도관주위회색질(periaqueductal gray, PAG)의

세포⑧과 세포⑨를 흥분시키면 엔케팔린이 분비되어 세포⑩이 탈억제됨으로써 결국 흥분된다. 또한 아래쪽 연수의 솔기핵(raphe nucleus)을 흥분시켜(세포⑪) 후외측로를 따라 신호를 보내 척수세포에 모노아민류(세로토닌과 노르에피네프린: 그림에는 M으로 표시되어 있음)를 분비한다.[66] 세포②는 시냅스후 억제 기전으로 억제되지만 세포①은 세포⑦에 의해 시냅스전 억제를 받는다. (모노아민류에 의해 세포②가 억제되는 반면 세포⑦은 흥분된다.) 두 개의 모노아민 기전 중 어느 쪽에 의해서든 통증전달이 억제될 수 있다. 큰솔기핵(nucleus raphe magnus)에서 척수세포로 세로토닌을 분비하는 기전 외에 인접한 부위의 거대세포그물핵(그림에는 표시되어 있지 않음)에서는 후외측로를 통해 척수 세포에 노르에피네프린을 분비할 수 있다. 노르에피네프린은 척수의 알파 수용체에 결합하여 통증신호를 차단한다.

일부 견해에서는 세로토닌과 노르에피네프린이 이 기전에서 상승작용을 한다고 본다.[64] 뉴로텐신이 세포⑩과 세포⑪ 사이에서 작용하는 흥분성 신경전달물질일 것이라는 근거도 일부 존재한다.[7] 현재로서는 침진통에 있어서 이들 하행성 모노아민의 정확한 작용이 밝혀지지 않았으며, 연구에 의하면 솔기핵의 세로토닌 침진통 효과의 일부분은 솔기핵에서 앞뇌로 이어지는 상행성 섬유를 통해 나타난다고 제시되고 있다. 침진통에서 모노아민 계통의 작용에 대한 연구가 더 필요한 상태이다.

세포⑥이 뇌하수체·시상하부 복합체의 세포⑫·⑬에 대해 어떤 작용을 하는지는 알려진 내용이 더욱 적다. 활꼴핵(arcuate nucleus, 궁상핵)의 세포⑫는 베타 엔돌핀을 통해 솔기핵을 흥분시킬 수 있고, 시상하부의 세포⑬은 뇌하수체 세포⑭로부터 베타 엔돌핀을 분비할 수 있다[그림 1-2]. 침진통이 뇌척수액과[169] 혈액의 베타 엔돌핀 양이 올라가는 현상과 함께 나타나고 뇌하수체를 파괴하면 침진통이 억제된다는[42] 점에는 어느 정도 의견이 일치되어 있으나 뇌하수체에서 분비된 베타 엔돌핀이 어떻게 해서 뇌에 도달해 진통작용을 하는지에 대해서는 의견이 일치되지 않고 있다. 너무도 적은 양이 혈액에 도달하기 때문에 충분한 양이 혈액뇌장벽(blood brain barrier)을 통과해 들어가기가 불가능하다. 일부 근거를 통해 보면 호르몬이 뇌하수체 문맥계통을 통해 거꾸로 뇌로 직접 전해질 수도 있다.[13] [그림 1-2]에 가는 화살표로 표시된 것처럼 아마도 혈액뇌장벽을 통과할 필요 없이 세포⑭가 세포⑨에 작용할지도 모른다. 그렇다면 혈액순환 속의 엔돌핀은 그 역할이 분명치가 않다. 그러나 뇌하수체 베타 엔돌핀 분비시 중요한 물질이 함께 분비된다. 부신겉질자극호르몬(adrenocorticotro phic hormone, ACTH)과 베타 엔돌핀이 등분자적으로 함께 혈액 속으로 분비된다.[19,158] (즉 동일한 전구체에서 만들어진다.)

부신겉질자극호르몬이 부신겉질에 도달하면 코르티솔이 혈액으로 분비되는데,[43] 이 기전으로 침 치료가 관절염이나 천식 기관지연축 치료에 도움이 되는 것을 설명할 수 있다. 침 치료시 분비되는 코르티솔은 양이 적고 정밀하게 조절되기 때문에 코르티솔 약물요법 때와 같은 부작용이 없다. 엔돌핀 침진통 효과와 관련된 다른 중추는 근거자료가 부족하기 때문에 지금의 논의에서 제외했다. 여기에는 중격의지핵(nucleus accumbens), 편도핵(amygdala), 고삐핵(habenula), 전방 꼬리핵(anterior caudate) 등이 있다.[77,224] 그림 2를 보면 척수시상로 세포(세포②)에서 뻗어나온 곁섬유(collateral fiber)가 밑으로 내려가 중간뇌의 세포⑧을 흥분시켜 진통효과를 나타낸다. 1979년에 Le Bars 등이 발견한 DNIC(diffuse noxious inhibitory control, 광범위유해억제조절)라는 현상 즉 하나의 통증이 다른 통증을 억제하는 현상으로 나타나는 기전이다.[14]

요약하면, 침 시술시 근육의 신경섬유가 자극을 받아 흥분신호를 척수로 올려 보내고 척수, 중간뇌, 시상하부·뇌하수체 복합체 등 3개의 중추가 활성화되어 진통효과가 나타난다. 척수에서 구심성 신호가 차단되는 데에는 저빈도 자극시 엔케팔린과 다이놀핀이 활용되고 고빈도 자극시 다른 신경전달물질(GABA, gamma-aminobutyric acid로 추정)이 활용된다. 중간뇌의 경우 엔케팔린을 통해 활성화된 솔기핵 하행성 계통이 모노아민, 세로토닌, 노르에피네프린 등의 상승작용으로 척수에서의 통증신호 전달을 차단시킨다. 중간뇌에는 고빈도 자극시 엔돌핀성 연결을 건너뛰는 회로도 존재한다. 끝으로 셋째 중추인 시상하부·뇌하수체 복합체의 경우 뇌하수체에서 베타 엔돌핀이 혈액과 뇌척수액으로 분비되어 멀리 떨어진 부위에 진통효과를 나타낸다. 더불어 시상하부에서는 중간뇌로 길게 축삭을 뻗어 베타 엔돌핀을 통해 하행성 진통계를 활성화시킨다. 지금 말한 셋째 중추는 고빈도 자극에는 활성화되지 않고 저빈도 자극에만 활성화된다.

이렇게 세 중추로 된 진통계통은 임상적으로 어떤 의미가 있을까? 통증이나 압통점(방아쇠점, 아시혈) 가까운 곳에 침을 시술하면 척수의 세포⑦에서 이루어지는 분절성 회로를 가장 활성화시키며, 아울러 다른 두 중추인 세포⑪과 세포⑭도 일부 역할을 한다[그림 1–2]. 통증 부위에서 멀리 떨어진 부위에 침을 시술하면 세포⑦에서의 국소적 분절성 효과 없이 중간뇌와 시상하부·뇌하수체(세포⑪, 세포⑭)를 활성화시키게 된다. 그리고 세포⑦이 국소적 진통효과만 나타내는 반면 세포⑪과 세포⑭는 전신에 걸쳐 진통효과를 나타낸다.

국소적 분절성 침 시술을 하면 3개 진통중추를 모두 활성화하기 때문에 보통의 경우 동일분절이 아닌 멀리 떨어진 부위에 침 시술을 하는 경우보다 진통효과가 강하다. 일반적으로 국소취혈과 원위취혈의 효과가 상호 보완적으로 발휘될 수 있도록 한 환자에 대해 두 가지 방법을 함께 활용해서 침을 시술한다. 이러한 진통계통에서 임상적으로 중요한 또 하나의 문제가 빈도·자극 효과이다. [그림 1–2]에 표시되어 있는 것처럼 저빈도(2~4Hz)·고강도로 침을 시술하면 엔돌핀 계통을 통해 3개 중추가 모두 활성화되지만 고빈도(50~200Hz)·저강도로 침을 시술하면 엔돌핀 계통을 건너뛰면서 세포⑦과 세포⑪만이 활성화된다. 여기에서 말한 두 가지 방법으로 유도되는 진통효과의 특성이 매우 다르다는 것이 여러 연구에서 밝혀졌다.[2] 저빈도 자극으로 유도되는 진통효과는 천천히 시작되고 오래 지속되어서(이것이 중요하다) 20분간 자극을 가하다가 멈춘 후에도 30분에서 몇 시간까지 진통효과가 유지된다. 또한 진통효과가 누적적이어서 여러 차례 치료를 계속하면 더욱 효과가 강해진다. 반면 고빈도·저강도 자극으로 유도된 진통효과는 빨리 시작되지만 지속시간이 짧고 누적적인 효과가 없다. 여러 연구자들이 저빈도·고강도 진통법에 대해 '침과 비슷한' 경피전기신경자극(transcutaneous electrical nerve stimulation, TENS), 고빈도·저강도 진통법에 대해 '전통적인' TENS라고 임의로 명칭을 붙이기도 했다.

저빈도·고강도 진통법의 효과가 누적적이기 때문에 반복해서 치료를 하면 환자나[109,154,200] 실험동물에서[151] 효과가 더욱 좋게 나타난다. 저빈도 방법의 경우 엔돌핀이 장기적 효과를 나타내기 때문일 것이다. 전통적인 TENS(고빈도) 장비는 대부분 그 효과가 단기적이기 때문에 환자가 지속적으로 시술을 받아야 하며, 몇 개월 지속적으로 사용하고 나면 70% 이상의 경우에서 내성이 생겨 효과가 없어진다.[209] 반면 저빈도의 침법은 장기적이고 누적적으로 효과가 나타나기 때문에 하루에 한 번에서 일주일에 두 번 정도만 시술받으면 된다.[154] 하지만 저빈도 침법을 너무 자주 시술받으면 내성이 생긴다. 예를 들어 6시간 동안 계속해서 자극을 주면 진통효과가 약해지다가 결국 효과가 없어진다.[71] 이 현상은 모르핀 내성과 교차내성이 있으며,[71] 엔돌핀 중독과 비슷한 기전이 관여될 것으로 보인다. 그렇기 때문에 침 치료 간격을 충분히 두어야 내성이 생기지 않도록 하면서 효과가 누적적으로 나타나도록 할 수 있다.

일부 서양의학 클리닉에서 침 시술을 받을 때 효과가 나오지 않는 것은 1주일에 한 번 정도와 같이 너무 가끔 치료를 받고 또 5~10회 시술 후에 치료를 종결하기 때문일 가능성이 많다. 아시아의 일부 클리닉에서는 환자들이 한 달 정도 매일 치료를 받고 그 이후 6개월간 매 주 한 번씩 치료를 받는데 그 효과가 우수한 사례들이 알려져 있다. 당연한 이야기이지만 환자들 중 이런저런 사유로 침 치료에 효과를 보지 못하는 사람들이 일부 있을 수 있다. 효과를 보지 못하는 사람들이 유전적으로 아편 수용체가 결핍 상태일 가능성이 있다. 우리의 연구에 의하면 유전적으로 엔돌핀 수용체가 결핍된 생쥐는 침 치료 효과가 좋지 않은 것이 확인되었다.[135] 효과를 보지 못하는 기타 원인으로 엔돌핀 분자의 결핍이 있는데 엔돌핀 화합물이 결핍된 흰쥐는 침 치료효과가 좋지 못하다.[123] 침 치료에 반응을 보이지 않던 경우라 해도 엔돌핀의 작용을 강화시키는 안전한 약물(jd-phenylalanine)로 처치를 하면 반응을 보이는 경우가 일부 있다.[39,51,183] 임상에서는 침 치료에 효과를 보이지 않는 사람들을 식별해 내면서도 침 치료의 누적적인 효과가 천천히 나타나는 사람들이 치료를 성급하게 중단하지 않도록 하는 방법을 개발할 필요가 있다. 한 가지 방법은 5회 치료 후 판단하는 것이다. 그래도 아무 효과가 없으면 치료를 중지한다. 만약 조금 혹은 중간 정도의 효과가 있으면 치료를 더 진행하고 10~15회 치료 후에 다시 평가해본다. 계속해서 진료를 받으러 오면 비용이 너무 비싸지는 경우가 많다. 그래서 우리 연구진에서는 득기감을 유도하는 가정용 TENS 장치를 개발해서 환자가 몇 개월간 매일 혈위를 30분씩 자극하는 데에 활용하도록 했다.[41]

다른 책에서는 대부분 침진통을 설명하다가 이 정도에서 멈춘다. 하지만 침구의학이라는 것이 서양의학에는 다소 생소하고 또 논란의 여지가 있는 분야이기 때문에, 자료를 좀 더 제시해서 침진통을 연구하는 이들에게 [그림 1-1]과 [그림 1-2]에 설명되어 있는 침진통 기전의 근거가 충분하다는 사실을 납득시킬 필요가 있다. 시간이 없는 독자라면 아래에 이어지는 몇 쪽의 내용을 건너뛰어도 되겠지만 그렇더라도 참고문헌 목록은 자세히 살펴보아야 한다. (여기에는 중국에서 나온 문헌은 빠져 있는데, 만약 중국 문헌까지 포함한다면 인용문헌의 수가 두 배로 늘어났을 것이다.) 일반적으로 활용되고 있는 여러 화학약물보다 침진통에 대해 더 많은 내용이 알려졌다는 분명한 사실을 확인할 수 있을 것이다. 예를 들면 우리는 마취가스의 대부분에 대해 그 기전을 거의 알지 못하면서도 일상적으로 활용하고 있다. 관심 있는 독자들은 종설 논문을 더 참고해 보는 것도 좋을 것이다.[3,66,68,76,86,100,117,139,142,143,150,168,173,215,223,226]

3. 엔돌핀과 침진통의 근거

침진통의 과학적 연구라는 분야를 개척했고 가장 가슴을 뛰게 만들었던 실험은 날록손이나 날트렉손(naltrexone)과 같은 엔돌핀 대항제를 사용한 실험일 것이다. 날록손이 침진통의 효과를 차단할 수 있다는 사실을 처음 보고한 연구진은 두 그룹이 있었다.[113,147] Mayer 등은[113] 자원한 사람들에게 급성 치통을 유발시키고 합곡 혈위(合谷·LI4, 손의 제1등쪽뼈사이근 부위)에 침을 꽂아 손으로 돌려 자극을 주어 침진통을 일으켰다. 이중맹검 방법으로 한 쪽의 대상자들에게는 정맥주사로 날록손을 투여하고 다른 쪽의 대상자들에게는 정맥주사로 생리적 식염수를 투여했다. 생리적 식염수를 투여받은 쪽에서는 침진통 효과가 임상적으로 흔히 경험하는 시간 경과를 따라 나타났다. 30분 정도 지나자 침진통 효과가 나타났고 이후 1시간 정도 지속되었다. 날록손을 투여받은 쪽에서는 침진통 효과가 없었다. 날록손 투여만 받은 대조군이 없었기 때문에 날록손 통각과민 때문에 침진통의 효과가 상쇄되었을 뿐이라는 문제제기가 나올 수 있다. 하지만 실험적으로 유발된 급성통증에 대한 여러 연구를 통해 날록손 단독으로 통각과민을 일으키는 경우가 거의 없다는 사실이 알려져 있기 때문에 이런 문제제기가 타당할 가능성은 아주 적다.[57] 이 연구결과를 보면 급성 통증의 경우 엔돌핀의 기초 활성도는 없는 것 같다. Mayer 등은[113] 대조군에 속임약을 주사하는 방법으로 연구했다. 속임약을 투여받은 대상자들에게 강력한 진통효과가 있을 것이라고 말해 주었지만 대상자의 3% 정도만이 속임약에 의한 진통효과를 보였던 Beecher의 급성통증 연구에서처럼 그런 효과는 전혀 없

었다.[9]

초기의 날록손 연구로 Pomeranz 등이[147] 깨어 있는 생쥐에서 진행했던 연구도 있었다. 생쥐가 울 때까지 경과시간을 측정하는 방법을 적용했고 합곡 혈위에 전침(electroacupuncture, EA)을 시술했다. 이 실험에서는 측정치에 다른 요인이 관여되는지 판단하기 위해 여러 가지 방법으로 대조군을 설정했다. 전침 단독 처치, 전침과 생리적 식염수 처치, 전침과 날록손 정맥주사 처치, 거짓 전침 처치(경혈이 아닌 곳 즉 비경혈(2)에 처치), 날록손 단독 처치, 생리적 식염수 단독 처치, 무처치(손으로 잡아 움직임을 제한하고 통증 검사를 반복) 등의 조건으로 각 군을 설정했다. 실험결과는 논란의 여지가 없을 정도로 분명했는데, 날록손은 침진통 효과를 완전히 차단했고 거짓 전침은 아무런 효과가 없었으며 날록손 단독처치로 인한 통각과민이 거의 없어서 침진통 효과를 상쇄시킨다는 식의 설명이 불가능했다. 그리고 생쥐와 사람에서의 연구결과에 의해 첫째, 침진통은 심리적 효과가 아니라는 것과, 둘째, 침진통 효과가 정말 날록손으로 차단된다는 사실이 확인되었다. 이후의 연구에서 Cheng 등은[36,37] 날록손에 대한 용량–반응 곡선을 관찰하고 날록손의 용량을 늘임에 따라 차단 효과가 강해진다는 사실을 확인했다. 이 연구자들은 마취된 고양이 척수의 제5층 세포([그림 1–1]의 세포②)에서 신호를 기록한 세 번째 연구에서[146] 날록손 정맥주사를 통해 전침의 효과가 완전히 차단된다는 사실을 관찰했다.

여기 소개한 초창기 논문이 발표된 이후 엔돌핀 침진통 가설을 검증하기 위해 엔돌핀 대항제를 체계적으로 투여한 연구들이 여러 편 발표되었다. 대부분의 연구자들이 날록손 대항효과를 보고했지만[25,28,32,34–39,46,53,62,78,93,97,98,133,135,146,147,151,160,164,165,170,171,174,175,187,193,208,210,224,225] 일부 연구자들은 날록손이 아무런 효과가 없었다고 보고했다.[1,30,31,137,185,200,211] 날록손의 효과를 관찰하지 못한 7개의 연구 중 3개는 엔돌핀성 자극이 아닐 가능성이 높은 고빈도·저강도 자극을 사용했다.[1,200,211] 1개는[31] 듣기 감각에 도달하지 못하는 저강도 자극을 사용했다. 그럼에도 불구하고 7례의 대상자 중

(2) 경혈이 아닌 곳 즉 비경혈: 원문에는 'nonacupoint' 즉 혈위가 아닌 곳으로 되어 있으나 문맥상 경혈이 아닌 곳으로 보아야 한다. 혈위는 경혈, 기혈, 기타 혈위를 포함하는 광의의 개념이고 경혈은 14경맥의 주요 361개 혈위(meridian point)이다. 본 책에서의 소위 혈위(acupoint)는 대부분의 경우 경혈을 뜻한다. – 역주

4례에서 날록손 대항작용이 관찰되었다.

부정적인 결과를 보고한 나머지 3개 연구가[30,137,185] 나오게 된 연유는 그렇게 분명하지 않지만 그럴 듯한 설명이 제시된 바 있다. 대항제는 처치 이전에 투여했을 때 작용이 가장 잘 나타나며[144,206] 이미 시작된 진통작용을 되돌리지는 못한다. 그렇기 때문에 날록손이 침진통을 예방하기는 하지만 되돌리지 못하는 경우가 많은 것이다. 부정적인 결과를 보고한 3개의 실험에서 연구자들은 엔돌핀 대항제를 침 처치 이전이 아니라 이후에 투여하는 방법으로 침진통 효과를 되돌리려 했었다. 종합적으로 판단해 보면 일부 부정적인 연구결과들은 날록손 투여시기를 제대로 조절하지 못했기 때문일 가능성이 있고 날록손이 침진통에 대항제로 작용한다는 근거가 압도적으로 우세하다. 생물학에서는 부정적인 연구결과가 긍정적인 연구결과보다 효용성이 떨어지는 경우가 많다.

『사이언스』의 연구동향 란에 첫 번째 날록손 연구가 소개되고[110] 몇 주 후, 『사이언스』 저널 편집자 앞으로 날록손을 사용한 결과만을 갖고 침진통의 엔돌핀 가설의 근거로 삼는 것에 대해 합당한 비판을 제기한 편지가 도착했다.[75] 이 비판의 주된 근거는 날록손에 아편 수용체 차단작용과 별개인 아직 알려지지 않은 부작용이 있을 수 있다는 주장이었다. 사람과 ($5 \cdot 10^{-8}$M) 생쥐나 고양이(10^{-6}M)에서 날록손이 적은 용량으로 침진통을 차단시키는 작용이 있었다는 사실을 보면 수용체 효과가 관여되어 있을 것 같지만, 적은 용량의 날록손이 효과가 있다고 해서 특이성이 충분히 입증되는 것은 분명 아니다.[162] 어쨌든 이 편지 이후 각각 침진통의 엔돌핀 가설을 지지하는 근거를 제공하는 실험이 17개 방향으로 진행되었다.

1. 다양한 많은 아편대항제들이 침진통을 차단한다.[33–37]
2. 날록손에는 입체특이효과가 있다.[36,37]
3. 날록손이나 엔돌핀 항체를 미세주사하더라도 중추신경계의 진통 영역에 투여했을 때에만 침진통을 차단한다.[15,45,67,72,73,133,144,151,216,221,224]
4. 아편 수용체가 유전적으로 결핍된 생쥐는 침진통 효과가 좋지 못하다.[135,159]
5. 엔돌핀이 결핍된 흰쥐는 침진통 효과가 좋지 못하다.[123,175]
6. 침진통 효과를 내는 동안 엔돌핀 농도가 혈액과 뇌척수액에서는 높아지

고 뇌의 특정 부위에서는 떨어진다.[5,45,52,74,77,83,90,108,111,125,136,169,195,225]

7. 엔돌핀이 효소분해되지 않도록 하면 침진통 효과가 올라간다.[39,45,51,54,63,82,91,123,175,22]
8. 뇌척수액을 옮기거나 교차순환시키면 받은 동물에도 침진통 효과가 나타나며 이 효과는 날록손에 의해 차단된다.[98,105,157]
9. 뇌하수체 엔돌핀을 줄이면 침진통 효과가 감소한다.[42,111,152,177,179,180,181]
10. 뇌와 뇌하수체에 프로엔케팔린(proenkephalin) mRNA(전령 RNA)가 증가했다. 이 현상이 전침 시술 30분 후부터 24~48시간 정도 지속되는 것을 보면 엔케팔린 합성이 증가된 상태가 장기간 유지된다는 의미이다. 이것은 전침의 효과가 장시간 지속되고 또 매일 반복해서 치료했을 때 효과가 강화되는 현상을 설명하는 근거가 될 수 있을 것이다.[60,220]
11. 침진통과 모르핀 진통은 서로 교차내성이 있으며 이것은 침진통에 엔돌핀이 관여되어 있음을 의미한다.[33,34,71]
12. 침진통은 통증의 감정적 측면에 대해 더 효과가 우수하다. 이것은 엔돌핀 기전의 특징이다.[218]
13. 시상하부의 활꼴핵 즉 베타 엔돌핀 영역을 파괴하면 침진통 효과가 없어진다. [그림 1-2]의 세포⑫이다.[177,178,204]
14. 수도관주위회색질(엔돌핀 영역)을 파괴하면 침진통 효과가 없어진다.[205]
15. 침진통시 뇌의 엔돌핀 관련 영역에서는 c-Fos 유전자 단백(신경활동 증가를 측정함)이 늘어난다.[59,96,132]
16. 100Hz 전침자극의 효과에는 모노아민 외에 엔돌핀 3종 중 하나인 다이놀핀도 관련될 가능성에 대한 증거가 있다. 즉 100Hz로 자극을 주면 흰쥐 척수뒤뿔(dorsal horn)에서 다이놀핀의 농도가 올라가고[217] 100Hz 전침을 시술받는 사람의 허리천자 검사상 다이놀핀 A가 상승되어 있다.[69,70] 또한 흰쥐에 100Hz 전침자극으로 유발시킨 침진통 효과는 다이놀핀 카파 대항제(norbinaltorphimine)로 차단되는 반면, 2Hz 전침자극으로 유발시킨 침진통 효과는 뮤·델타 대항제로 차단되는데, 이것은 저빈도 자극의 경우 엔케팔린과 베타 엔돌핀이 관여된다는 의미이다.[34,35]
17. 흰쥐에 전침자극을 주면 엔돌핀 3종의 전구체인 프리프로엔케팔린

(preproenkephalin)·프리프로다이놀핀(preprodynorphin)·프리프로엔돌핀(preproendorphin) mRNA가 늘어난다. 또한 c-fos·c-jun의 안티센스(antisense) 뉴클레오티드를 투여하면 전침 자극으로 유도되던 프리프로다이놀핀 mRNA가 성공적으로 차단된다.

요약하면, 17개 방향으로 진행되었던 연구들은 침진통 엔돌핀 가설의 강력한 근거가 되고 있다. 본 가설에 대해 이처럼 많은 근거들이 일치된 결론을 내보이지만 아직 회의적인 관점이 존재한다.

1. 날록손으로 침진통 효과를 역전시키지 못한 소수의 사례를 인용하는 사람들이 있다.[31] 앞서 이미 말했듯이 날록손은 침진통 효과의 사후역전이 아니라 사전방지 효과를 내기 때문에 날록손으로 침진통 효과를 역전시키려는 실험은 결과를 얻기 어려운 면이 있다. 그뿐 아니라 침진통 효과를 날록손으로 성공적으로 차단한 보고가 실패한 사례보다 훨씬 많다(성공사례 28건과 실패사례 7건). 일반적으로 생의학 연구에서는 긍정적인 결과보다 부정적인 결과가 신뢰성이 떨어진다.
2. 일부에서는 날록손 대항작용이 필요조건이지 충분조건은 아니라고 한다.[75] 바로 그 이유 때문에 우리가 17개 방향의 연구에서 나온 근거를 제시한 것이다(그 중 한 방향의 연구만이 날록손을 근거로 했다).
3. 동물에서의 침진통 연구가 사람에서의 침진통 현상과 관련성이 없다고 공격하는 사람도 있다.[31] 첫째, 사람에서의 실험연구상 하등동물에서의 실험결과와 동일한 침진통 엔돌핀 현상이 관찰된 사례가 많이 보고되었다. 둘째, 여러 종에서 비슷한 결과가 나온다는 사실은 그 현상이 일반적인 현상임을 입증하는 근거가 된다. 셋째, 사람에서의 통증을 객관적으로 적절하게 측정하는 방법이 없다. 넷째, 만약 회의론적 문제제기가 옳다고 하면 사람에서의 통증에 활발히 적용되어 온 엔돌핀, 뇌자극을 통한 진통, TENS, 기타 사항 등에 대한 초기 개념을 갖게 된 계기였던 동물연구를 통한 '통증' 연구문헌들은 모두 폐기되어야 할 것이다.
4. 동물에서의 침진통은 단순히 스트레스로 유발되는 진통효과(여기에서도 엔돌핀이 분비됨)일 뿐이므로 사람에서의 침 치료에 연결시킬 수 없다는 우려를 표시하는 사람들도 있다.[31] 뉴욕 과학회에서 열렸던 스트레스로

유도되는 진통에 대한 집담회에서 우리는 '스트레스로 유도되는 진통과 침진통의 관계' 라는 발표를 한 적이 있다. 당시 논문에서 제시된 사항 중 몇 가지를 들면 아래와 같다.[140]

A. 스트레스로 인한 효과에 대한 대조군을 설정하기 위해 동물에서 혈위 인근에 경혈이 아닌 곳에 거짓 전침을 시행해 보면 침진통 효과가 나타나지 않는다.[27,43,55,56,102,147,176,186]

B. 대뇌제거 고양이 혹은 마취된 흰쥐나 고양이에서 나타나는 침진통 효과에는 심리적인 스트레스 요인이 관여되지 않는다.[27,55,56,134,144,146,148,151,152,186]

C. 어떤 빈도의 자극에서는 엔돌핀으로 매개되는 침진통 효과가 나타나는 반면 다른 빈도의 자극에서는 세로토닌으로 매개되는 침진통 효과가 나타난다. 하지만 두 가지 자극 모두 비슷한 정도의 스트레스를 동반한다.[38,170]

D. 스트레스 진통효과의 기전에는 침진통의 기전과 매우 다른 내용이 여럿 있다.

E. 생쥐와 흰쥐에서의 연구결과들은 가벼운 자극으로 Aβ 신경섬유를 활성화시킴으로써 얻은 효과였는데, 이 자극은 거짓혈위 자극과 스트레스가 비슷한 무통성 자극이다.[133,149,186]

결론적으로 일부에서 제기된 회의론에 대해 쉽게 반박할 수 있다. 침진통의 엔돌핀 가설을 지지하는 근거가 압도적으로 많다. 침진통과 스트레스 진통의 다른 차이점에 대해서 Zhang은 다음과 같은 점들을 지적한 바 있다.[223]

1. 침진통은 날록손으로 효과가 없어지지만 스트레스 진통은 날록손을 대용량(침진통 효과를 차단하는 양보다 20배의 양)으로 쓰더라도 일부 효과가 줄어드는 영향만 있다.
2. 혈장 중 cAMP(고리모양 아데노신 모노포스페이트)가 침진통 과정에서 감소하지만 스트레스 진통 과정에서는 증가한다.
3. 수도관주위회색질(PAG)이 침진통 기전상 필수 요소이지만 스트레스 진통에서는 그렇지 않다.

4. 척수 후외측을 파괴하면 침진통 효과가 없어지지만 스트레스 진통효과는 없어지지 않는다.

하지만 여기에서 주의해야 할 점이 하나 있다. 침진통에 대한 동물모델 중에는 해당 동물에게 정말로 심한 스트레스를 유발하는 모델이 있으며, 특히 깨어 있는 상태에서 강한 침자극을 강하게 주는 경우에 스트레스가 크다. 북경의과대학 교수인 Han의 흰쥐 모델 실험이 그 예이며 버지니아 대학 교수인 Mayer가 이미 지적한 바 있다.[20-22]

4. 중뇌 모노아민과 침진통의 근거

침진통에 중뇌 모노아민, 특히 세로토닌과 노르에피네프린이 관여된다는 논문이 다수 발표되었다. 뇌의 세로토닌 세포는 대부분 뇌줄기의 큰솔기 부분에 자리잡고 있으며, 혹시 세로토닌이 침진통에 관여된다면 이 세포를 파괴하거나 후외측로를 지나는 이 세포들의 축삭을 파괴해서 아마도 침진통 효과를 없앨 수 있을 것이다. 이렇게 손상을 주면 솔기-후외측로-세로토닌 계통에서의 하행성 억제기전을 통해 일어나는 모르핀 진통효과도 없어진다.[7] 이 계통에 손상을 주면 동물에서의 침진통 효과가 없어진다는 점이 여러 실험을 통해 밝혀졌다.[40,48,87,116,163,212] 뿐만 아니라 세로토닌 수용체를 차단하는 대항제 약물을 투여하면 생쥐에서 침진통 효과도 차단된다.[40,165] 여기에서 예로 든 세로토닌 침진통 가설을 검증하기 위한 실험들에서는 약물을 복강내 주사를 통해 전신적으로 투여했다. 반면 특정 부위에 미세주사한 연구에서 놀라운 결과가 나왔는데, 세로토닌-후외측로의 억제계보다 솔기핵에서 앞뇌 부위로 투사되는 연결이 더욱 중요할지도 모른다는 결과였다. 척수에 세로토닌 대항제를 경막내 주사로 투여했을 때 흰쥐에서 침진통 효과가 차단되지 않지만,[133] 상행성 솔기 경로를 파괴시키면 흰쥐 대뇌의 세로토닌이 선택적으로 줄어들고 그에 상응하는 정도로 침진통이 줄어드는 현상이 관찰되었다.[65]

세로토닌 대항제를 뇌의 여러 부위에 미세주사하는 연구를 통해 상행성 세로토닌 경로의 중요성이 확인되었는데, 변연계와 중뇌 수도관주위회색질에 세로토닌 대항제를 투여하면 침진통이 차단되었다.[65] 세로토닌의 전구체인 5-HTP의 전신 투여를 통해 혹은 경막내 투여보다 효과적인 방법인 뇌실내 투여를 통해[65,219] 세로토닌을 증가시키면 생쥐나[40] 흰쥐에서[65] 침진통 효과가 올라가는 현상이 관찰되었다. 침진통 과정중에 흰쥐의 척수나 뇌에서 세로토닌 대사산물인 5-HIAA(5-하이드록시인돌아세트산)과 세로토닌을 측정해 보면 세로토닌이 합성되고 이용되는 양이 늘어난 것을 확인할 수 있다.[190,222] 침진통에서 세로토닌의 중요성은 이중맹검 연구상 세로토닌 흡수차단제인 클로미프라민(clomipramine)을 사용한 환자에서 침진통 효과가 강해지는 현상을 통해 임상적으로도 확인된 바 있다.[221]

이런 모든 사항을 고려해 봤을 때 척수 세로토닌이 침진통을 매개하지 않는다면 어떻게 해서 척수 후외측로를 파괴했을 때 침진통이 억제되는 현상이 나타나는지[163] 그리고 후외측로를 따라 침진통을 매개하는 다른 신경전달물질이 분포하는 것은 아닌지 의문을 품게 된다. Mayer 등은 하행성 세로토닌과 노르에피네프린 계통의 협동작용이 해답일지 모른다고 했다.[112] 실제로 Hammond는[64] 경막내에 세로토닌 대항제와 노르에피네프린 대항제를 함께 투여했을 때 뇌줄기 자극으로 유발되는 하행성 진통의 차단효과가 가장 강하다고 보고했다. 아마도 침진통의 경우 두 종류의 대항제를 경막내로 함께 투여하면 한 종류만 투여한 경우보다 침진통을 더 효과적으로 차단할 수 있어야 할 것이므로 이 부분은 확인되어야 할 내용이다.

침진통에서 세로토닌과 별개인 노르에피네프린 단독효과에 대한 연구들이 진행되어 왔다. 노르에피네프린 대항제의 경막내 주사시 침진통이 억제되는 것을 보면 하행성 노르에피네프린 경로의 중요성을 알 수 있다.[66] 모노아민에 관해서는 분명 더욱 연구가 필요하다. 만약 하행성 세로토닌과 노르에피네프린의 협동작용이 중요하다면, 침진통의 모노아민과 관련된 앞으로의 모든 연구에서는 세로토닌과 노르에피네프린의 경막내 차단제를 함께 투여하는 방법을 사용해야 할 것이다. 상행 경로와 하행 경로의 상대적 역할도 밝혀져야 한다.

결론적으로, 세로토닌과 노르에피네프린이라는 모노아민이 침진통에서 어떤 역할을 한다는 점에는 의심의 여지가 없다. 세로토닌이 솔기에서 고위중추로 투사되는 경로가 침진통 효과를 매개할 가능성이 있다. 후외측로를 통한 하행성 척수투사 경로는 하행성 노르에피네프린 경로와 협동작용을 통해 척수에서의 통증전달과정을 차단할 가능성이 있다.

5. 뇌하수체 시상하부 계통과 침진통의 근거

저빈도 자극 엔돌핀 진통을 매개할 가능성이 있는 세 번째 중추는 뇌하수체–시상하부 계통이다. 뇌하수체와 배쪽안쪽 시상하부의 활꼴핵에 뇌의 베타 엔돌핀 세포가 모두 분포해 있다.[16] 활꼴핵 세포의 축삭이 길기 때문에 베타 엔돌핀이 뇌의 다른 부분에서도 발견되지만 베타 엔돌핀은 모두 시상하부 세포에서 비롯된다.[207] 활꼴핵 세포는 이처럼 긴 축삭을 이용해 예를 들면 중간뇌의 수도관주위회색질을 자극하는 기전 등을 통해 진통효과를 일으킬 수 있다. 흰쥐에서 활꼴핵을 파괴하면 침진통 효과가 없어진다.[161]

뇌하수체의 호르몬성 베타 엔돌핀이 통증조절과 어떤 관계가 있는지에 대해 상당히 큰 혼동이 있다. 뇌 조직을 파괴시킨 연구나 혈액 생화학적 연구를 통해 알게 된, 침진통에 뇌하수체 엔돌핀이 관여되어 있다고 하는 근거를 앞에서 이미 설명했다. 뇌하수체가 기타 종류의 진통효과에 관여된다는 사실도 이미 연구되었다. 예를 들면, 스트레스로 유발되는 진통효과 중 적어도 일부분은 뇌하수체 베타 엔돌핀에 의해 매개된다.[158] 여기에 문제점이 있는데, 뇌하수체를 파괴하는 기술의 신뢰도가 매우 낮기 때문이다. 그뿐만 아니라 날록손을 주사하면 부작용이 나타날 수도 있다. 게다가 생쥐, 토끼, 인간 등에 비해 흰쥐와 같은 일부 종에서는 베타 엔돌핀에 대한 혈액뇌장벽이 훨씬 치밀하다.[192] 뇌하수체 엔돌핀이 혈액뇌장벽을 통과하지 않고 뇌에 도달할 수 있는 다른 경로가 시상하부 뇌하수체 문맥계에서 발견되었다(흐름이 반대방향으로 일어난다).[13,121] 아마도 엔돌핀이 제3뇌실에 도달한 후 뇌척수액을 타고 수도관주위회색질과 같은 구조물에 영향을 줄 수 있을 것으로 생각된다. 침진통 시술 중에 함께 분비되는 뇌하수체 부신겉질자극호르몬이[108,111,125] 부신을 자극해서 침진통 후에 혈중 코르티솔 농도를 상승시키기 때문에 부신겉질자극호르몬이 아마도 뇌하수체 엔돌핀 분비보다 더욱 중요할 것이다. 거짓침 시술시 혈중 코르티솔 농도가 상승되지 않으며,[43,99] 이것은 스트레스 때문에 코르티솔이 분비되었을 가능성을 배제하는 근거가 된다. 이렇게 분비된 코르티솔을 매개로 해서 침이 진통 그 이상의 효과로서 관절염 치료효과를 나타낸다고 충분히 추정해볼만하다.[41] 마찬가지로 코르티솔이 분비되면 천식에도 도움이 될 수 있다.[12,182,184]

결론적으로, 침진통이 엔돌핀으로 매개된다는 견해는 근거가 매우 강력하지만, 모노아민이 관여된다는 견해에 대해서는 세로토닌과 노르에피네프린이 협동작용을 하는지 더 연구해볼 필요가 있다. 그리고 [그림 1-1]과 [그림 1-2]에 표시된 기전은 뇌하수체의 역할에 대한 일부 불확실한 점을 제외하고는 근거가 잘 확립되어 있다.

6. 경혈은 정말로 존재하는가?

침구 자극을 시술하는 지점(acupuncture point) 즉 경혈(acupoint)이 존재하는지의 문제는 다음과 같은 몇 가지 방향으로 연구되어 왔다.

1. 진짜 경혈과 거짓 경혈에 침 자극을 가해 효과를 비교하는 연구
2. 경혈의 독특한 해부학적 구조에 대한 연구
3. 경혈에 해당하는 피부의 전기적 특성에 대한 연구
4. 경혈에 침 자극을 가했을 때 활성화되는 신경에 대한 연구

| 1 | 진짜 경혈이 거짓 경혈보다 침 효과가 좋은가?

사람에서 실험적으로 급성 통증을 유발했을 때 거짓 경혈에 침을 시술하면 진통효과가 매우 약하지만 진짜 경혈에 침을 시술하면 진통효과가 분명하다는 연구결과가 여러 차례 보고된 바 있다.[23,29,172] 실험적으로 유발한 급성 통증의 경우 거짓 경혈에 자극을 주더라도 효과가 없었기 때문에 위의 연구들은 결론이 명확했다. 속임약도 급성 통증의 경우 3% 정도에서만 진통효과가 나타날 정도로 효과가 좋지 못하다.

이렇게 결론이 명확한 연구가 있는 반면 만성 통증 환자에서의 연구는 설득력이 떨어지는 결과들이 보고되었다. 만성통증은 속임약의 효과가 강해서 환자의 30~35% 정도가 효과를 본다. 그리고 거짓 경혈에 침 자극을 주면 환자의 33~50% 정도가 효과를 보지만 진짜 경혈에 자극을 주면 55~85% 정도의 환자들이 효과를 본다.[197] 그렇기 때문에 거짓 경혈에 침 자극을 준 경우와 진짜 경혈에 침 자극을 준 경우를 비교해서 통계적으로 유의한 차이를 확인하려면 환자 수가 많아야 하며(한 번 연구할 때 적어도 122명), 분명한 결론을 내릴 수 있을 만한 실험은 아직 없는 상황이다.[197] 만성 통증 환자의 33~50% 정도에서 거짓 침이 효과를 발휘하지만 실험적으로 유발된 급성 통증에서는 전혀 효과가 없다는 점은 이해하기 어려운 면이 있다. 이런 문제 때문에 사람에서 경혈의 특이성은 급성 통증 연구에서만 확인되었고 만성 통증 환자를 대상으로 한 연구에서는 통계적으로 필요한 최소 숫자인 122명의 환자를 넘어서는 연구가 진행된 바가 없어서 앞

으로 제대로 된 연구가 진행될 필요가 있다.[199]

생쥐,[147] 고양이,[25,67] 말,[43] 흰쥐,[176,186] 토끼[55,102] 등 동물의 급성 통증을 대상으로 한 연구에서 진짜 침이 거짓 침보다 효과가 좋다는 결론이 여러 연구자들에 의해 보고되었다. 이 결과는 사람에서의 급성 통증을 대상으로 한 연구와 일치된다. 이러한 연구를 할 때에는 깨어 있는 동물에 스트레스를 주지 않기 위해 부드러운 자극을 사용하는 것이 중요한데, 만약 거짓 경혈에 강한 자극을 주면 스트레스로 유발되는 진통효과가 유발될 가능성이 있다.[140] 스트레스 진통효과는 잘 알려져 있는 현상이며 종종 엔돌핀 매개로 일어나기도 한다.[107] 자극이 지나치게 강한 경우에는 진짜 침이든 거짓 침이든 동물이 스트레스를 많이 받는다.

결론적으로, 동물이나 사람에서의 급성 통증을 대상으로 한 여러 연구를 보면 진짜 경혈에 침 자극을 주었을 때의 진통효과가 거짓 경혈에 침 자극을 준 경우보다 훨씬 뛰어나다는 것은 분명하게 입증되어 있다. 하지만 만성 통증의 경우 어떤 차이가 있는지에 대해서는 더 연구가 필요하다.

| 2 | 경혈에 독특한 해부학적 구조가 있는가?

경혈에 해당하는 피부나 피하구조물에 대한 조직학적 연구가 여러 차례 시도되었지만 독특한 구조물은 확인되지 않았다. 그렇지만 몇몇 연구자들은[61,119,120] 대부분의 경혈이 유발점과 일치한다는 점을 정밀하게 관찰했다. 이를테면 Melzack 등은 경혈 중 71%가 유발점과 일치한다는 사실을 확인했다.[119,120] 이것을 보면 침으로 자극을 주었을 때 근육의 감각신경이 활성화되리라 짐작할 수 있다. 근육으로부터의 구심성 경로가 자극받는 것이 진통효과에 있어서 중요하다고 하는 소견과 일치된다.[44,104,203]

Travell의 유발점에 대한 연구는 1952년에 시작되어[188] 1983년에 두꺼운 책으로 출판되었는데[189] 이에 따르면 근막에는 지나치게 민감한 작은 구역이 있어서 그 곳에 닿거나 진찰을 하면 가까운 곳에 혹은 먼 곳에까지 넓은 구역에 통증이 유발된다. Travell은 유발점에 '무약물 침(dry needling)' (약물이 들어 있지 않은 주사) 시술시 통증이 해소되는 효과가 있음을 확인했다. 압통이 있는 지점을 한의학에서는 아시혈이라는 명칭으로 부르며 이곳에 대한 침 치료를 추천하고 있다. 유발점은 힘살에만 있는 게 아니라 피부, 흉터, 힘줄, 관절낭, 인대, 골막 등에도 존재한다.[189] Travell은 근섬유가 긴장되고 뭉쳐있는 바로 그 곳에 찌르지 못하면 연축을 일으켜 문제가 악화될 수 있기 때문에 유발점을 정확하게 찌르는 것이 중요하다고 강조한다. 마찬가지 이유로 강한 전기자극도 삼가야 한다. 요약하면, 유발점에 정확하게 침을 찔러 부드러운 자극을 주는 방법이 바람직하다.[189] 유발점은 대부분 SI10-13, 15, TE13, 14, BL12-17, 28, 29, 36-41, 48, 49, GB27-30 등의 경혈(3)이나 그 근처에 위치해 있다. 유발점의 압통이 생기는 원인이 규명되지 못한 상태이긴 하지만 근육의 근육세포질그물에 의해 칼슘의 비활성화가 제대로 이루어지지 못하여 칼슘이 액틴(가는근육미세섬유)과 미오신(굵은근육미세섬유)을 결합시키고 지속적인 구축 현상이 나타날 가능성이 있다. 하지만 어떤 기전으로 침 자극에 의해 이 문제가 바로잡히는지는 분명치 않다.[189]

Dung은[50] 경혈 해부학이라는 주제에 대해 고찰하면서 경혈 인근에서 발견되는 구조물 10가지를 제시했다. 유발점과 관련해서는 특히 5, 6, 9번을 눈여겨보아야 한다. 중요도가 높은 것부터 나열하면 다음과 같다.

1. 굵은 말초신경 부위이다. 굵은 신경일수록 효과가 좋다.
2. 신경이 깊은 곳으로부터 얕은 곳으로 나오는 지점이다.
3. 피부 신경이 깊은 근막 부위에서 올라오는 지점이다.
4. 신경이 뼈의 구멍 부위에서 올라오는 지점이다.
5. 운동점 즉 신경근육 접합부이다. 신경근육 접합부란 신경이 근육 속으로 들어가는 곳을 말한다. 실제로 신경근육 시냅스가 항상 이곳에 위치하는 것은 아니며, 신경이 더욱 가늘게 여러 갈래로 나뉜 후 몇 cm 정도 더 뻗어나간 곳에 위치하기도 한다. 이 신경근육 접합부가 생리병리적으로 어떤 의미가 있는 부위인지는 밝혀지지 않았다. Travell이 지적한 것처럼, '운동점' 과 '유발점' 이라는 두 용어를 혼용하는 사람들이 많이 있지만 대부분의 경우 이 두 지점은 위치가 일치하지 않는다.[189]
6. 신경근육 접합부 인근의 혈관 부위이다.
7. 다양한 굵기의 여러 신경섬유로 구성된 신경이 있는 지점이다. 피부신경

(3) SI10-13,15 : 臑俞, 天宗, 秉風, 曲垣, 肩中俞
TE13,14 : 臑會, 肩髎
BL12-17,28,29 : 風門, 肺俞, 厥陰俞, 心俞, 督俞, 膈俞, 膀胱俞, 中膂俞
BL36-41,48,49 : 承扶, 殷門, 浮郄, 委陽, 委中, 附分, 陽綱, 意舍
GB27-30 : 五樞, 維道, 居髎, 環跳 - 역주

보다는 근육신경일 가능성이 높다.

9. 인대(힘줄, 관절낭, 근막 층, 측부인대 등) 부위이다. 여기에 신경 말단이 많이 분포하기 때문이다.
10. 두개골의 봉합선 부위이다.

여기 열거된 내용을 보면 경혈이 어떤 특정 구조물 위주로 되어 있지 않다는 사실을 분명하게 알 수 있다. 아마도 가장 관련이 깊은 구조물은 신경이라 할 수 있는데, 큰 신경다발(1~8번)의 형태나 신경말단의 형태(9~10번)가 있다. Heine의 보고에 의하면 시신에서 조사해보니 경혈 중 얕은근막이 관통되는 부위에 해당하는 곳이 80%에 달했다고 한다. 얕은근막의 구멍을 통해 피부신경혈관다발이 피부 쪽으로 뚫고 나온다. 후속 연구에서 이런 소견이 다시 확인된다면 이것이 바로 경혈의 형태학적 기본구조라 할 수도 있을 것이다.[79]

국소마취제를 경혈에 주입하고 나서 침 자극을 가하는 경우 침진통 효과가 없다는 사실을 보면[44,159] 신경이 중요한 역할을 하리라고 강하게 추정할 만하다(1.6.4. 참고). 그렇다고 해서 침진통 이외에 면역학적, 알러지적 관점이나 기타 관점에서 침의 효능을 설명하는 기타 기전을 배제해서는 안된다. 자침할 때 국소의 세포막이 손상되어 아라키돈산이 분비되고 류코트리엔과 프로스타글란딘이 생성되어 면역기능에 영향을 줄 가능성을 생각해 볼 수 있다. 그리고 피부에 구멍이 생기면서 발생된 손상전류가 신경 재생에 중요한 기능을 할 가능성이 있다(1장 6.3 참조)

국소마취제로 인한 침진통 효과 소멸처럼 국소마취제에 의해 침의 모든 효과가 차단되는지 쉽게 확인할 수 있을 테지만 진통효과가 아닌 기타 효과에 대해서는 진행된 실험이 거의 없다. 경락과 관련되어 보이는 어떤 연결통로가 존재한다는 것을 시사하는 증거가 있다. Vernejoul 등[196]은 130명의 대상자들의 피하 4mm 깊이에 99m Tc이라는 방사성 동위원소를 Na 99mTcO4 형태로(technetium-99 in sodium pertechnetate) 0.05ml씩 주입하여 연구했다. 주입된 방사성 동위원소가 이동하는 경로를 감마 카메라를 이용해 관찰하면서 경혈에 주입된 경우와 경혈이 아닌 곳에 주입된 경우를 비교했다. 경혈에 주입된 경우에만 수직 방향의 이동경로가 관찰되었다고 주장했다. 이동선은 5분에 30cm 정도까지 뻗었으며 경락 노선과 비슷했다. 그리고 병리적 상태에 따라 이동속도에 차이가 있었다. 하지만 논문에 나온 사진을 보고는 결론을 내리기 어려웠다. 그리고 림프순환에 의한 것인지도 확인할 필요가 있다. 이러한 동위원소 이동경로 소견에 대한 원인이 정맥순환일 가능성이 높다고 하면서 경락 연구방법론으로 동위원소 이동경로 관찰법을 활용하는 것에 대해 심각한 문제점이 있다고 지적한 연구가 여럿 발표되었다.[94,167,213,215] 논란이 있는 이 분야의 연구에 대해 결론을 내리려면 다른 연구진에서 동일한 연구결과가 재현되는지 반드시 확인해 보아야 한다.

| 3 |
경혈에 독특한 생리학적 특성이 있는가?

경혈의 피부저항(임피던스)이 주변 피부보다 낮다는 보고들이 여럿 있었으나[8,26] 전극 압력에 따른 허상 효과 때문이라고 지적된 바 있다.[114,127,191] 정상적인 경우 건조 피부는 대략 200,000~2,000,000Ω 정도의 직류저항을 띤다. 경혈의 독특한 속성이라고 주장한 연구에 의하면 경혈은 저항이 50,000Ω 정도까지 떨어져 있다고 한다. 이러한 관찰소견 때문에 '경혈 탐측기' 라는 연필 모양으로 생겨서 끝에 금속 탐침이 달리고 저항 측정기로 전선이 연결된 기구가 판매되기 시작했다. 전기 회로를 구성하는 또 다른 전극은 손에 잡는 금속 봉 형태인데 땀기가 있는 손바닥 피부에 넓게 접촉되기 때문에 저항이 대략 1,000Ω 정도로 낮아진다. 경혈 탐측기는 일반적으로 직류저항을 옴의 법칙(E=IR)을 활용해 측정한다. 즉 회로에 정전압을 인가했을 때 발생하는 전류(I)를 측정해 그 값으로 저항(R)을 바로 계산한다. 이 수치는 휘트스톤 브리지를 통해 읽거나 측정기에서 직접 읽을 수 있다. 경혈 탐측기는 대부분 특정되는 저항값에 비례하는 강도나 주파수의 삐 소리를 내도록 되어 있다. 이 기능을 통해 임상가는 연필 모양의 탐침을 신체 표면의 이곳저곳으로 움직여 가면서 소리를 들어본다. 사례 보고들을 보면 이러한 탐측기는 손, 발, 귀 따위의 특정 부위에서 가장 기능이 잘 발휘되며 그 부위에서는 경혈과 저저항점이 일치하는 경우가 많다고 한다(하지만 귀 부위에서의 부정적인 결과도 보고된 바 있다[118]). 한 발 더 나아가 특정 장기에 질병이 있으면 경혈의 저항이 평소 낮은 상태보다 더 낮을 정도로 비정상적으로 낮아진다고 주장되기도 했다(반대 의견 참고[118]). 실제로 일본식 체표경혈 피부저항 측정법인 양도락(Ryodoraku) 방법은 1950년에 나카타니가 처음 제시한[124] 이후 일본에서 널리 활용되었고 Nogier와 프랑스 학회에서는[126] 이혈(耳穴)의 특성에 대한 연구를 진행했다(다른 의견 참조[118]). 독일에서는 Voll 방식의 장비에서 피부의 전기적 특성 중 다른 측면이 관심의 대상이 되었는데, 초기의 최고 저항값은 무시하고 축전기 특성에 따라 측정값이 다시 안정상태(고저항)로 돌아가는 값을 진단적 가치가 있는 측정값으로 인정했다. 소련에서는 Gaikin이 개발한 경혈 탐측기 하나(toboscope)가 1967년 몬트리올 세계박람회에서 소개되었다. 이 장비는 Nechushkin이 훗날 1970년대에 더욱 개량했다.

이혈 '경혈 탐측기' 의 효용을 평가하기 위한 실험이 두 건 조심스럽게 진행된 바 있다.[118,129] Oleson 등은[129] 40명의 환자들을 대상으로 '맹검법' 에 따라 동일 환자에 대해 서양의학적 진찰법으로 진단한 소견과 경혈 탐측기(9V DC, 50mA)로 이혈을 측정해 진단한 소견을 비교했다. 연구자들은 관련 정보를 전혀 접하지 않도록 하기 위해 서양의학적 진단명을 알지 못하는 상태였다. 이혈 진단법과 서양의학 진단법의 일치도는 놀랍게도 72.5%였으며 유의성이 높았다.[129] Melzack 등은 만성통증 환자의 이혈 피부저항을 측정했을 때 경혈과 그 주변 대조군 지점 사이에서 측정값의 차이가 없었다고 했다.[118] 안타까운 일이지만 양도락이나 Voll 장비는 위와 같은 대조군 연구를 통해 타당성이 확인된 바 없다. 그뿐 아니라 Voll 장비에서 동종요법 약물을 측정 회로에 병렬로 놓아 두면 측정값이 변할 수 있으며 이 현상을 통해 현재 진단된 질병에 대한 적절한 치료약물을 감별할 수 있다고 하는 주장도 과학적으로 검증된 바 없다.[88]

지금까지 우리는 피부저항 관련 내용에 대해 매우 회의적이었다. 그 까닭은 측정법이 기존에 확립된 생물물리학적 방법을 따르지 않다는 측면 때문이었다. 출판된 연구보고나[8,26,155,156] 임상 사례관찰 모두 연구로서의 적정성을 확보하지 못했으며 이 사실은 이미 여러 차례 지적된 바 있다.[26,114,127,191] 우리는 측정법을 개선했다. 은/염화은 전극을 염다리(salt bridge)[4]로 연결하여 전기화학 전위가 발생하지 않도록 했고, 이상성 맥파를 사용함으로써 직류전류시 분극현상을 방지했으며, 스프링형 전극을 사용함으로써 피부가 기계적 손상을 입을 가능성을 방지했고, 피부습도의 차이 때문에 발생하는 변동을 해결하기 위해 염다리로부터 밀리포어 여과지를 타고 아주 약간의 소금물이 공급되도록 했다. 이런 몇 가지 점에 주의해서 진행한 결과 매우 신뢰할 만한 기법을 개발했다.[166] 지금까지의 예비실험 결과를 보면 경혈은 종종 주변 피부에 비해 저항이 낮아지는 것으로 보인다. 이런 견해가 사실이든 아니든 간에 시중에서 구할 수 있는 경혈 탐측기는 매우 신뢰성이 떨어진다.[166]

경혈의 저항이 조금이라도 낮다는 사실에 생리적으로 어떤 의미가 있는지 알지 못한다. 피부 저항에 땀이 크게 영향을 미친다는 사실이 알려져 있고 이 사실을 기본 원리로 활용한 기기가 거짓말 탐지기이다. 스트레스로 교감신경계가 활성화되면 땀이 나며 피부저항이 떨어진다. 우리는 예비연구를 통해 발한이 경혈이나 경혈 인근이나 피부 표면에서 동일한 양상으로 일어남을 확인했다. 그리고 귓볼은 사실상 땀샘이 없는데도 피부저항 변화가 귓볼에서도 관찰된다는 주장이 있다.[129](반대의견 참고[118]) 우리는 질병 상태일 때 저항이 떨어진다는 주장의 타당성을 확인해 보지 못했으며 만일 이 현상이 사실로 판명된다 해도 그 병태생리적 기전은 분명치 않다. 질병이 있을 때 교감신경계가 국소 지점의 발한을 변화시킬까? 정상적인 경우 넓은 부위의 발한이 한꺼번에 조절되는 듯 생각되는데도 이 현상이 경혈이라는 국소 지점에서만 일어나는 이유는 무엇일까? 정상인에서 경혈에 저항이 낮은 까닭도 분명치 않다. 굵은 신경이 깊은 곳에서 피부 가까운 곳으로 올라올 때 피부 특성이 변할 수 있는 것일까?

경혈의 또 다른 특성은 전압원의 존재 즉 경혈과 그 인근 피부 사이에 전위차가 있다는 사실로,[8] 경혈 아닌 지점에 비해 경혈의 전위가 5mV 높다고 한다. 안타깝게도 앞서 살펴본 저항에 대한 논의와 마찬가지로 이 경우 전압 측정시 최신의 생물물리학적 방법론을 따르지 않았다. 인체에서 발생되는 전압이 밀리볼트 단위인데 비해 전극과 피부 사이에서 발생되는 전기화학 전위의 변동이 크므로 더욱 안타까운 일이다. Jaffe 등의 뛰어난 연구에 의하면[85] 인체 피부의 상피층은 20~90mV의 안정시 전위를 띤다(바깥쪽이 음전위, 안쪽이 양전위). 이 논문에서 경혈을 언급하지는 않았다. 하지만 피부의 정보송수신장치 지도상 저항이 낮은 경혈에서 이러한 피부 전지가 단락되어 전류가 발생하는 경향을 추정할 수 있다. 다시 말해 피부 전체에 존재하는 20~90mV의 안정 전위를 동력으로 하는 전류가 흘러가는 가장 저항이 적은 경로가 경혈이며, 이 견해는 앞서 말한 경혈의 전위차가 5mV라

(4) 염다리(salt bridge): 전해질의 이동 없이 이온이 흐를 수 있도록 하는 장치. 반쪽전지들을 연결시키는 용도로 사용한다. – 역주

고 하는 견해와 서로 일치된다.[8]

Jaffe 등의[85] 동일한 논문에 나타난 중요한 측정값을 보면 피부에 손상(베인 상처)이 있을 때 피부전지의 단락 때문에 손상전류가 생긴다. 예비실험 결과에 의하면[166] 피부에 침을 찌른 경우에도 손상전류가 생겨 깊은 곳의 조직에 생물학적 변화를 일으킬 가능성이 있다. 실제로 우리 연구진에서는 성체 흰쥐 다리에 침을 통해 1~10mA에 불과한 약한 전류를 가하면 신경 성장이 촉진된다는 결과를 보고한 바 있다.[115,141,145,153] 중국에서는 제7뇌신경의 벨 마비 환자 10만 명이 전침과 일반 침 시술로 효과를 본 사례가 보고되었다.[214] 이들 사례에서는 아마도 손상이 없는 피부의 20~90mV 안정전위에 의해 발생되고 자침으로 인해 유발된 손상전류가 신경재생을 촉진했을 가능성이 있다. 약한 직류전기장 속에서 신경세포를 배양하면 전극 쪽으로 가지가 자란다는 사실의 중요성에 유념해야 한다.[131] 그리고 신경세포의 가지는 음극 방향으로 가장 크게 성장한다.[131] 우리 연구실에서 나온 논문에도 신경세포에 직류 전기장을 가하면 음극 방향으로 더욱 크게 성장한다는 사실이 나타나 있다.[115,141,145,153] 자침시 생기는 구멍도 손상전류를 통해 손상 부위가 음극성을 띠도록 만들 것이다.

양서류가 팔다리가 잘린 후 재생될 때 전기장을 가하고 음극 방향으로 전류를 흘리면 재생이 촉진되는 현상도 알려져 있다.[17] 포유류 성체에 이런 현상이 존재하는지 입증되지는 않았지만 사람에게 이런 현상이 있다는 간접적 증거가 있다. 어린이가 사고로 원위 손가락뼈가 절단된 경우, 조직의 습도가 유지되기만 하면 손톱, 지문까지 완벽하게 재생된다. 습도가 유지되면 원위부 음극성의 약 1mA 정도의 손상전류가 생긴다.[84] 직류 전기장과 전류가 효과를 나타내는 현상은 양하지 마비 기니픽의 뼈 치유과정, 식물 성장, 발생학, 척수재생 등에서도 관찰되었다.[128] 필자의 실험실에서 정상인 자원자를 대상으로 진행되었던 초보적 연구 결과 피부에 침을 찌르면 국소의 피부저항이 줄어들며 그 상태가 1~2일간 지속된다.[166] 옴의 법칙을 이용해 단순하게 계산해 보면 침으로 찔렀을 때 생기는 작은 구멍으로 인해 조직성장재생에 충분히 효과가 있을 만한 손상전류(10mA)가 발생될 것으로 보인다.[17,141] 손상전류는 전류량이 적어서 신경충동을 일으킬 정도가 되지 못하므로 [그림1-1]과 [그림1-2]에 제시된 기전과 관련이 없음을 분명히 할 필요가 있다.

키를리안 사진은 잡음신호가 너무 심한 방법이기 때문에 침구학을 연구하는 방법으로 활용하기에 믿을 만하지 못하다. 경락에 관해 가장 흥미로운 현상은 아마도 경락을 따라 감각이 확산되는 현상일 것이다. 약 10% 정도의 인구에서는 침 시술을 받았을 때 어떤 감각이 침으로부터 신경의 방향과는 다른 방향으로 경락을 따라 확산되어가는 현상이 관찰된다. 감각이상은 항상 몸쪽에서 먼쪽 방향으로 퍼져 가지만, 경락을 따라 감각이 확산되는 현상은 먼쪽에서 몸쪽 방향인 경우가 많다. 경락을 따라 감각이 퍼지는 현상의 속도는 대략 초당 10cm 정도로, 신경 중 가장 전달속도가 느린 C신경섬유보다 10배나 느리다.[10,11] 뿐만 아니라 경락을 따라 감각이 전달되는 현상은 체성감각 신경분포를 따르지 않으며 한두 개 피부분절 부위를 따르지도 않는다. Bossy 교수는 기전을 경락을 따라 기가 흐르는 현상이 아니라 신경학적 현상으로 설명하는 가설을 제시했다.[24] Bossy 교수에 의하면 경혈에서 척수로 신경신호가 전달된 후 척수 뒤뿔의 Rexed 층 2~3번의 사이신경세포를 타고 몇 분절(피부분절) 정도 위아래로 전달된다. 뇌는 이들 피부분절에 감각이 확산된다고 느끼니, 즉 뇌의 환상이라 할 수 있다.

| 4 | 어느 신경이 침 자극시 활성화되는가?

아래에 제시된 신경생리학적 증거를 보면 근육의 2형, 3형 구심성신경에 대한 자극이 득기감을 일으키고[203] 이 신호가 뇌로 전달되어 엔돌핀, 모노아민, 코르티솔 등 신경화학물질이 분비된다. 경혈은 2형, 3형 구심성신경이 존재 부위일 가능성이 있다.

Omura는 종설 논문에서 최적의 침진통 효과를 보려면 근육이 강하게 수축하도록 유도하는 것이 중요하며 저빈도 전침자극을 가하되 강직성 수축이 일어나지 않도록 할 필요가 있다고 했다.[130] 3형 구심성신경을 활성화하는 자극은 근육을 수축시키는 원심성신경 신호의 역치보다 5~10배 정도 강하기 때문에 근육수축이 강하게 일어난다.

Chiang은 1973년에 이 분야에 대한 가장 초기 연구이면서 명확한 결과를 발표했다.[44] 이 논문을 보면 진통효과에 상관되는 핵심 요소는 득기감 즉 마비감, 충만감, 일부 경우에는 산통감 등이라는 사실이 밝혀져 있다.[44] 2% 프로카인을 인체의 합곡 혈위(LI4)와 수삼리 혈위(手三里, LI10)에 근육내 주사하면 득기감이 소멸되지만 피하주사했을 때에는 득기감이 차단되지 않는다는 사실을 확인했다. 뿐만 아니라, 득기감이 차단되면 침진통 효과도 소멸되었다. 프로카인 주사시 침진통 효과가 소멸된다는 사실은 동물 실험을 통해서도 확인되었다.[27,55,149] Chiang은 침 시술시 분비되는 화합물이 혈액순환을 통해 이동했을 가능성을 배제하기 위해 팔죽지에 압박띠를 감고 동일한 실험을 다시 보았지만 압박띠를 감고 하더라도 득기감과 침진통 효과가 여전히 나타남을 확인했다.

Chiang의 논문에서 제시된 중요한 소견 중에는 목표 특이성이 없다는 내용도 있는데, 즉 팔에 위치한 경혈을 자극하면 피부진통시험상 몸의 모든 부위에서 동일한 진통효과가 나타났다.[44] (Chiang이 팔 자체에서는 진통효과를 측정하지 않았는데, 만약 측정했더라면 팔에서 분절성 효과 때문에 진통효과가 더욱 강하게 나타났을 가능성도 있다.) 다른 두 연구에서 인체에 실험적으로 급성 통증을 유발해 관찰한 결과 마찬가지로 목표 특이성이 없는 것으로 나타났다.[103,106] 목표 특이성이 없다는 연구는 [그림 1-2]에 설명된 기전에 부합하는 결과이다. 다른 모든 면에서 훌륭한 연구가 잘못된 결론을 내린 듯하다는 사실을 여기에서 분명히 해 둘 필요가 있다. 치료효과가 목표로 하는 특정 통증구역 내부로 제한되지 않았기 때문에 증상이 완화되는 효과는 모두 순전히 속임약 효과라는 결론이었다. 하지만 환자의 60%에 속임약 효과가 나타났을 가능성은 없다. 앞서 소개했던 Beecher의 연구에 의하면 실험실에서 유발한 급성 통증은 속임약이 자원자의 3% 정도에서만 효과가 있기[9] 때문에 급성 통증의 60% 정도에서 효과가 있었다면[106] 속임약 효과 때문이었을 가능성은 없다. 이와 같은 여러 견해에 대한 우리의 해석은 이렇다. 최상의 득기현상을 이끌어 낼 수 있는 지점(즉 근육의 2형, 3형 구심성신경 위치)을 찾으려 할 때 경혈이 표시된 경혈도가 중요한 도구가 된다. 이런 면에서 보면 경혈 특이성을 인정할 수 있다. 하지만 전통 한의학에서 말하듯이 각 경혈과 특정 목표물 사이에 특이성이 있다고 하는 주장은 사실이 아닐지도 모른다.

경혈특이성이 전적으로 비합리적이지는 않다는 결론은 인체와 동물의 급성통증에서 거짓침을 시술했을 때 진통효과가 없다고 하는 여러 연구결과를 근거로 한다. 여기에서 '거짓' 침이라는 말은 경혈이 아닌 곳에 침을 찌른 것을 뜻한다. 단, Lynn 등은[106] 진짜 경혈이기는 하지만 목표로 하는 통증에 적합하지 않은 경혈에 침을 찔렀다. 이 경우 경혈이 아닌 곳에 침을 찌르지 않았다는 점에서 진정한 의미의 거짓침은 아니라고 할 수 있다.

거짓침을 적절히 활용한 연구들이 여러 편 발표되었다. 인체를 대상으로 한 한 연구에서는 첫째 등쪽뼈사이근(합곡·LI4)에 침을 시술했을 때 신호감지이론을 이용한 치아 통증역치가 상승하는 소견이 관찰된 반면 거짓침으로서 넷째 등쪽뼈사이근에 침을 시술한 경우 진통효과가 없었다.[29] 목부위의 통증역치를 측정한 다른 연구에서도 비슷한 결과가 나왔다.[172] 생쥐,[147] 고양이,[27,56] 말,[43] 흰쥐,[186] 토끼[55,102] 등 여러 건의 동물연구에서도 마찬가지의 특이성이 확인되었다. 진짜 경혈에서는 침진통효과가 있었으나 거짓침 자극지점에서는 침진통 효과가 없었다.

일본의 Takeshige 등은 흰쥐를 대상으로 거짓침에 대해 가장 광범위하게 실험을 진행했다. Takeshige 연구팀에서는 같은 동물의 진짜 경혈을 자극한 경우와 달리 거짓침 지점(경혈이 아닌 지점)에서 침진통 효과가 나타나지 않는 현상을 확인했을 뿐만 아니라 가능성이 높은 기전도 찾아냈다.[54,81,82,92,122,138,161,175,176,178,181,194] Takeshige 연구팀은 여기에서 자세히 소개하기 너무 복잡한 여러 세련된 실험을 통해 경혈이 아닌 지점을 자극했을 때 활성화되는 뇌의 침진통 억제계통의 윤곽을 제시했다. 경혈이 아닌 지점을 자극하면 신경을 타고 후방 시상하부로 전해지고 이어서 시상 외측 중심정중핵을 거쳐 수도관주위회색질(PAG)로 전달되어 중간뇌의 침진통 계통을 억제한다. (이 주제로 진행되었던 연구를 폭넓게 살펴보려면 제시된 참고문헌[176]을 참고하기 바란다.) 이 억제계를 손상시키면 억제되었던 침진통 기전이 풀리면서 경혈이 아닌 지점을 자극해도 침진통 효과가 나타나게 된다. 끝으로, Toda 등은 흰쥐를 대상으로 정밀한 실험을 진행해서 합곡(LI4) 경혈을 자극했을 때의 침진통 효과가 척골신경 손상시에는 제거되지 않지만 요골신경과 정중신경 손상시에는 제거되는 것을 보여 주었다.[186] 반대로, 요골신경과 정중신경 전기자극시 침진통 효과가 나타나는 반면 척골신경 자극시에는 침진통 효과가 없었다.[186] 이상으로 보면 척골신경은 신호가 뇌의 진통 조절부위에 도달하지 못하는 것으로 생각된다. 실험상 오심구토 증상에 대해 내관(內關·PC6) 경혈에 프로카인을 주사하면 침 효과가 차단되는 사실이 알려져 있다.[49]

이상의 내용을 토대로 우리는 가장 직접적인 실험, 즉 침진통 효과와 관련된 신경에서 나오는 충동을 기록하는 실험을 하게 되었다. Pomeranz 등은[149] 생쥐의 합곡(LI4) 혈위에 해당하는 구심성신경을 측정하여 2형 구심성신경 신호가 충분한 침진통 효과를 나타낸다는 사실을 발견했다. Pomeranz 등은 스트레스 진통효과를 방지하기 위해 깨어있는 생쥐에서 통증신경인 3형, 4형 구심성신경을 활성화시키지 않도록 신중하게 실험했다. Toda 등도 3형, 4형 구심성신경이 침진통 효과를 더 높이지 않았기 때문에 흰쥐에서 2형 구심성신경 신호가 충분히 침진통효과를 나타낸다는 비슷한 결과를 보고했다.[186]

원숭이 실험상 정강신경의 A-α, A-β (즉 1형, 2형) 신경섬유에 전기자극을 가하면 통증 척수시상로의 통증반사가 약간 억제되는 정도의 효과만 있었다.[47] 하지만 A-δ (3형) 신경섬유를 흥분시킬 정도로 강하게 자극하면 통증반사에 강력한 억제효과가 있었다.[47] 그리고 C (4형) 신경섬유를 흥분시킬 정도로 자극강도를 높이면 마취상태가 아닌 환자들이 참을 수 없을 정도의 통증이 유발되므로 이렇게 할 필요가 없다는 점을 기억해야 한다.

Lu는[104] 토끼와 고양이의 침진통에서 2형, 3형 구심성신경이 중요하다는 결과를 발표했다. 프로카인 희석액(0.1%)을 주사해 4형 신경섬유를 차단해도 침진통에는 아무런 영향이 없었던 반면 허혈, 음극성 차단법으로 2형, 3형 신경섬유를 차단하면 침진통 효과가 없었다. 따라서 토끼, 고양이에서는 2형, 3형 구심성신경을 매개로 하여 침진통 효과가 나타나는 것으로 생각된다. 신경 차단된 상태는 차단된 신경을 직접 전기적으로 측정하는 방법으로 확인했다.

사람 원위부에 침을 시술하면서 미세전극으로 정중신경 단일 신경섬유 신호를 직접 기록한 연구가 아마도 최고의 실험일 것이다.[203] 득기 반응시 근육 2형 구심성 신경에서 마비감, 3형 구심성 신경에서 무거움, 팽만감, 뻐근함, 민말이집 4형 구심성 신경에서 쓰린 통증 감각이 생긴다. 산통은 득기의 일반적 요소가 아니므로 득기의 중요한 측면은 2형, 3형 구심성 신경(근육 부위의 가는 말이집신경)을 타고 전달된다고 결론을 내려야 할 것이다.

득기에 대해 65명의 자원자를 대상으로 진행되었던 인체연구 결과도 침 시술과 관련하여 이러한 감각이 존재한다는 견해를 지지한다. 하지만 이 연구논문에 혼동스러운 소견도 보인다. 경혈이 아닌 곳에 거짓침을 시술해도 고전적인 경혈에 시술한 경우와 비슷한 정도의 득기 반응이 생기는 것 같다는 소견이다.[198] 이 모순을 해결하려면 연구를 더 진행해야 할 것이다. 만약 이 견해가 사실이라면 득기반응 유도에 의해 항상 침진통 효과가 나타나더라도 침진통 효과에서 경혈의 위치 특이성은 인정될 수 없을 것이다. 다른 연구에서의 거짓침 사례에 비해 본 연구에선 어느 정도 침진통 효과가 관찰된 이유가 이것 때문일지도 모른다. 앞서 언급한 것처럼 안타깝게도 치료의 한 요소로서 득기를 논하는 연구가 아주 드물다.

끝으로, 득기반응이 유발되었을 때 침 시술자가 느끼곤 하는 감각 즉 근육이 침을 '잡는' 느낌에 대해 살펴보아야 한다. 득기반응이 일어날 때 경혈 주변에서 근전도를 측정한 연구결과 시술자에게 침을 잡는 느낌이 느껴지는 때에 근육활동이 활발한 소견이 관찰되었다.[4]

이상 살펴본 내용의 실용적 의미는 이렇게 요약해볼 수 있을 것이다. 침진통에 있어서 득기 감각을 유발하기 위해 강하게 자극하는 것이 중요하며, 경혈도는 득기반응을 유발할 때 필요한 2형, 3형 구심성 신경의 위치를 찾아가는 데에 도움이 된다는 면에서 특이성이 있다. 하지만 경락학설에서 말하는 것과 같은 경혈의 목표 특이성은 없을지도 모른다. 유일하게 존재하는 목표 특이성은 중간뇌나 뇌하수체 엔돌핀 기전([그림 1-2]의 세포⑪에서 세포⑭까지)을 통한 전신 효과와 척수분절 엔돌핀 기전([그림 1-2]의 세포⑦)을 통한 효과가 병합되어 나타나는, 아시혈을 자극했을 때의 분절성 효과이다. 결국 국소, 경락, 전신이라는 침의 3가지 효과 중 국소 효과([그림 1-2]의 세포⑦)와 전신 효과([그림 1-2]의 세포⑪에서 세포⑭)에 대한 증거는 확인되었으나 경락 효과에 대해서는 증거가 확인되지 못했다.

1장 참고문헌

1. Abrams SE, Reynolds AC, Cusick JF (1981) Failure of naloxone to reverse analgesia from TENS in patients with chronic pain. Anesth Analg 60:81-84
2. Andersson SA (1979) Pain control by sensory stimulation. In: Bonica JJ (ed) Advances in pain research and therapy. Vol 3. Raven, New York, pp 561-585
3. Andersson S, Lundeberg T (1995) Acupuncture - from empiricism to science: Functional background to acupuncture effects in pain and disease. Med Hypotheses 45:271-281
4. Anonymous (Shanghai Institute of Physiology) (1973) Electromyographic activity produced locally by acupuncture manipulation [Chinese]. Chin Med J 53:532-535

5. Asamoto S, Takeshige C (1992) Activation of the satiety center by auricular acupuncture point stimulation. Brain Res Bull 29:157-164
6. Barber J, Mayer DJ (1977) Evaluation of the efficacy and neural mechanism of a hypnotic analgesia procedure in experimental and clinical dental pain. Pain 4:41-48
7. Basbaum AI, Fields HL (1984) Endogenous pain control systems: Brainstem spinal pathways and endorphin circuitry. Annu Rev Neurosci 7:309-338
8. Becker RO, Reichmanis M et al (1976) Electrophysiological correlates of acupuncture points and meridians. Psychoenergetic Systems 1:195-212
9. Beecher HK (1955) Placebo analgesia in human volunteers. J Am Med Assoc 159:1602-1606
10. Bensoussan A (1994) Acupuncture meridians - myth or reality? Part 1. Comp Ther Med 2:21-26
11. Bensoussan A (1994) Acupuncture meridians - myth or reality? Part 2. Comp Ther Med 2:80-85
12. Berger D, Nolte D (1975) Acupuncture - has it a demonstrable bronchospasmolytic effect in bronchial asthma? Med Klin 70:1827-1830
13. Bergland RM, Page RB (1979) Pituitary-brain vascular relations. Science 204:18-24
14. Bing Z, Villaneuva L, Le Bars D (1990) Acupuncture and diffuse noxious inhibitory controls: Naloxone-reversible depression of activities of trigeminal convergent neurons. Neuroscience 37:809-818
15. Bing Z, Le Bars D et al (1991) Acupuncture-like stimulation induces a heterosegmental release of met-enkephalin-like material in the rat spinal cord. Pain 47:71-77
16. Bloom F, Guillemin R et al (1978) Neurons containing b-endorphin in rat brain exist separately from those containing enkephalin: Immunocytochemical studies. Proc Natl Acad Sci USA 75:1591-1595
17. Borgens RB, Vanable JW, Jaffe LF (1979) Small artificial current enhances Xenopus limb regeneration. J Exp Zool 207:217-226
18. Bossut DF, Leshin LB, Stomberg MW (1983) Plasma cortisol and β-endorphin in horses subjected to electroacupuncture for cutaneous analgesia. Peptides 4:501-507
19. Bossut DF, et al (1986) Electroacupuncture-induced analgesia in sheep: Measurement of cutaneous pain thresholds and plasma concentrations of prolactin and beta-endorphin immunoreactivity. Am J Vet Res 47:669-676
20. Bossut DF, Mayer DJ (1991) Electroacupuncture analgesia in naive rats: Effects of brain stem and spinal cord lesions and role of pituitary-adrenal axis. Brain Res 549:52-58
21. Bossut DF, Mayer DJ (1991) Electroacupuncture analgesia in rats: Naltrexone antagonism is dependent on previous exposure. Brain Res 549:47-51
22. Bossut DF, Mayer DJ et al (1991) Electroacupuncture in rats: Evidence for

naloxone and naltrexone potentiation of analgesia. Brain Res 549:36-46
23. Brockhaus A, Elger CE (1990) Hypalgesic efficacy of acupuncture on experimental pain in men. Comparison of laser acupuncture and needle acupuncture. Pain 43:181-185
24. Bossy J (1984) Morphological data concerning the acupuncture points and channel network. Acup Electrother Res 9:79-106
25. Boureau F, Willer JC, Yamaguchi Y (1979) Abolition par la naloxone de l'effect inhibiteur d'une stimulation électrique péripherique sur la composante tardive du reflex clignement. EEG Clin Neurophysiol 47:322-328
26. Chan SHH (1984) What is being stimulated in acupuncture: Evaluation of existence of a specific substrate. Neurosci Biobehav Rev 8:25-33
27. Chan SHH, Fung SJ (1975) Suppression of polysynaptic reflex by elect roacupuncture and a possible underlying presynaptic mechanism in the spinal cord of the cat. Exp Neurol 48:336-342
28. Chapman CR, Benedetti C (1977) Analgesia following TENS and its partial reversal by a narcotic antagonist. Life Sci 21:1645-1648
29. Chapman CR, Chen AC, Bonica JJ (1977) Effects of intrasegmental electrical acupuncture on dental pain: Evaluation by threshold estimation and sensory decision theory. Pain 3:213-227
30. Chapman CR, Colpitts YM et al (1980) Evoked potential assessment of acupuncture analgesia: Attempted reversal with naloxone. Pain 9:183-197
31. Chapman R, Benedetti C et al (1983) Naloxone fails to reverse pain thresholds elevated by acupuncture: Acupuncture analgesia reconsidered. Pain 16:13-31
32. Charlton G (1982) Naloxone reverses electroacupuncture analgesia in experimental dental pain. South Afr J Sci 78:80-81
33. Chen XH, Han JS (1992) All three types of opioid receptors in the spinal cord are important for 2/15 Hg electroacupuncture analgesia. Eur J Pharmacol 211:203-210
34. Chen XH, Han JS (1992) Analgesia induced by electroacupuncture of different frequencies is mediated by different types of opioid receptors: Another cross-tolerance study. Behav Brain Res 47:143-149
35. Chen XH, Geller EB et al (1996) Electrical stimulation at traditional acupuncture sites in periphery produces brain opioid receptor-mediated antinociceptin in rats. J Pharm Exper Ther 277:654-660
36. Cheng R, Pomeranz B (1979) Correlation of genetic differences in endorphin systems with analgesic effects of jd-amino acids in mice. Brain Res 177:583-5870
37. Cheng R, Pomeranz B (1979) Electroacupuncture analgesia is mediated by stereospecific opiate receptors and is reversed by antagonists of type 1 receptors. Life Sci 26:631-639
38. Cheng R, Pomeranz B (1980) Electroacupuncture analgesia could be mediated by at least two pain-relieving mechanisms: Endorphin and nonendorphin systems.

Life Sci 25:1957-1962

39. Cheng R, Pomeranz B (1980) A combined treatment with jd-amino acids and electroacupuncture produces a greater anesthesia than either treatment alone: Naloxone reverses these effects. Pain 8:231-236
40. Cheng R, Pomeranz B (1981) Monoaminergic mechanisms of electroacupuncture analgesia. Brain Res 215:77-92
41. Cheng R, Pomeranz B (1987) Electrotherapy of chronic musculoskeletal pain: Comparison of electroacupuncture and acupuncture-like TENS. Clin J Pain 2:143-149
42. Cheng RS, Pomeranz B, Yu G (1979) Dexamethasone partially reduces and 2 % saline treatment abolishes electroacupuncture analgesia: These findings implicate pituitary endorphins. Life Sci 24: 1481-1486
43. Cheng R, Pomeranz B et al (1980) Electroacupuncture elevates blood cortisol levels in naive horses: Sham treatment has no effect. Int J Neurosci 10:95-97
44. Chiang CY, Chang CT et al (1973) Peripheral afferent pathway for acupuncture analgesia. Sci Sin 16:210-217
45. Chou J, Tang J, Yang HY, Costa E (1984) Action of peptidase inhibitors on methionine 5-enkephalin-arginine 6-phenylalanine 7 (YGGFMRF) and methionine 5-enkephalin (YGGFM) metabolism and on electroacupuncture antinociception. J Pharmacol Exp Ther 230:349-352
46. Chung JM, Willis WD et al (1983) Prolonged naloxone-reversible inhibition of the flexion reflex in the cat. Pain 15:35-53
47. Chung JM, Willis WD et al (1984) Factors influencing peripheral nerve stimulation produced inhibition of primate spinothalamic tract cells. Pain 19:277-293
48. Du Hj, Zimmerman M et al (1984) Inhibition of nociceptive neuronal responses in the cat's spinal dorsal horn by electrical stimulation and morphine microinjection in nucleus raphe magnus. Pain 19:249-257
49. Dundee JM, Ghaly RG (1991) Local anesthesia blocks the antiemetic action of P6 acupuncture. Clin Pharmacol Ther 50:78-80
50. Dung HC (1984) Anatomical features contributing to the formation of acupuncture points. Am J Acupunct 12:139-143
51. Ehrenpreis S (1985) Analgesic properties of enkephalinase inhibitors: Animal and human studies. Prog Clin Biol Res 192:363-370
52. Facchinetti F, Nappi G et al (1981) Primary headaches: Reduced circulating beta-lipotropin and beta-endorphin levels with impaired reactivity to acupuncture. Cephalalgia 1:195-201
53. Fu TC, Halenda SP, Dewey WL (1980) The effect of hypophysectomy on acupuncture analgesia in the mouse. Brain Res 202:33-39
54. Fujishita M, Hisamtsu M, Takeshige (1986) Difference between nonacupuncture point stimulation and AA after D-phenylalanine treatment [Japanese with English

abstract]. In: Takeshige C (ed) Studies on the mechanism of acupuncture analgesia-based animal experiments. Showa University Press, Tokyo, p 638

55. Fung DTH, Chan SHH et al (1975) Electroacupuncture suppression of jaw depression reflex elicited by dentalgia in rabbits. Exp Neurol 47:367-369
56. Fung SJ, Chan SHH (1976) Primary afferent depolarization evoked by electroacupuncture in the lumbar cord of the cat. Exp Neurol 52:168-176
57. Goldstein A (1979) Endorphins and pain: A critical review. In: Beers RF (ed) Mechanisms of pain and analgesic compounds. Raven, New York, pp 249-262
58. Goldstein A, Hilgard EF (1975) Failure of the opiate antagonist naloxone to modify hypnotic analgesia. Proc Natl Acad Sci USA 72:2041-2043
59. Guo HF, Cui X et al (1996) C-Fos proteins are not involved in the activation of preproenkephalin gene expression in rat brain by peripheral electric stimulation (electroacupuncture). Neurosci Lett 207:163-166
60. Guo HF, Tian J et al (1996) Brain substrates activated by electroacupuncture (EA) of different frequencies (II): Role of Fos/Jun proteins in EA-induced transcription of preproenkephalin and preprodynorphin genes. Brain Res. Molecular Brain Res 43:167-173
61. Gunn CC, Milbrandt WE et al (1980) Dry needling of muscle motor points for chronic low-back pain. Spine 5:279-291
62. Ha H, Tan EC, Fukunaga H, Aochi O (1981) Naloxone reversal of acupuncture analgesia in the monkey. Exp Neurol 73:298-303
63. Hachisu M, Takeshige C et al (1986) Abolishment of individual variation in effectiveness of acupuncture analgesia [Japanese with English abstract]. In: Takeshige C (ed) Studies on the mechanism of acupuncture analgesia based on animal experiments. Showa University Press, Tokyo, p 549
64. Hammond DL (1985) Pharmacology of central pain modulating networks (biogenic amines and nonopioid analgesics). In: Fields H et al (eds) Advances in pain research and therapy. Raven, New York, pp 499-511
65. Han CS, Chou PH, Lu CC, Lu LH et al (1979) The role of central 5-HT in acupuncture analgesia. Sci Sin 22:91-104
66. Han JS, Terenius L (1982) Neurochemical basis of acupuncture analgesia. Annu Rev Pharmacol Toxicol 22:193-220
67. Han JS, Xie GX (1984) Dynorphin: Important mediator for electroacupuncture analgesia in the spinal cord of the rabbit. Pain 18:367-377
68. Han JS (1986) Physiology and neurochemical basis of acupuncture analgesia. In: Cheng TO (ed) The international textbook of cardiology. Pergamon, New York, pp 1124-1132
69. Han JS (1990) Differential release of enkephalin and dynorphin by low and high frequency electroacupuncture in the central nervous system. Acupuncture Sci Int J 1:19-27

70. Han JS, Terenius L et al (1991) Effect of low and high frequency TENS on met-enkephalin-arg-phe and dynorphin A immunoreactivity in human lumbar CSF. Pain 47:295-298
71. Han JS, Li SJ, Tang J (1981) Tolerance to acupuncture and its cross-tolerance to morphine. Neuropharmacology 20:593-596
72. Han JS, Ding XZ, Fan SG (1985) Is cholecystokinin octapeptide (CCK-8) a candidate for endogenous antiopioid substrates? Neuropeptides 5:399-402
73. Han JS, Xie GX, Terenius L et al (1982) Enkephalin and beta endorphin as mediators of electroacupuncture analgesia in rabbits: An antiserum microinjection study. In: Costa E (ed) Regulatory peptides: From molecular biology to function. Raven, New York, pp 369-377
74. Hardebo JE, Ekman R, Eriksson M (1989) Low CSF met-enkephalin levels in cluster headache are elevated by acupuncture. Headache 29:494-497
75. Hayes R, Price DD, Dubner R (1977) Naloxone antagonism as evidence for narcotic mechanisms. Science 196:600
76. He L (1987) Involvement of endogenous opioid peptides in acupuncture analgesia. Pain 31:99-121
77. He L, Lu R, Zhuang S et al (1985) Possible involvement of opioid peptides of caudate nucleus in acupuncture analgesia. Pain 23:83-93
78. He LF, Doug WQ, Wang MZ (1991) Effects of iontophoretic etorphine, naloxone, and electroacupuncture on nociceptive responses from thalamic neurones in rabbits. Pain 44:89-95
79. Heine H (1988) Akupunkturtherapie - Perforationen der oberflächlichen Körperfaszie durch kutane Gefäß-Nervenbündel. Therapeutikon 4:238-244
80. Herget HF, L'Allemand H et al (1976) Combined acupuncture analgesia and controlled respiration. A new modified method of anesthesia in open heart surgery. Anaesthesist 25:223-230
81. Hishida F, Takeshige C et al (1986) Differentiation of acupuncture point and nonacupuncture point explorated by evoked potential of the central nervous system and its correlation with analgesia inhibitory system [Japanese with English abstract]. In: Takeshige C (ed) Studies on the mechanism of acupuncture analgesia based on animal experiments. Showa University Press, Tokyo, p 43
82. Hishida F, Takeshige C et al (1986) Effects of D-phenylalanine on individual variation of analgesia and on analgesia inhibitory system in their separated experimental procedures [Japanese with English abstract]. In: Takeshige C (ed) Studies on the mechanism of acupuncture analgesia based on animal experiments. Showa University Press, Tokyo, p 51
83. Ho UK, Hen HL (1989) Opioid-like activity in the cerebrospinal fluid of pain patients treated by electroacupuncture. Neuropharmacology 28:961-966
84. Illingsworth CM, Barker CT (1980) Measurement of electrical currents emerging

during the regeneration of amputated fingertips in children. Clin Phys Physiol Meas 1:87-91

85. Jaffe L, Barker AT et al (1982) The glabrous epidermis of cavies contains a powerful battery. Am J Physiol 242:R358-R366
86. Janssens LA, Rogers PA, Schoen AM (1988) Acupuncture analgesia: A review. Vet Rec 122:355-358
87. Kaada B, Jorum E, Sagvolden T (1979) Analgesia induced by trigeminal nerve stimulation (electroacupuncture) abolished by nuclei raphe lesions in rats. Acupunct Electrother Res 4:221-234
88. Kenyon JM (1985) Modern techniques of acupuncture. Vol 3. Thorsons, Wellingsborough
89. Kho HG, Eijk RJ et al (1991) Acupuncture and transcutaneous stimulation analgesia in comparison with moderate-dose fentanyl anesthesia in major surgery. Clinical efficacy and influence on recovery and morbidity. Anesthesia 46:129-135
90. Kiser RS, Khatam MJ et al (1983) Acupuncture relief of chronic pain syndrome correlates with increased plasma met-enkephalin concentrations. Lancet II:1394-1396
91. Kishioka S, Miyamoto Y et al (1994) Effects of a mixture of peptidase inhibitors on metenkephalin, β-endorphin, dynorphin (1-13), and electroacupuncture-induced antinociception in rats. Jap J Pharm 66:337-345
92. Kobori M, Mera H, Takeshige C (1986) Nature of acupuncture point and nonpoint stimulation produced analgesia after lesion of analgesia inhibitory system [Japanese with English abstract]. In: Takeshige C (ed) Studies on the mechanism of acupuncture analgesia based on animal experiments. Showa University Press, Tokyo, p 598
93. Lagerweij E, Van Ree J et al (1984) The twitch in horses: A variant of acupuncture. Science 225: 1172-1173
94. Lazorthes Y, Esquerre JP et al (1990) Acupuncture meridians and radiotracers. Pain 40:109-112
95. Le Bars D, Besson JM et al (1979) Diffuse noxious inhibitory controls (DNIC). II. Lack of effect on nonconvergent neurones, supraspinal involvement, and theoretical implications. Pain 6:305-327
96. Lee JH, Beitz AJ (1993) The distribution of brainstem and spinal nuclei associated with different frequencies of electroacupuncture analgesia. Pain 52:11-28
97. Lee JH, Beitz AJ (1992) Electroacupuncture modifies the expression of c-fos in the spinal cord induced by noxious stimulation. Brain Res 577:80-91
98. Lee Peng CH, Yang MMP et al (1978) Endorphin release: A possible mechanism of AA. Comp Med East West 6:57-60
99. Lee SC. Yin SJ. Lee ML. Tsai WJ (1982) Effects of acupuncture on serum cortisol level and dopamine beta-hydroxylase activity in normal Chinese. Am J Chin Med

10:62-69

100. Leong RJ. Chernow B (1988) The effects of acupuncture on operative pain and the hormonal responses to stress. Int Anesthesiol Clin 26:213-217
101. Liao SJ (1978) Recent advances in the understanding of acupuncture. Yale J BioI Med 51:55-65
102. Liao YY, Seto K, Saito H et al (1979) Effect of acupuncture on adrenocortical hormone production: Variation in the ability for adrenocortical hormone production in relation to the duration of acupuncture stimulation. Am J Chin Med 7:362-371
103. Lim TW, Loh T, Kranz H, Scott D (1977) Acupuncture effect on normal subjects. Med J Aust 26:440-442
104. Lu GW (1983) Characteristics of afferent fiber innervation on acupuncture point zusanli. Am J Physiol 245:R606-R612
105. Lung CH, Sun AC, Tsao CJ et aI (1978) An observation of the humoral factor in acupuncture analgesia in rats. Am J Chin Med 2:203-205
106. Lynn B, Perl ER (1977) Failure of acupuncture to produce localized analgesia. Pain 3:339-351
107. Madden J, Akil H, Barchas JD et al (1977) Stress-induced parallel changes in central opioid levels and pain responsiveness in rat. Nature 265:358-360
108. Malizia F, Paolucci D et al (1979) Electroacupuncture and peripheral beta-endorphin and ACTH levels. Lancet II:535-536
109. Martelete M, Fiori AM (1985) Comparative study of the analgesic effect of transcutaneous nerve stimulation (TNS), electroacupuncture (EA), and meperidine in the treatment of postoperative pain. Acupunct Electrother Res 10:183-193
110. Marx IL (1977) Analgesia: How the body inhibits pain perception. Science 196:471
111. Masala A, Satta G, Alagna S et al (1983) Suppression of electroacupuncture (EA)-induced beta-endorphin and ACTH release by hydrocortisone in man. Absence of effects on EA-induced anaesthesia. Acta Endocrinol (Copenh) 103:469-472
112. Mayer DJ, Watkins LR (1984) Multiple endogenous opiate and nonopiate analgesia systems. In: Kruger L (ed) Advances in pain research and therapy. Vol 6. Raven, New York, pp 253-276
113. Mayer DJ, Price DD, Raffii A (1977) Antagonism of acupuncture analgesia in man by the narcotic antagonist naloxone. Brain Res 121:368-372
114. McCarroll GD, Rowley BA (1979) An investigation of the existence of electrically located acupuncture points. IEEE Trans Biomed Eng 26:177-181
115. McDevitt L, Fortner P, Pomeranz B (1987) Application of weak electric field to the hindpaw enhances sciatic motor nerve regeneration in the adult rat. Brain Res 416:308-314

116. McLennan H, Gilfillan K, Heap Y (1977) Some pharmacological observations on the analgesia induced by acupuncture. Pain 3:229-238

117. Melzack R (1984) Acupuncture and related forms of folk medicine. In: Wall PD, Melzack R (eds) Textbook of pain. Churchill Livingstone, Edinburgh, pp 691-701

118. Melzack R, Katz J (1984) Auriculotherapy fails to relieve chronic pain. JAMA 251:1041-1043

119. Melzack R, Wall PD (1965) Pain mechanism: A new theory. Science 150:971-979

120. Melzack R, Stillwell DM, Fox EJ (1977) Trigger points and acupuncture points for pain: Correlations and implications. Pain 3:3-23

121. Mezey E, de Weid D et al (1978) Evidence for pituitary-brain transport of a behaviourally potent ACTH analogue. Life Sci 22:831-838

122. Mizuno T (1986) The nature of acupuncture point investigation by evoked potential from the dorsal periaqueductal central grey in acupuncture afferent pathway [Japanese with English summary]. In: Takeshige C (ed) Studies on the mechanism of acupuncture analgesia based on animal experiments. Showa University Press, Tokyo, p 425

123. Murai M, Takeshige C et al (1986) Correlation between individual variations in effectiveness of acupuncture analgesia and those in contents of brain endogenous morphine-like factors [Japanese with English summary]. In: Takeshige C (ed) Studies on the mechanism of acupuncture analgesia based on animal experiments. Showa University Press, Tokyo, p 542

124. Nakatani Y, Yamashita K (1977) Ryodoraku acupuncture. Ryodoraku Research Institute, Osaka

125. Nappi G, Faccinetti F et al (1982) Different releasing effects of traditional manual acupuncture and electroacupuncture on propiocortin-related peptides. Acupunct Electrother Res Int J 7:93-103

126. Nogier PFM (1972) Treatise of auriculotherapy. Moulin-les-Metz, Maisonneuve. France

127. Noodergraaf, Silage D (1973) Electroacupuncture. IEEE Trans Biochem Eng 20:364-366

128. Nuccitelli R (ed) (1986) Ionic currents in development (39 papers by various authors). Liss, New York

129. Oleson TD, Kroenig RJ, Bresler DE (1980) An experimental evaluation of auricular diagnosis: The somatotopic mapping of musculoskeletal pain at acupuncture points. Pain 8:217-229

130. Omura Y (1989) Basic electrical parameters for safe and effective electro therapeutics (electroacupuncture, TES, TENMS, TEMS, TENS, and electromagnetic field stimulation) for pain, neuromuscular skeletal problems, and circulatory disturbances. Acup Electrother Res 12:201-225

131. Patel N, Poo MM (1982) Orientation of neurite growth by extracellular electric

fields. J Neurosci 2:483-496
132. Pan B. Castro-Lopes JM et al (1994) C-fos expression in the hypothalamic pituitary system induced by electroacupuncture or noxious stimulation. Neuroreport 5:1649-1652
133. Peets J, Pomeranz B (1985) Acupuncture-like transcutaneous electrical nerve stimulation analgesia is influenced by spinal cord endorphms but not serotonin: An intrathecal pharmacological study. In: Fields H et al (eds) Advances in pain research and therapy. Raven, New York, pp 519-525
134. Peets J, Pomeranz B (1987) Studies of suppression of nocifensor reflexes using tall flick electromyograms and intrathecal drugs in barbiturate-anaesthetized rats. Bram Res 416:301-307
135. Peets J, Pomeranz B (1978) CXBX mice deficient m opiate receptors show poor electroacupuncture analgesia. Nature 273:675-676
136. Pert A, Dionne R, Ng L, Pert C et al (1981) Alterations in rat central nervous system endorphins following transauricular electroacupuncture. Brain Res 224:83-93
137. Pertovaara A, Kemppainen P et al (1982) Dental analgesia produced by nonpainful, low frequency stimulation is not influenced by stress or reversed by naloxone. Pain 13:379-384
138. Pin Luo C, Takeshige C et al (1986) Inhibited region by analgesia inhibitory system in acupuncture nonpoint stimulation produced analgesia [Japanese with English summary]. In: Takeshige C (ed) Studies on the mechanism of acupuncture analgesia based on animal experiments. Showa University Press, Tokyo, p 613
139. Pomeranz B (1981) Neural mechanisms of acupuncture analgesia. In: Lipton S (ed) Persistent pain. Vol 3. Academic, New York, pp 241-257
140. Pomeranz B (1985) Relation of stress-induced analgesia to acupuncture analgesia. In: Kelly J (ed) Stress-induced analgesia. Ann NY Acad Sci:444-447
141. Pomeranz B (1986) Effects of applied DC fields on sensory nerve sprouting and motor nerve regeneration in adult rats. In: Nuccitelli R (ed) Ionic currents in development. Liss, New York, pp 251-258
142. Pomeranz B (1994) Acupuncture in America. APS Journal 3:96-100
143. Pomeranz B (1996) Scientific research into acupuncture for the relief of pain. J Alt Compl Med 2:53-60
144. Pomeranz B. Bibic L (1988) Naltrexone, an opiate antagonist, prevents but does not reverse the analgesia produced by electroacupuncture. Brain Res 452:227-231
145. Pomeranz B, Campbell JJ (1993) Weak electric field accelerates motoneuron regeneration in the sciatic nerve of 10-month-old rats. Brain Res 603:271-278
146. Pomeranz B, Cheng R (1979) Suppression of noxious responses in single neurons of cat spinal cord by electroacupuncture and its reversal by the opiate antagonist

naloxone. Exp Neurol 64:327-341

147. Pomeranz B, Chiu D (1976) Naloxone blocks acupuncture analgesia and causes hyperalgesia: Endorphin is implicated. Life Sci 19:1757-1762
148. Pomeranz B, Nyguyen P (1986) Intrathecal diazepam suppresses nociceptive reflexes and potentiates electroacupuncture effects in pentobarbital rats. Neurosci Lett 77:316-320
149. Pomeranz B, Paley D (1979) Electroacupuncture hypoalgesia is mediated by afferent nerve impulses: An electrophysiological study in mice. Exp Neurol 66:398-402
150. Pomeranz B, Stux G (1989) Scientific bases of acupuncture. Springer, Berlm Heidelberg New York
151. Pomeranz B, Warma N (1988) Potentiation of analgesia by two repeated electroacupuncture treatments: The first opioid analgesia potentiates a second, nonopioid analgesia response. Brain Res 452:232-236
152. Pomeranz B, Cheng R, Law P (1977) Acupuncture reduces electrophysiological and behavioural responses to noxious stimuli: Pituitary is implicated. Exp Neurol 54:172-178
153. Pomeranz B, Mullen M, Markus H (1984) Effect of applied electrical fields on sprouting of intact saphenous nerve in adult rat. Brain Res 303:331-336
154. Price DD, Rafii A et al (1984) A psychophysical analysis of acupuncture analgesia. Pain 19:27-42
155. Reichmanis M. Marino AA, Becker RO (1975) Electrical correlates of acupuncture points. IEEE Trans Biomed Eng 22:533-555
156. Reichmanis M, Marino AA, Becker RO (1979) Laplace plane analysis of impedence on the H meridian. Am J Chin Med 7:188-193
157. Research Group of Peking Medical College (1974) The role of some neurotransmitters of brain in finger acupuncture analgesia. Sci Sin 17:112-130
158. Rossier J, Guillemin R, Bloom FE (1977) Foot shock-induced stress increases b-endorphin levels in blood but not brain. Nature 270:618-620
159. Roy BP, Cheng R, Pomeranz B et al (1980) Pain threshold and brain endorphin levels in genetically obese ob/ob and opiate receptor-deficient CXBK mice. In: Way EL (ed) Exogenous and endogenous opiate agonists and antagonists. Pergamon, Elmsford, p 297
160. Sato T, Takeshige C (1986) Morphine analgesia caused by activation of spinal acupuncture afferent pathway in the anterolateral tract [Japanese with English summary]. In: Takeshige C (ed) Studies on the mechanism of acupuncture analgesia based on animal experiments. Showa University Press, Tokyo, p 673
161. Sato T, Usami S, Takeshige C (1986) Role of the arcuate nucleus of the hypothalamus as the descending pain-inhibitory system in acupuncture point and nonpoint produced analgesia [Japanese with English summary]. In: Takeshige C

(ed) Studies on the mechanism of acupuncture analgesia based on animal experiments. Showa University Press, Tokyo, p 627

162. Sawynok J, Pinsky C, Labella FS (1979) Minireview on the specificity of naloxone as an opiate antagonist. Life Sci 25:1621-1632
163. Shen E, Ma WH, Lan C (1978) Involvement of descending inhibition in the effect of acupuncture on the splanchnically evoked potentials in the orbital cortex of cat. Sci Sin 21:677-685
164. Shimizu S, Takeshige C et al (1986) Relationship between endogenous morphine-like factor and serotonergic system in analgesia of acupuncture anesthesia [Japanese with English summary]. In: Takeshige C (ed) Studies on the mechanism of acupuncture analgesia based on animal experiments. Showa University Press, Tokyo, p 700
165. Shimizu T, Koja T et al (1981) Effects of methysergide and naloxone on analgesia produced by peripheral electrical stimulation in mice. Brain Res 208:463-467
166. Shu R, Pomeranz B et al (1997) Electrical impedance measurements of human skin at acupuncture points and changes produced by needling. (In press.)
167. Simon J, Giraud G et al (1988) Acupuncture meridians demystified. Contributions of radiotracer methodology. Presse Med 17:1341-1344
168. Sims J (1997) The mechanism of acupuncture analgesia: A review. Compl Therap Med 5:102-111
169. Sjolund B, Terenius L, Eriksson M (1977) Increased cerebrospinal fluid levels of endorphins after electroacupuncture. Acta Physiol Scand 100:382-384
170. Sjolund BH, Erikson BE (1979) The influence of naloxone on analgesia produced by peripheral conditioning stimulation. Brain Res 173:295-301
171. Sodipo JO, Gilly H, Pauser G (1981) Endorphins: Mechanism of acupuncture analgesia. Am J Chin Med 9:249-258
172. Stacher G, Wancura I et al (1975) Effect of acupuncture on pain threshold and pain tolerance determined by electrical stimulation of the skin: A controlled study. Am J Chin Med 3:143-146
173. Stux G, Pomeranz B (1987) Acupuncture: Textbook and Atlas. Springer, Berlin Heidelberg New York
174. Takagi J, Sawada T et al (1996) A possible involvement of monoaminergic and opioidergic systems in the analgesia induced by electroacupuncture in rabbits. Jap J Pharm 70:73-80
175. Takahashi G, Mera H, Kobori M (1986) Inhibitory action on analgesic inhibitory system and augmenting action on naloxone reversal analgesia of jd-phenylalanine [Japanese with English summary]. In: Takeshige C (ed) Studies on the mechanism of acupuncture analgesia based on animal experiments. Showa University Press, Tokyo, p 608
176. Takeshige C (1985) Differentiation between acupuncture and nonacupuncture

points by association with an analgesia inhibitory system. Acupunct Electrother Res 10:195-203

177. Takeshige C, Tsuchiya M et al (1991) Dopaminergic transmission in the arcuate nucleus to produce acupuncture analgesia in correlation with the pituitary gland. Brain Res Bull 26:113-122
178. Takeshige C, Zhao WH, Guo SY (1991) Convergence from the preoptic area and arcuate nucleus to the median eminence in acupuncture and nonacupuncture stimulation analgesia. Brain Res Bull 26:771-778
179. Takeshige C, Oka K et al (1993) The acupuncture point and its connecting central pathway for producing acupuncture analgesia. Brain Res Bull 30:53-67
180. Takeshige C, Nakamura A et al (1992) Positive feedback action of pituitary beta-endorphin on acupuncture analgesia afferent pathway. Brain Res Bull 29:37-44
181. Takeshige C, Kobori M et al (1992) Analgesia inhibitory system involvement in nonacupuncture point stimulation produced analgesia. Brain Res Bull 28:379-391
182. Takishima T, Mue S, Tamura G et al (1982) The bronchodilating effect of acupuncture in patients with acute asthma. Ann Allergy 48:44-49
183. Tanaka M (1986) Studies on analgesic enhancement by D-phenylalanine [Japanese with English summary]. In: Takeshige C (ed) Studies on the mechanism of acupuncture analgesia based on animal experiments. Showa University Press, Tokyo, p 440
184. Tashkin D, Kroenig R et al (1977) Comparison of real and simulated acupuncture and isoproteranol in comparison to methacholine-induced asthma. Ann Allergy 39:379-387
185. Tay AA, Tseng CK, Pace NL et al (1982) Failure of narcotic antagonist to alter electroacupuncture modification of halothane anaesthesia in the dog. Can Anaesth Soc 129:231-235
186. Toda K, Ichioka M (1978) Electroacupuncture: Relations between forelimb afferent impulses and suppression of jaw opening reflex in the rat. Exp Neurol 61:465-470
187. Thoren P, Floras JS et al (1989) Endorphins and exercise: Physiological mechanisms and clinical implications. Med Sci Sports Exerc 22:417-428
188. Travell J, Rinzler SH (1952) Myofascial genesis of pain. Postgrad Med J 11:425-434
189. Travell J, Simmons D (1983) Myofascial pain and dysfunction. The trigger point manual. William and Wilkins, Baltimore
190. Tsai HY, Lin JG, Inoki R (1989) Further evidence for possible analgesia mechanism of electroacupuncture: Effects of neuropeptides and serotonergic neurons tn rat spinal cord. Jpn J Pharmacol 49:181-185
191. Tseng HL, Chang LT et al (1958) Electrical conductance and temperature of the cutaneous acupuncture points: A study of normal readings and bodily

distributions [Chinese]. J Trad Chin Med 12:559-563
192. Tseng LF, Loh HH, Li CH (1976) Effects of systemic administration of endorphins. Nature 263:239-240
193. Tsunoda Y, Ikezono E et al (1980) Antagonism of acupuncture analgesia by naloxone in unconscious man. Bull Tokyo Med Dent 27:89-94
194. Usami S, Takeshige C (1986) The difference in analgesia producing central pathway of stress-induced analgesia and that of acupuncture point- and nonpoint-produced analgesia [Japanese with English abstract]. In: Takeshige C (ed) Studies on the mechanism of acupuncture analgesia based on animal experiments. Showa University Press, Tokyo, p 638
195. Vacca-Galloway LL et al (1985) Alterations of immunoreactive substance P and enkephalins in rat spinal cord after electroacupuncture. Peptides 6 [Suppl 1]:177-188
196. Vernejoul P de, Darras JC et al (1985) Etude des meridiens d'acupuncture par les traceurs radioactifs. Bull Acad Natl Med (Paris) 169:1071-1075
197. Vincent CA, Richardson PH (1986) The evaluation of therapeutic acupuncture: Concepts and methods. Pain 24:1-13
198. Vincent CA, Richardson PH et al (1989) The significance of needle placement site in acupuncture. J Psychosom Res 33:489-496
199. Vincent C, Lewith G (1995) Placebo controls for acupuncture studies. J R Soc Med 88:199-202
200. Walker JB, Katz RL (1981) Nonopioid pathways suppress pain in humans. Pain 11:347-354
201. Wall PD (1972) An eye on the needle. New Sci July 20, pp 129-131
202. Wall PD (1974) Acupuncture revisited. New Sci Oct 3, pp31-34
203. Wang K, Yao S, Xian Y, Hou Z (1985) A study on the receptive field of acupoints and the relationship between characteristics of needle sensation and groups of afferent fibres. Sci Sin 28.963-971
204. Wang Q, Mao L, Han J (1990) The arcuate nucleus of hypothalamus mediates low but not high frequency electroacupuncture in rats. Brain Res 513.60-66
205. Wang Q, Mao L, Han J (1990) The role of periaqueductal grey tn mediation of analgesia produced by different frequencies electroacupuncture stimulation in rats. Int J Neurosci 53:167-172
206. Watkins LR, Mayer DJ (1982) Organization of endogenous opiate an nonopiate pain control systems. Science 216:1185-1192
207. Watson SJ, Barchas JD (1979) Anatomy of the endogenous opioid peptides and related substances. In: Beers RF (ed) Mechanisms of pain and analgesic compounds. Raven, New York, pp 227-237
208. Willer JC, Boureau F et al (1982) Comparative effects of EA and TENS on the human blink reflex. Pain 14:267-278

209. Woolf CJ (1984) Transcutaneous and implanted nerve stunulation. In: Wall PD, Melzack R (eds) Textbook of pain. Churchill Livingstone, Edinburgh, pp 679-690
210. Woolf CJ, Barrett G et al (1977) Naloxone reversible peripheral electroanalgesia in intact and spinal rats. Eur J Pharmacol 451:311-314
211. Woolf CJ, Mitchell D et al (1978) Failure of naloxone to reverse peripheral TENS analgesia in patients suffering from trauma. S Afr Med J 53:179-180
212. Woolf CJ, Mitchell J, Barrett GD (1980) Antinociceptive effect of peripheral segmental electric stimulation in the rat. Pain 8:237-252
213. Wu CC, Jong SB (1989) Radionuclide venography of lower limbs by subcutaneous injection: Comparison with venography by intravenous injection. Ann Nucl Med 3:125-131
214. Wu C (1984) An experience on electroacupuncture therapy of facial palsy. (Abstract.) Proceedings of the Second National Symposium on Acupuncture and Moxibustion All China Society of Acupuncture, Beijing, p 42
215. Wu DZ (1990) Acupuncture and neurophysiology. Clin Neurol Neurosurg 92:13-25
216. Xie GX, Han JS, Hollt V (1983) Electroacupuncture analgesia blocked by microinjection of anti-beta-endorphin antiserum into periaqueductal grey of the rabbit. Int J Neurosci 18:287-291
217. Xue JI, Yu YX et al (1995) Changes in the content of immunoreactive dynorphin in dorsal and ventral spinal cord of the rat in three different conditions. Int J Neurosci 82:95-104
218. Yang ZL, Cai TW, Wu JL (1989) Acupuncture and emotion; the influence of acupuncture anesthesia on the sensory and emotional components of pain. J Gen Psychol 116:247-258
219. Yi CC, Lu TH, Wu SH, Tsou K (1977) A study on the release of tritiated 5-HT from brain during acupuncture and morphine analgesia. Sci Sinica 20:113-124
220. Zheng M, Yang SG, Zou B (1988) Electroacupuncture markedly increases proenkephalin mRNA in rat striatum and pituitary. Sci Sin B 31:81-86
221. Zao FY, Han JS et al (1987) Acupuncture analgesia in impacted last molar extraction. Effect of c!omipramine and pargyline. In: Han JS (ed) The neurochemical basis of pain relief by acupuncture. A collection of papers 1973-1989. Beijing Medical Science, Beijing, pp 96-97
222. Zhang WH, Shen YC (1981) Change in levels of monoamine neurotransmitters and their main metabolites in rat brain after electroacupuncture treatment. Int J Neurosci 15:147-149
223. Zhang AZ (1980) Endorphin and analgesia research in the People's Republic of China (1975-1979). Acupunct Electrother Res Int J 5:131-146
224. Zhou ZF, Du MY, Han JS et al (1981) Effect of intracerebral microinjection of naloxone on acupuncture- and morphine-analgesia in the rabbit. Sci Sin 24:1166-

1178

225. Zou K, Yi QC, Wu SX, Lu YX et al (1980) Enkephalin involvement in acupuncture analgesia. Sci Sin 23:1197-1207

226. Zou K (1987) Neurochemical mechanisms of acupuncture analgesia. Pain Headache 9:266-282

2장 경혈 저빈도 전기자극의 침진통 기전

| 타케시게 |

1. 서론

경혈의 저빈도 전기자극을 통해 외과수술시 침진통 효과를 유도할 때의 주목할 만한 현상 세 가지가 알려져 있다. 첫째, 환자의 의식이 유지되어 수술받는 동안 환자가 이야기를 나눌 수 있고, 둘째, 진통효과를 계속 유지하려면 반드시 특정 경혈을 자극해야 하며, 셋째, 환자에게 가하던 자극을 중지하고 한참이 지나도록 진통효과가 유지되기 때문에 환자는 수술 후에 통증을 느끼지 않으면서 활동할 수 있다. 위의 세 가지 현상을 연구하면 침진통 효과의 기전이 규명될 것으로 보인다. 2장에서는 동물실험 결과를 바탕으로 침진통 기전을 규명할 가능성을 탐색해보고자 한다.

각성 상태를 위해서는 대뇌겉질을 광범위하게 자극하면서 시상 그물핵을 통해 비특이적으로 의식 즉 깨어있는 상태를 유지하는 기능을 가진 뇌줄기의 상행성 그물활성계(ascending reticular activating system, ascending RAS)가 활성화되어야 한다. 각각의 감각겉질로 이어지는 개별 특수감각 구심성신경 경로로부터 뻗어나온 곁섬유에 의해 그물활성계가 활성화된다. 신경생리학적 연구결과 외과수술시 활용되는 마취약물이 그물활성계의 활동을 억제하는 사실이 확인되었다. 마취 상태에서는 의식이 떨어지기 때문에 감각정보가 감각겉질로 전달되어도 지각되지 않는다. 한편 보통의 경우라면 통증으로 느낄만한 자극이 전쟁 중이나 럭비처럼 공격적인 운동경기 중에는 그렇게 느껴지지 않는 현상을 흔히 경험한다. 이 경우의 진통효과는 대뇌 가장자리계통(limbic system)에서 기원하며 중추신경계로 들어오는 통증신호를 차단하는 하행성 통증 억제계(descending pain inhibitory system, DPIS)가 활성화되면서 나타나는 현상으로 알려져 있다. 그렇기 때문에 의식이 유지될 수 있다. 특정 혈위를 자극했을 때 통증을 억제하는 뇌

신경계에 연결된 어떤 기전을 통해 하행성 통증 억제계가 활성화된다면 침진통 효과는 하행성 통증 억제계가 활성화되어 나타나는 현상으로 판단할 수 있다. 필자의 실험실에서는 몇 가지 동물실험을 통해 이 가설을 검토해 왔다.

2. 침진통의 구심성·원심성 경로 [11-13,16,22,23]

어떤 신경 구조물이 뇌에서 침진통 효과를 나타내는 회로의 구성부분인지 여부는 미세전극으로 자극했을 때 침진통과 비슷한 진통효과가 나타나는지 그리고 조직을 파괴시켰을 때 침진통 효과가 없어지는지 여부를 보고 확인할 수 있다. 단, 진통효과는 활성화되는 뇌 부위에 따라 달라지며 두 유형으로 나뉜다. 첫째 유형은 날록손으로 역전시킬 수 있고, 뇌하수체 제거시 사라지며, 혈위 자극을 중지한 후에도 상당 기간 동안 효과가 지속되고, 효과가 개인별 편차를 보이는 진통효과이다. 침진통의 경우와 비슷한 특성에 해당한다. 혈위를 자극하면 이 유형의 진통효과를 나타내는 뇌 부위에서 뇌 활동전위가 유발된다. 둘째 유형의 진통효과와 관련된 뇌 부위를 자극했을 때 나타나는 진통효과는 날록손으로 역전시킬 수 없고, 뇌하수체를 절단해도 변화되지 않으며, 자극을 가하는 동안만 진통효과가 나타나고, 효과가 개인별 편차를 보이지 않는다. 둘째 유형의 진통효과가 나타나는 동안에는 뇌 유발전위를 얻을 수 없고 혈위를 자극하면 동기화되지 않은 신경활동 신호만 관찰된다.[16]

첫째 유형의 진통효과를 나타내는 뇌 구역은 침 자극의 구심성 경로에 해당된다고 보이는데 혈위를 자극했을 때 관련 뇌 구역에서 전기적 활동전위가 유발되고 뇌하수체가 관련되기 때문이다. 둘째 유형의 진통효과를 나타내는 뇌 구역은 침 자극의 원심성 경로에 해당된다고 보이는데 혈위를 자극했을 때 이 구역에서 동기화된 전기적 활동전위가 유발되지 않으며 뇌하수체와 무관하기 때문이다.[12,16,19] 둘째 유형의 침진통에 관련된 뇌 구역은 모두 하행성 통증 억제계(DPIS)와 연결된 것으로 보인다. 침진통 효과는 하행성 통증 억제계가 활성화되면서 나타나고, 하행성 통증 억제계의 활성화는 특정 혈위에 대한 자극이 하행성 통증 억제계와 연결된 특정 경로를 타고 전달되며 일어난다. 둘째 유형의 침진통와 관련된 하행성 통증 억제계를 통한 진통효과는 침 자극의 원심성 경로로 규정되고, 특정 혈위에서 하행성 통증 억제계로 이어지는 구체적인 경로는 침 자극의 구심성 경로로 규정된다.

|1| 침 자극의 원심성 경로[13,16,24]

세로토닌성, 노르아드레날린성 통증 억제계의 출발지점으로 알려진 거대세포결 그물핵과 솔기핵을 함께 파괴시키면 침진통 효과를 제거할 수 있다. 거대세포결 그물핵과 솔기핵 각각을 자극하면 둘째 유형에 해당하는 세로토닌성, 노르아드레날린성 진통효과가 나타난다. 침진통 효과는 최종적으로 여기에서의 하행성 통증 억제계가 활성화될 때 발생한다. 하행성 통증 억제계는 시상하부 복측정중핵(hypothalamic ventromedian nucleus, HVM)에서 시작하는 침 자극의 원심성 경로로서 작용하며, 하행성 세로토닌계와 노르아드레날린계의 두 부분으로 구별된다. 시상하부 활꼴핵의 후

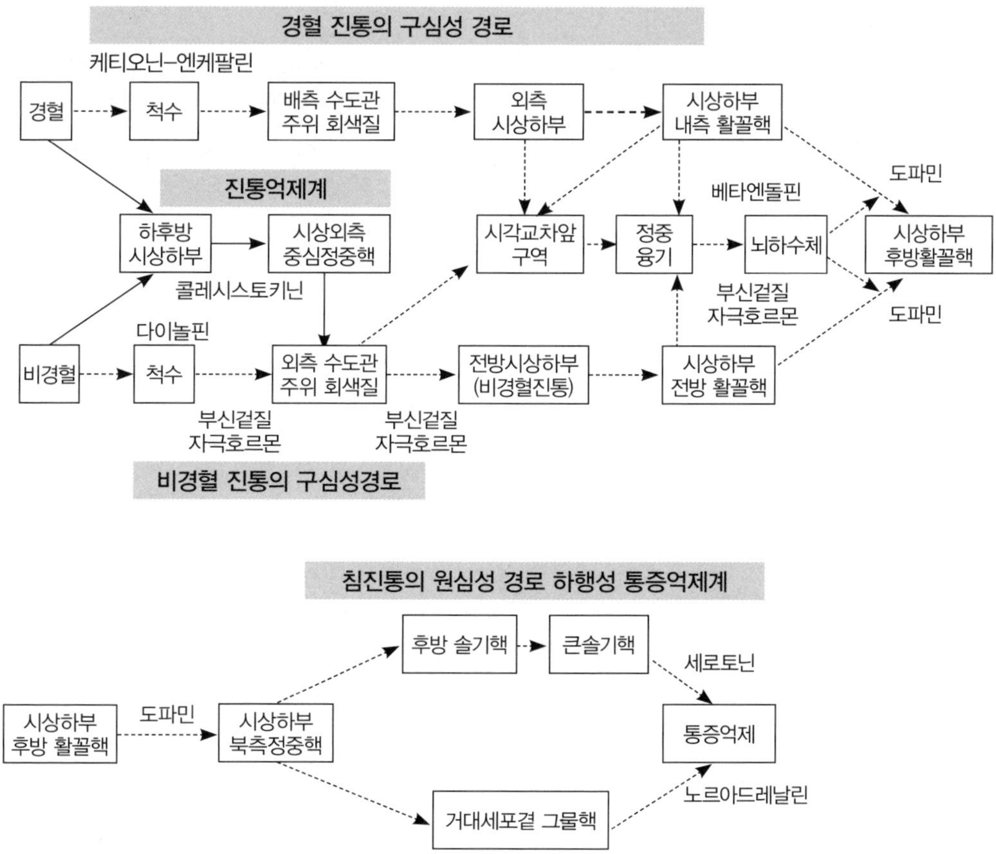

[그림 2-1] 경혈 진통과 비경혈 진통의 구심성 경로, 진통 억제계 등에서의 신경전달물질(위)과 침진통의 원심성 경로인 하행성 통증 억제계(아래).

방 부분(P-HARN)은 시상하부 복측정중핵과 해부학적으로 연결되었다. 시상하부 복측정중핵과 시상하부 활꼴핵의 후방 부분 양측을 자극했을 때 생기는 진통효과는 둘째 유형과 관련 있다. 시상하부 활꼴핵 후방 부분을 자극했을 때 나타나는 진통효과가 시상하부 복측핵을 파괴하거나 도파민 대항제를 쓰면 차단된다는 사실로 보면 시상하부 활꼴핵의 후방 부분에서 시상하부 복측정중핵으로의 연결은 도파민성 시냅스일 것으로 생각된다[그림 2-1].

| 2 | 침 자극의 구심성 경로[11,12,23]

침 자극의 구심성 경로[그림 2-1]는 경혈에서 시작해 반대쪽 전측방로를 따라 배측 수도관주위회색질로 올라간 후 시상하부 내측 활꼴핵(M-HARN)으로 이어진다. 침진통의 구심성 경로를 구성하는 뇌 구역은 해부학적 연결경로가 알려져 있고 첫째 유형의 진통효과를 나타내는지 여부로 확인할 수 있다. 여러 구역들 중 서로 어느 쪽이 입쪽이고 어느 쪽이 꼬리쪽인지의 관계는 입쪽 구역을 파괴한 후 꼬리쪽 구역에서 자극유발 진통효과가 소멸되는 것을 통해 확인되었다. [그림 2-1, 2]에 정리되어 있다.[23]

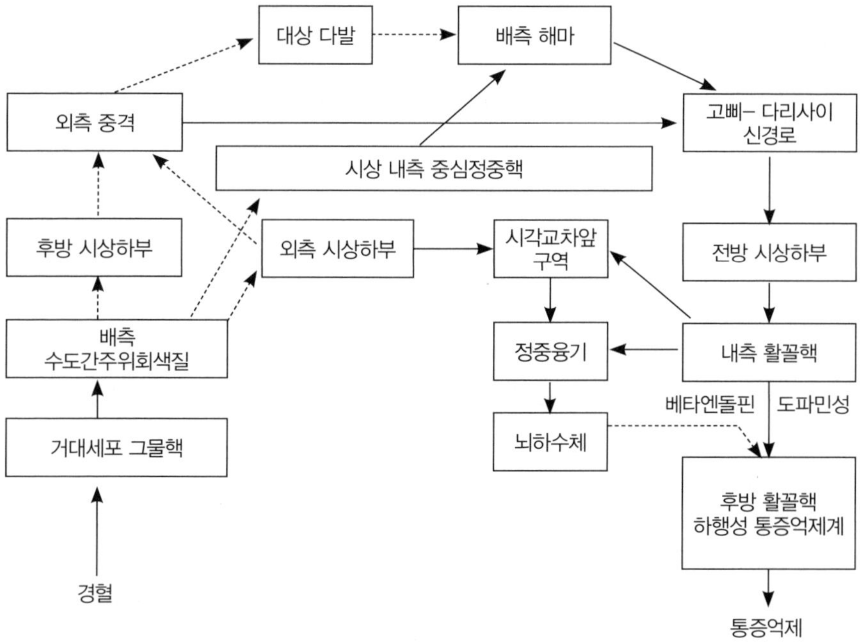

[그림 2-2] 침진통 효과가 발생되는 기전

[그림 2-3a, b] 활꼴핵에서 파괴한 구역과 자극한 구역. 활꼴핵은 점선으로 표시된 곳이다. 확대 그림을 보면 파괴시 침진통 효과가 없어지는 곳이 나타나 있다. 흰 원으로 표시된 곳은 이곳을 자극할 때 관찰되는 침진통 효과가 뇌하수체 절제시 없어진다. 검은 원으로 표시된 곳은 이곳에 대한 구심성 자극이 가해졌을 때 관찰되는 침진통 효과가 뇌하수체를 절제해도 영향을 받지 않는다. 검은색 반원과 흰색 반원으로 표시된 곳은 이곳에 대한 원심성 자극으로 나타나는 침진통 효과가 뇌하수체 절제시 부분적으로 소멸된다. 빗금으로 표시된 시상하부 활꼴핵(HARN)은 전방(A-HARN), 내측(M-HARN), 후방(P-HARN) 등으로 3등분된다.

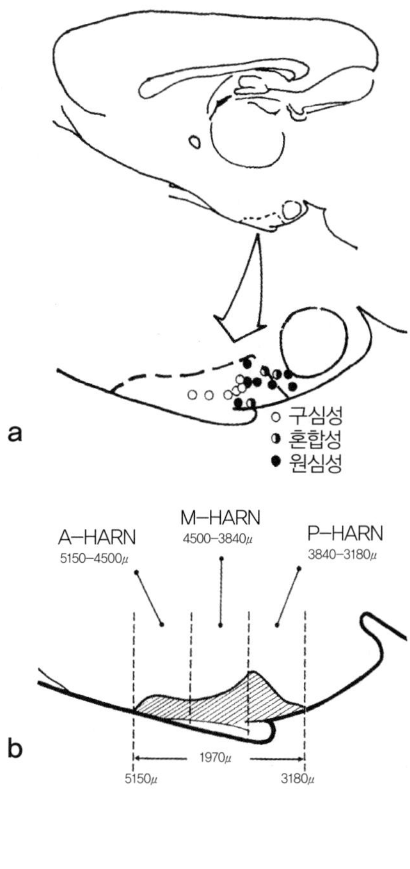

| 3 |
침 자극 구심성 · 원심성 경로의 시냅스 연결[25,28]

침 자극 구심성 경로의 종착점은 시상하부 내측 활꼴핵이며, 시상하부 내측 활꼴핵(M-HARN)은 침 자극 원심성 경로의 시작점인 시상하부 후방 활꼴핵(P-HARN)과 해부학적으로 근접한 부위이다[그림 2-3]. 도파민 대항제인 할로페리돌을 미세주사하면 침진통을 용량의존적으로 억제하지만 도파민을 시상하부 후방 활꼴핵에 미세주사하면 침진통 효과가 용량의존적으로 유발된다. 이상으로 보면 도파민은 시상하부 내측 활꼴핵과 시상하부 후방 활꼴핵 사이의 신경전달물질 역할, 즉 침 자극의 구심성 경로와 원심성 경로가 만나는 곳에서 신경전달물질 역할을 한다고 생각된다. 이 가설의 또 하나의 근거는 시상하부 후방 활꼴핵의 신경세포 활동성 자료이다. 경혈을 자극할 때 반응하는 시상하부 후방 활꼴핵 신경세포는 도파민을 이온삼투요법으로 투여해도 반응을 보이지만, 경혈을 자극할 때 반응을 보이지 않는 시상하부 후방 활꼴핵 신경세포는 도파민을 이온삼투요법으로 투여해도 반응을 보이지 않는다[그림 2-4].[25] 시상하부 내측 활꼴핵에서 시작되는 침 자극의 구심성 경로는 외측 시상하부에서 한 분지가 갈라져 뇌하수체로 이어진다. 뇌하수체로 이어지는 이 경로 주변에 있는 시각교차앞구역이나 정중융기 등의 뇌 핵을 파괴하면 침진통 효과가 소멸된다. 경혈을 자극하면 앞에서 말한 뇌 구역에 활동전위가 유발되지만, 이들 뇌 구역을 자극한다고 해서 진통효과가 나타나지는 않는다[그림 2-1, 2, 5].[25,28] 시상하부 내측 활꼴핵으로 이어지는 침 자극의 구심성 경로를 자극했을 때 나타나는 침진통과 통증해소 효과가 시상하부 절단시 모두 소멸된다는 사실을 보면 뇌하수체에서 분비되는 베타 엔돌핀이 시상하부 후방 활꼴핵의 도파민성 신호전달에서 핵심적인 역할을 한다고 생각된다[그림 2-5].[25] 날록손을 시상하부 후방 활꼴핵에 미세주사하면 침진통을 용량의존적으로 상쇄시키며 베타 엔돌핀이나 모르핀을 미세주사하면 진통효과가 용량의존적으로 나타난다. 시상하부 내측 활꼴핵을 파괴한 경우 베타 엔돌핀을 미세주사해서 유도한 진통효과는 사라지지만, 도파민을 시상하부 후방 활꼴핵에 주사해서 유도한 진통효과는 그대로 유지된다[그림 2-6].[25] 이상의 실험결과로 유추해 보면 베타 엔돌핀이 시상하부 후방 활꼴핵의 도파민성 시냅스에서 시냅스전 작용을 한다고 생각된다. 시상하부 후방 활꼴핵 신경의 활동을 보면 이 추정이 더욱 힘을 받는다. 침 자극을 가했을 때 시상하부 후방 활꼴핵에서 나타나는 신경활동은 모르핀을 이온삼투요법으로 투여하거나 베타 엔돌핀을 초미세주사(picospritzer(5))로 투여해도 영향받지 않는다[그림 2-7].[22]

모르핀과 베타 엔돌핀이 시상하부 후방 활꼴핵에서 비슷하게 작용하므로, 시상하부 후방 활꼴핵 신경세포로 연결되는 시상하부 내측 활꼴핵 신경세포의 축삭말단에서 시냅스전 작용을 하는 신경호르몬이 뇌하수체에서 분비된 베타 엔돌핀일 가능성이 있다. 시상하부 후방 활꼴핵에 베타 엔돌핀을 미세주사하면 진통효과가 나타나기는 하지만, 뇌하수체로 이어지는 경로상 정중융기나 시각교차앞구역을 전기적으로 자극했을 때에는 진통효과가 나타나지 않는다. 즉, 시상하부 내측 활꼴핵에서 오는 구심성 신경충동이 없다면 위와 같이 자극했을 때 분비되는 베타 엔돌핀은 그 양이 시상하부 후방 활꼴핵 신경세포를 활성화하기에 부족하다. 위의 가설을 탐구하기 위해 경혈을 자극했을 때 침진통의 구심성 경로의 최종 경유지라 할 수 있는 시상하부 내측 활꼴핵에서 유발되는 전위를 기록하는 방법이 동원되

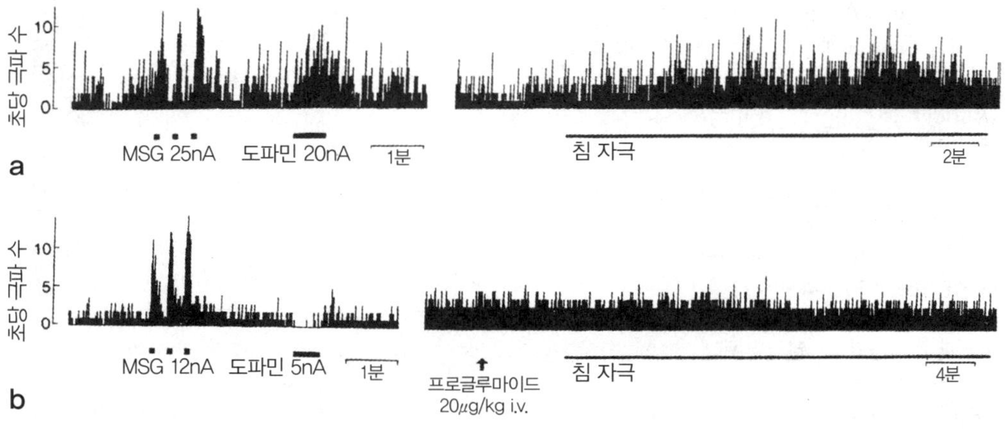

[그림 2-4a, b] 침에 반응을 보이는 흰쥐에서 전형적인 시상하부 후방 활꼴핵 신경세포 두 곳의 활동율 히스토그램. 한 세포는 글루탐산나트륨(MSG) 25nA와 도파민 20nA을 이온삼투요법으로 투여해 흥분되었고, 침 자극으로도 흥분되었다. 다른 세포에는 글루탐산나트륨 12nA을 이온삼투요법으로 투여해 흥분되었으나 도파민 5nA을 투여해 억제되었고 심지어 프로글루마이드 20mg/kg 정맥투여 후의 침 자극에도 반응하지 않았다.

(5) picospritzer: 나노리터~피코리터 단위의 초미세주사 장치. - 역주.

었다. 유발전위는 모르핀 0.5mg/kg을 혈관주사로 투여했을 때에 강해졌고 뇌하수체를 절제했을 때 소실되었다. 모르핀을 투여하면 소실되었던 유발전위가 일시적으로 다시 관찰되었다[그림 2-8].[12] 따라서, 뇌하수체에서 분비된 베타 엔돌핀에 반응을 보이는 지점이 침진통이 구심성 경로를 따라 넓게 분포한 것으로 보인다. 침진통의 구심성 경로를 따라 여러 구역에서 아편 수용체의 존재도 관찰되었다.[1,5,10]

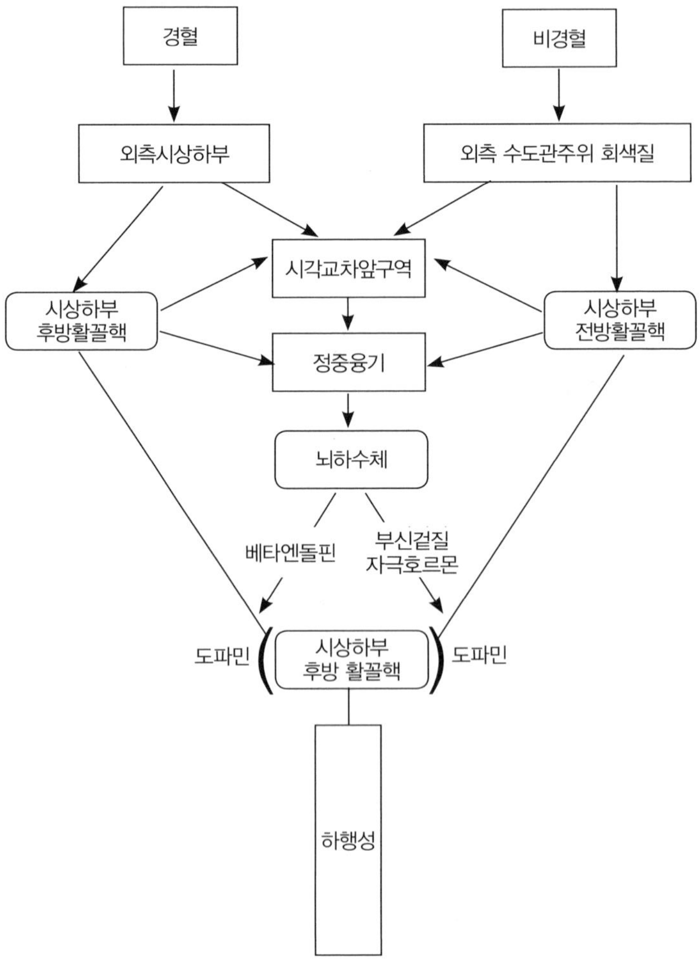

[그림 2-5] 경혈 진통시 시상하부 내측 활꼴핵과 시상하부 후방 활꼴핵 사이의 시냅스 신호전달과, 비경혈 진통시 시상하부 전방 활꼴핵과 시상하부 후방 활꼴핵 사이의 시냅스 전달. 경혈 진통의 경우 외측 시상하부, 비경혈 진통의 경우 외측 수도관주위회색질에서 두 가지 경로가 갈라진다.
경혈 진통과 비경혈 진통 모두 도파민성 신호전달을 통해 시상하부 후방 활꼴핵으로 이어지는 경로를 가진다. 뇌하수체에서 분비되는 베타 엔돌핀(경혈 진통의 경우)과 부신겉질자극호르몬(비경혈 진통의 경우)에 관계된 기전이 조절하는 도파민성 계통은 하행성 통증 억제계(DPIS)가 시작되는 곳인 시상하부 후방 활꼴핵으로 연결된다.
두 가지 경로가 합쳐져서 시각교차앞구역과 정중융기가 활성화된다. 뇌하수체를 제거하면 시상하부 내측 활꼴핵과 시상하부 전방 활꼴핵 자극에 의한 진통효과가 없어진다. 시각교차앞구역이나 정중융기는 자극해도 진통효과가 나오지 않는다.

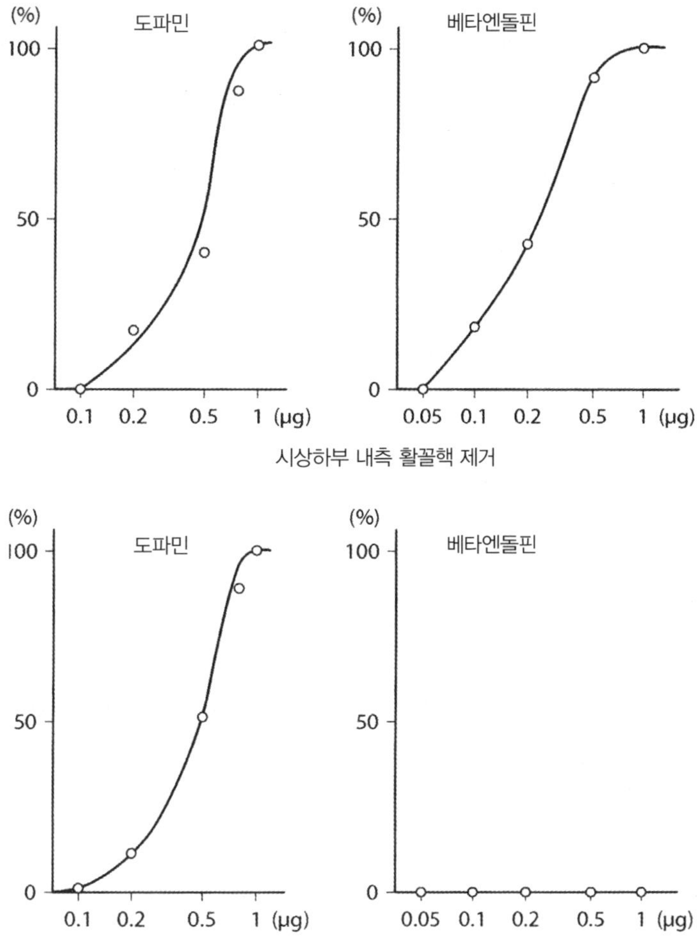

[그림 2-6] 시상하부 후방 활꼴핵에 도파민과 베타 엔돌핀을 미세주사 했을 때의 용량의존적인 진통효과와, 시상하부 내측 활꼴핵을 절제했을 때의 변화. (위) 대조군. (아래) 시상하부 내측 활꼴핵 절제시.

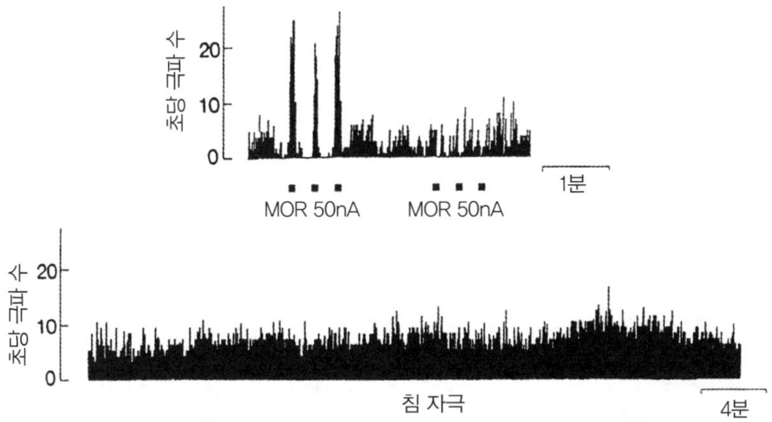

[그림 2-7] 침 자극에 반응하는 흰쥐 시상하부 후방 활꼴핵 신경의 전형적 반응 빈도 막대그래프. 글루탐산나트륨 5nA의 이온삼투요법적 투여에 의해 흥분되는 시상하부 후방 활꼴핵 신경이 모르핀 50nA를 이온삼투요법적으로 투여했을 때에는 반응을 보이지 않았으나 침 자극으로 흥분되었다.

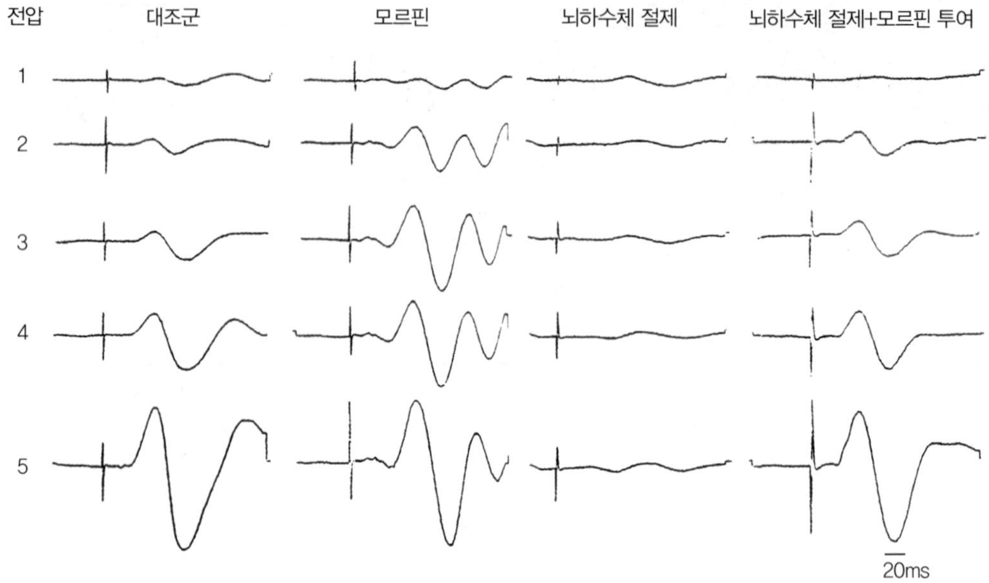

[그림 2-8] 시상하부 내측 활꼴핵에서 경혈 자극으로 유발된 전위에 대한 뇌하수체 절제와 모르핀 투여의 영향. 제1열: 대조군. 자극이 강해짐에 따라 유발전위도 높아졌다. 제2열: 모르핀 0.5mg/kg을 복강내 투여했을 때 5분 간격으로 연속자극을 가한 20분 후 전위의 변화. 제3열: 뇌하수체 절제시 전위의 변화. 제4열: 뇌하수체 절제 후 모르핀 0.5mg/kg을 복강내 투여했을 때의 변화. 제1열에서의 변화와 비슷한 양상이다. 좌측에 숫자로 표시된 전압(볼트 수)은 4개 열에서 동일하다.

3. 특정 경혈 자극에 의한 침진통[23]

사람의 합곡(LI4)과 족삼리(足三里·ST36) 혈위 깊은 곳의 근육에 상응하는 부위인, 흰쥐의 앞발 제1등쪽뼈사이근과 뒷발 앞정강근에 저빈도(1Hz) 전기자극을 가하면 꼬리흔들기 반응시간(tail flick latency, TFL) 측정상 진통효과가 나타난다. 침진통 효과를 유도하려면 근육수축이 일어날 정도로 강한 전기자극을 가해야 한다. 그러나, 다른 근육은 자극해도 행동시험상 진통효과가 나타나지 않는다. 이상으로 보면, 합곡과 족삼리 혈위에는 하행성 통증 억제계(DPIS)로 이어지는 특정한 연결경로를 통해 하행성 통증 억제계를 활성화하는 독특한 효능이 있다고 생각되다.[3]

4. 경혈과 비경혈의 중추신경계 반응 차이[11,14,15,17,18]

합곡과 족삼리 혈위 심부의 근육을 자극하면 양쪽 배측 수도관주위회색질에서 특이적으로 유발전위가 나타나며 이 현상은 다른 근육을 자극해서는 일어나지 않는다[그림 2-9]. 배측 수도관주위회색질을 파괴하면 침진통

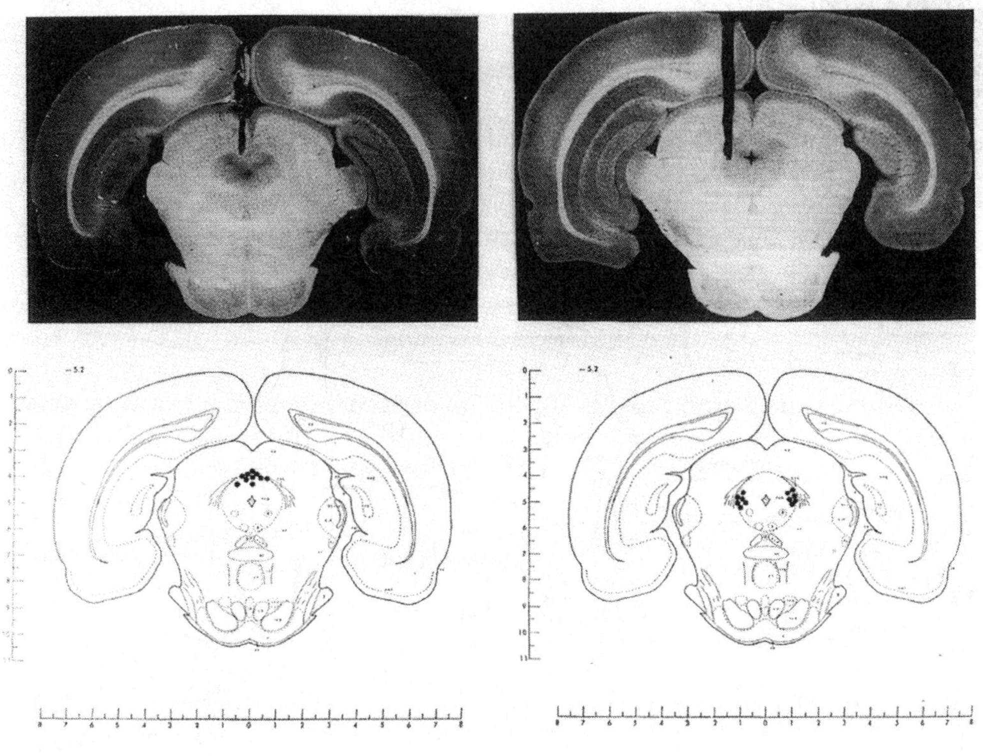

[그림 2-9] 배측 수도관주위회색질(좌상방 사진)과 외측 수도관주위회색질(우상방 사진)에 전극을 찔러 넣은 흔적. 배측 수도관주위회색질(좌하방 그림)과 외측 수도관주위회색질(우하방 그림)에서 전위측정이 이루어진 지점.

효과가 없어진다. 이 구역을 미세전극으로 자극해서 유도되는 진통효과는 첫째 유형 즉 날록손이나 뇌하수체절제를 통해 역전될 수 있는 진통이다. 토끼에서 계맥 혈위(瘈脈·TE18) 심부의 귀올림근(auricular levator muscle)을 자극하면 배측 수도관주위회색질에 유발전위가 생긴다.[11,23] 앞서 언급한 침진통 자극방법을 배측 수도관회백질에서의 유발전위로 검증했다. 그 결과 합곡, 족삼리, 계맥 등 3개 혈위만이 침진통을 일으키는 것으로 확인되었다.

합곡과 족삼리 혈위에 해당하는 근육을 자극하면 외측 수도관주위회색질에 양측성으로 비특이적 전위를 발생시킨다[그림 2-9].[17] 합곡·족삼리 혈위의 근육에 1Hz 자극을 반복하면 외측 수도관주위회색질 전위는 차차 줄어들다가 자극을 개시한 지 10분이면 완전히 없어진다[그림 2-10].[15,17] 즉, 외측 수도관주위회색질 전위는 자극을 받음에 따라 스스로 억제된다.

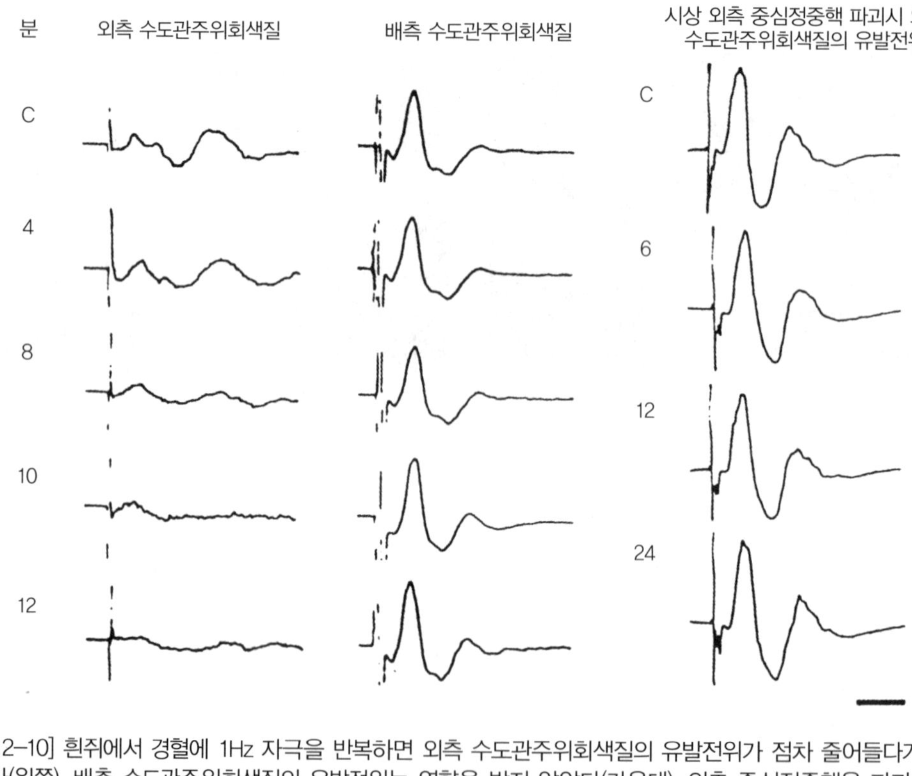

[그림 2-10] 흰쥐에서 경혈에 1Hz 자극을 반복하면 외측 수도관주위회색질의 유발전위가 점차 줄어들다가 결국 소실된다(왼쪽). 배측 수도관주위회색질의 유발전위는 영향을 받지 않았다(가운데). 외측 중심정중핵을 파괴하면 외측 수도관주위회색질 유발전위가 억제되는 현상이 없어진다(오른쪽). 도표 옆의 숫자는 자극 개시 후 경과된 시간(분)을 나타낸다.

외측 수도관주위회색질을 파괴해도 침진통 효과는 영향을 받지 않지만, 외측 수도관주위회색질의 입쪽 구역을 자극하면 진통효과가 나타난다. 이때의 진통효과는 덱사메타손을 투여하면 거의 차단할 수 있으며, 덱사메타손으로 차단되지 않는 부분은 날록손 투여나 뇌하수체 절제 방법으로 쉽게 차단된다. 즉, 침진통 효과를 나타내는 동안 스스로 억제되지 않는 특정 기전은 배측 수도관주위회색질을 통해 혈위와 연결된다. 한편, 이와 다른 경로인 외측 수도관주위회색질을 통한 자가억제 기전은 경혈과 비경혈 모두에 비특이적으로 연결되어 있다. 외측 수도관주위회색질은 침진통의 구심성 경로와는 별개의 기전으로, 여기에서 생기는 진통효과는 스스로 억제되는 특성을 보인다[그림 2-11]. 이상의 결과로 보면 경혈과 비경혈은 진통효과를 나타내는 중추신경계의 기전이 다르다는 점에서 구별이 가능하다[그림 2-1, 11].[14,17]

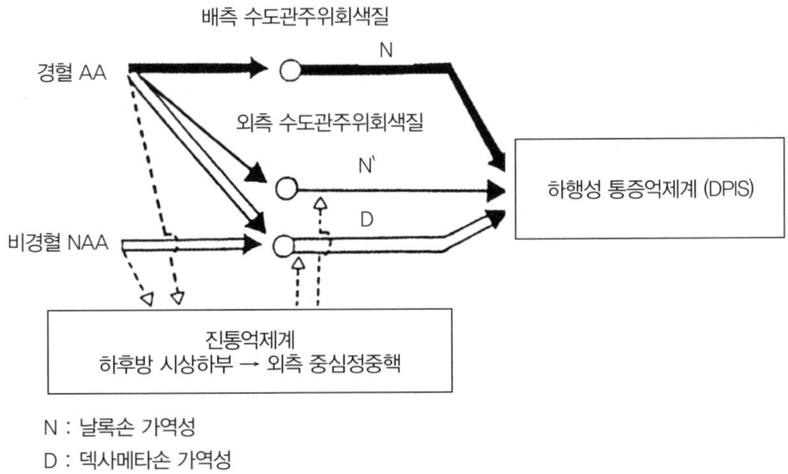

[그림 2-11] 진통억제계가 경혈 자극과 비경혈 자극의 차이점이다.

5. 침진통과 모르핀 진통의 유사점

저빈도 전침 자극을 가하면 모르핀 0.5mg/kg을 복강내주사했을 때와 비슷한 정도의 진통효과가 있다. 그리고, 침진통의 원심성 경로에서 작동하는 신경전달물질의 대항제나 날록손 투여, 침진통의 구심성·원심성 경로 파괴, 뇌하수체 절단 등을 통해 침진통과 모르핀진통 모두 효과가 없어진다. 침진통과 모르핀진통에서 개인별로 편차를 보이는 양상의 상관성도 높다. 동물의 경우 꼬리흔들기 반응시간이 유의하게 증가되는지 여부($p<0.05$)에 따라 반응성이 있는 동물과 반응성이 없는 동물로 분류할 수 있다.

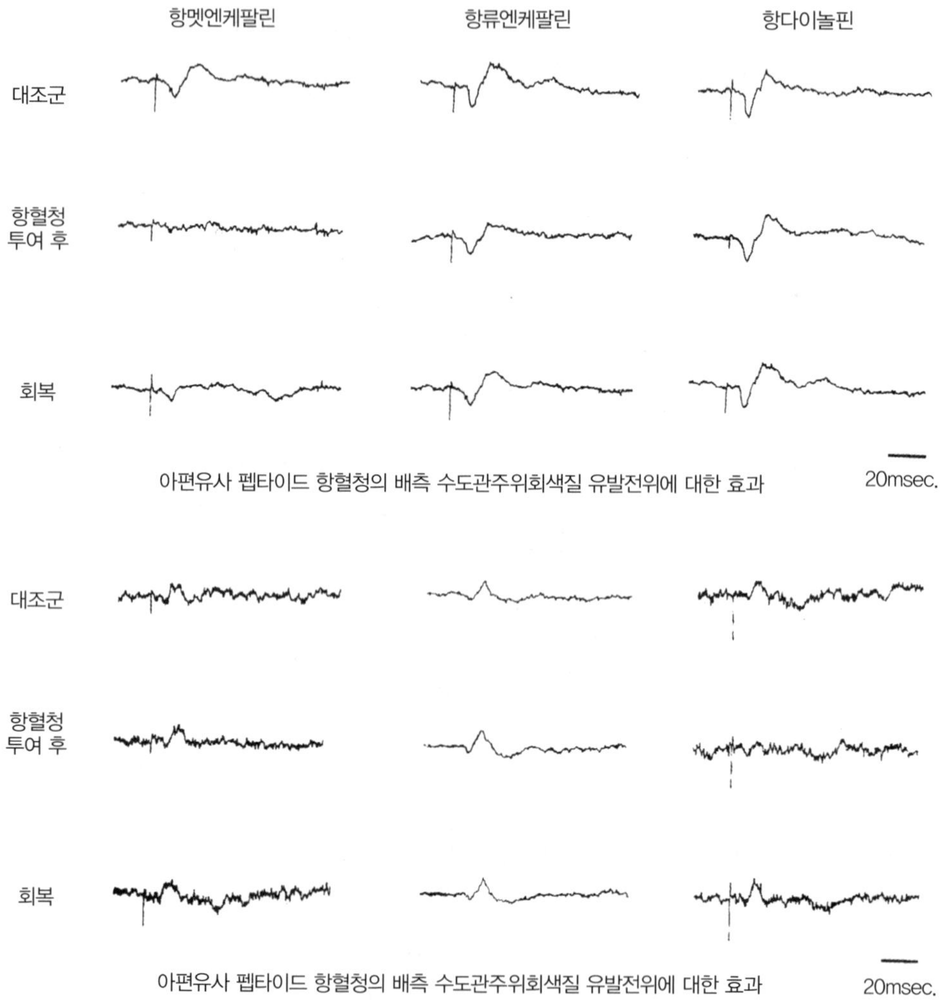

[그림 2-12] 침 자극으로 생긴 배측 수도관주위회색질 유발전위가 멧엔케팔린(왼쪽), 류엔케팔린(가운데), 다이놀핀(오른쪽)에 대한 항혈청을 복강내 투여했을 때 보이는 변화. 위: 대조군. 가운데: 아편유사 펩타이드 항혈청을 투여하고 10분 후. 아래: 20분 후.

6. 침진통 구심성 척수경로의 모르핀에 의한 활성화 [8,11,12,14,18]

멧엔케팔린에 대한 항혈청을 경막내 투여하거나 반대쪽 전측방로를 파괴하면 경혈 자극시 배측 수도관주위회색질에 나타나던 유발전위가 없어진다. 배측 수도관주위회색질의 유발전위는 다이놀핀이나 류엔케팔린에 대한 항혈청을 투여한 경우에는 없어지지 않지만 날록손을 투여한 경우 없어지며[그림 2-12],[18] 이것은 모르핀으로 활성화되는 멧엔케팔린 기전이 관여된다는 증거이다. 침진통 반응을 보이는 동물에서는, 모르핀을 복강내 투여하든 경막내 투여하든 관계없이 저용량과 고용량 모두에서 용량반응곡선이 관찰된다. 반면 반응성이 없는 동물에서는, 모르핀 고농도 투여에 대해서만 용량반응곡선이 관찰된다. 침진통 반응을 보이는 동물에서는 침진통의 구심성 경로에 해당하는 배측 수도관주위회색질을 파괴하거나 양측 전측방로를 파괴하면 모르핀 고농도 투여에 대한 용량반응곡선이 유지되면서 모르핀 저농도 투여에 대한 용량반응곡선이 관찰되지 않게 된다. 이상으로

[그림 2-13] 침진통 기전을 따라 일어나는 모르핀진통

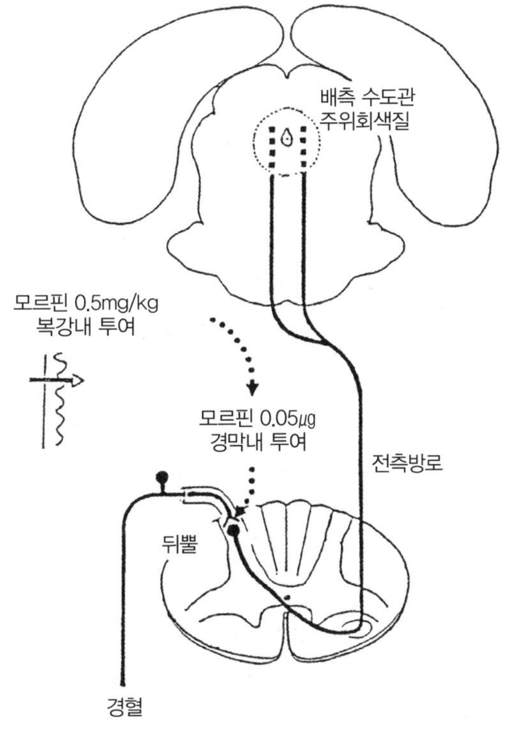

보면, 모르핀 저농도 투여로 생기는 진통효과는 척수의 멧엔케팔린 수용체가 작동하는 침진통의 구심성 경로가 활성화되면서 나타날 가능성이 높다.[18] 침진통과 비슷한 정도의 모르핀 진통효과를 나타내는 모르핀 0.5mg/kg 복강내 투여나 개체당 모르핀 0.05μg의 경막내 투여시 침진통의 구심성 척수 경로상의 수용체들이 활성화되는 것으로 보인다[그림 2-13].[8,11] 침진통과 모르핀 진통이 비슷한 특성을 보이는 까닭은 이 기전 때문으로 보인다.

7. 침진통과 모르핀 진통효과의 개체차

[21,27]

멧엔케팔린을 분해시키는 카르복시-펩타이드분해효소와 아미노-펩타이드분해효소와 같은 효소를 억제시키는 D-페닐알라닌을 투여하면 침진통과 모르핀 진통의 개체차 사이에 상관성이 높은 현상이 없어진다. 즉 D-페닐알라닌을 처치하면 반응을 보이는 동물이든 보이지 않는 동물이든 관계없이 비슷한 정도의 침진통과 모르핀 진통효과가 나타난다.

D-페닐알라닌을 투여하면 배측 수도관주위회색질에서 관찰되는 유발전위 진폭의 개체차도 없어진다.[27] 이상으로 보면, 척수에서 멧엔케팔린을 분해하는 효소의 활성에 의해 침진통과 모르핀 진통효과의 개체차가 나타나는 듯하다. 효소활성이 높으면 멧엔케팔린 농도가 낮아지고 침진통에 대해 반응하지 않게 되며, 반면 효소활성이 낮으면 멧엔케팔린의 농도가 높아지고 침진통의 구심성 경로를 활성화하여 침진통에 대한 반응을 촉진할 것으로 생각된다.

8. 진통억제계 파괴시 비경혈 자극에 의한 진통효과

[11,15,17,26,28]

앞서 언급했듯이 경혈이나 비경혈 자극시 외측 수도관주위회색질에서 관찰되는 유발전위는 자가억제적이다. 하지만 시상의 외측 중심정중핵이나 하후방 시상하부를 파괴하면 외측 수도관주위회색질에서 관찰되는 유발전위가 자가억제적이지 않게 되고 이때의 자극에 의해 진통효과가 뚜렷이 나타난다. 외측 중심정중핵이나 하후방 시상하부를 파괴한 상태에서 비경혈을 자극했을 때 생기는 진통효과는 비경혈 자극에 의한 진통이라 한다[그림 2-11].

비경혈 자극에 의한 진통효과는 하후방 시상하부나 외측 중심정중핵이 파괴된 상태에서 경혈을 자극한 경우에만 생기므로, 하후방 시상하부나 외측 중심정중핵은 비경혈 자극 진통에 대한 진통억제계의 구성부분으로 본다[그림 2-1, 11]. 결론적으로, 진통억제계는 비경혈을 자극했을 때 생기는 구심성 신경충동을 억제하고 경혈을 자극했을 때 생기는 구심성 신경충동은 억제하지 않기 때문에 경혈과 비경혈의 차이를 만드는 중요한 역할을 수행하는 듯하다.

9. 비경혈 자극에 의한 진통효과의 구심성 경로와 원심성 경로[26]

뇌하수체를 절제하거나 비경혈 진통효과의 구심성 경로를 파괴하면 비경혈 자극에 의한 진통효과가 사라진다. 비경혈 자극에 의한 진통효과는 날록손으로 차단되지 않으며 덱사메타손을 투여하면 용량의존적으로 억제되고, 침진통과 달리 비경혈 자극에 의한 진통효과는 개체차를 보이지 않는다.[26] 비경혈 자극시 외측 수도관주위회색질에 나타나는 유발전위는 멧엔케팔린이나 류엔케팔린에 대한 항혈청을 경막내로 투여해도 사라지지 않으며 다이놀핀에 대한 항혈청을 투여하면 사라진다[그림 2-1, 12]. 이 때문에 비경혈 자극에 의한 진통효과의 구심성 척수 경로에서 작용하는 신경전달물질이 다이놀핀으로 생각되고 있다.[18] 다이놀핀은 아미노-펩타이드분해효소나 카르복시-펩타이드분해효소가 분해하지 못하므로 비경혈 자극에 의한 진통에서 개체차가 관찰되지 않는다. 침 자극의 원심성 경로와 같은 하행성 통증억제계는 경혈 자극에 의한 진통과 비경혈 자극에 의한 진통의 공통 요소이다. 하행성 통증억제계의 구심성 경로는 비경혈이 출발점이고 시상하부 전방 궁상핵이 도달점이며 여기에서 원심성 경로가 시작되는 지점으로 이어져 있다. 진통억제계를 파괴했을 때 경혈 자극에 의한 침진통효과가 강해지는 것을 보면, 경혈 역시 비경혈 자극에 의한 진통의 구심성 경로로 신경섬유가 연결되어 있다. 덱사메타손을 투여하면 대략 진통억제계 파괴에 의해 부가적으로 강해졌던 만큼의 진통효과가 억제되고, 날록손을 투여하면 나머지 진통효과까지 차단된다.[17]

비경혈 자극에 의한 진통의 구심성 경로는 파괴하면 비경혈 자극에 의한 진통효과가 사라지며, 자극하면 진통효과가 나타나는데 그 진통효과의 상당부분은 덱사메타손을 투여하여 무효화할 수 있다. 비경혈 자극에 의한 진통의 구심성 경로를 파괴했을 때의 변화는 덱사메타손과 날록손을 투여하여 거의 완전히 무효화할 수 있다[그림 2-11]. 시상하부 전방 활꼴핵과 시상하부 후방 활꼴핵은 도파민성 신경으로 연결되며 시상하부 내측 활꼴핵과 시상하부 외측 활꼴핵도 도파민성 신경으로 연결되었음이 밝혀진 바 있다. 그 근거는 (1) 시상하부 후방 활꼴핵에 도파민을 투여하면 진통효과

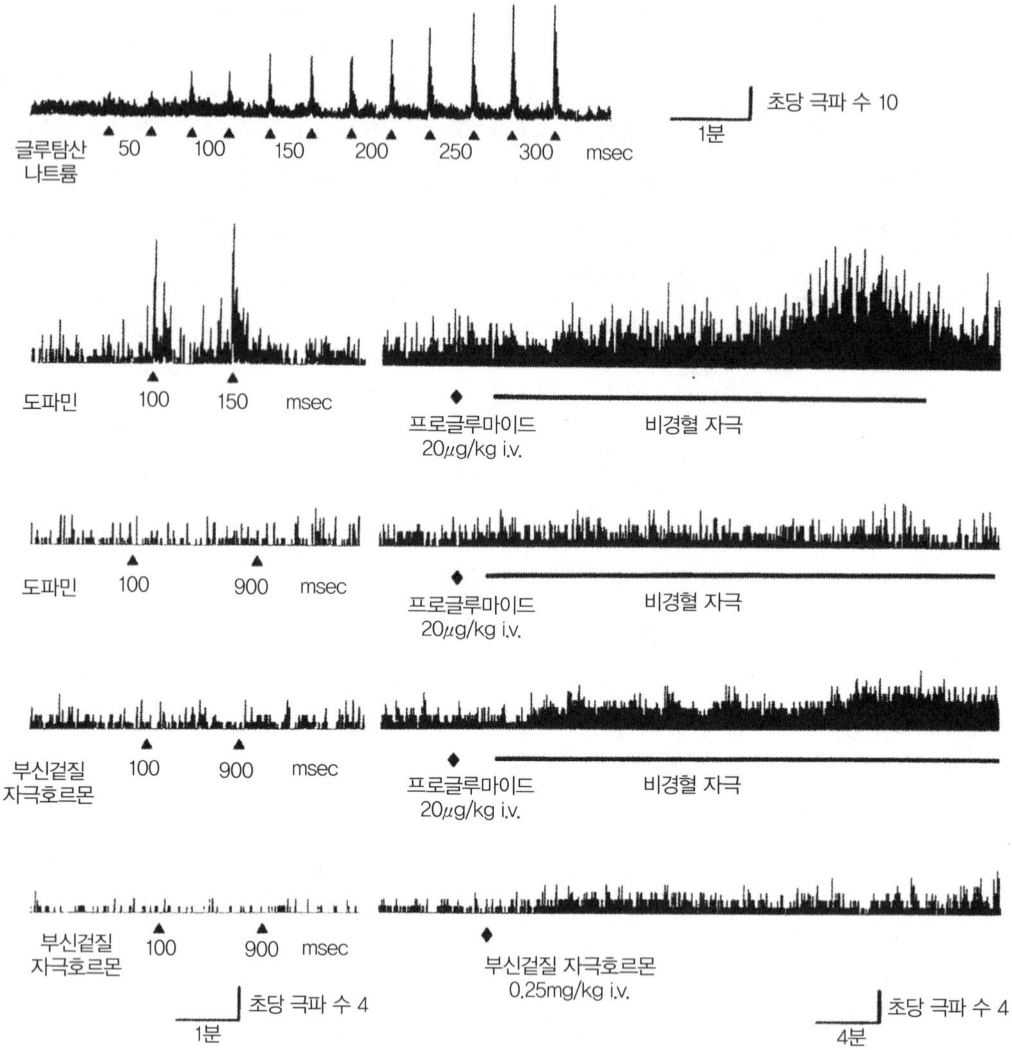

[그림 2-14] (a) 글루탐산나트륨(MSG) 0.1mM을 투여하면 투여시간이 50ms에서 300ms로 경과하는 동안 시상하부 후방 활꼴핵 신경세포에서 신경충동 발생율이 높아졌다. (b) 글루탐산나트륨에 반응을 보이던 신경세포에 도파민을 100에서 150ms 동안 처치함에 따라 신경충동 발생율이 높아졌다. 이 신경세포는 프로글루마이드를 처치한 상태에서 비경혈 자극에 대해서도 반응을 보였다. (c) 글루탐산나트륨에 반응을 보이던 다른 신경세포는 도파민을 100에서 900ms 동안 처치해도 반응을 보이지 않았다. 이 신경세포는 프로글루마이드 20mg/kg를 정맥주사하고 가한 비경혈 자극에도 반응을 보이지 않았다. (d) 프로글루마이드 20mg/kg을 정맥주사한 후 시상하부 후방 활꼴핵의 비경혈 자극 반응성 신경세포에서는(오른쪽) 동일한 양의 부신겉질자극호르몬을 초미세주사(picospritzer)로 100에서 900ms 동안 투여해도 변화가 관찰되지 않았다(왼쪽). (e) 시상하부 후방 활꼴핵에 부신겉질자극호르몬을 100에서 900ms 미세주사한 경우 시상하부 후방 활꼴핵 신경세포의 활성에 변화가 보이지 않았으나(왼쪽), 부신겉질자극호르몬 0.25mg/kg을 정맥주사로 투여하면 시상하부 후방 활꼴핵 신경세포의 신경충동 발생율이 증가했다(오른쪽).

가 용량의존적으로 나타나며 할로페리돌을 투여하면 비경혈 자극에 의한 진통효과가 용량의존적으로 억제되고, (2) 진통억제계를 프로글루마이드로[6] 억제시킨 상태에서 비경혈 자극을 가했을 때 반응을 보이는 시상하부 후방 활꼴핵의 일부 신경세포는 도파민을 이온삼투요법으로 투여할 때에도 반응을 보인다는 사실이다[그림 2-14].[26]

반면, 다른 신경세포들은 두 가지 조건 중 어느 경우에도 반응을 보이지 않는다. 비경혈 자극에 의한 진통의 구심성 경로는 시상하부 외측 활꼴핵에서 두 가지 방향으로 갈라진다. 하나는 시상하부 전방 활꼴핵 쪽으로 가는 경로이고 다른 하나는 정중융기를 거쳐 뇌하수체 쪽으로 가는 경로이다. 뇌하수체 쪽으로 가는 경로를 파괴하면 비경혈 자극에 의한 진통효과가 없어지지만, 이 경로 자체를 자극한다고 해서 진통효과가 나오지는 않는다[그림 2-1, 5].[28]

10. 뇌하수체 호르몬과 비경혈 자극에 의한 진통

뇌하수체에서 분비되는 부신겉질자극호르몬(ACTH)이 시상하부 전방 활꼴핵과 시상하부 후방 활꼴핵이 도파민성으로 연결되는 데에 필수요소로 보인다. 시상하부 후방 활꼴핵에 덱사메타손을 미세주사하면 비경혈 자극에 의한 진통을 용량의존적으로 억제시키며, 부신겉질자극호르몬을 주사하면 비경혈 자극에 의한 진통과 비슷한 효과를 용량의존적으로 나타내는 현상을 보면 자연스럽게 이르게 되는 추정이다.[26] 따라서, 활꼴핵에서 비경혈 자극에 의한 진통의 구심성 경로와 원심성 경로에는 두 개의 신경전달물질이 필요하다. 도파민은 시냅스전 작용성이라고 확인되었고, 반면 부신겉질자극호르몬은 같은 시냅스에서 시냅스후 작용성이다. 시상하부 전방 활꼴핵 신경을 절제하면, 시상하부 후방 활꼴핵에 부신겉질자극호르몬을 미세주사했을 때 유발되는 진통효과는 없어지지만 시상하부 후방 활꼴핵에 도파민을 주사했을 때 유발되는 진통효과는 영향을 받지 않는다는 사실을 근거로 하여 내린 결론이다[그림 2-15].[26]

그뿐 아니라, 프로글루마이드를 투여하면서 비경혈을 자극할 때 생기는 신경활동은 부신겉질자극호르몬을 이온삼투요법으로 투여하더라도 변화되지 않는다[그림 2-14].[26] 뇌하수체에서 같이 분비되는 베타 엔돌핀과 부신

---

(6) 프로글루마이드(proglumide) : 항콜린성 약물. 중추신경계에서는 콜레시스토키닌(cholecystokinin)을 선택적으로 억제하는 작용이 있다. – 역주

겉질자극호르몬은 침진통과 비경혈 자극에 의한 진통 기전에서 시냅스전 작용을 하는 신경전달물질로, 시상하부 후방 활꼴핵의 도파민성 신호전달을 담당한다고 생각된다[그림 2-5]. 비경혈 자극에 의한 진통의 기타 구심성 경로에서 부신겉질자극호르몬이 신경전달물질로 작용할 가능성을 탐색해 보기 위해, 비경혈 자극에 의한 진통의 구심성 경로가 끝나는 지점인 시상하부 전방 활꼴핵을 파괴한 상태에서 비경혈 자극을 가했을 때 유발되는 전위를 측정해 보았다. 시상하부 전방 활꼴핵에서의 유발전위는 부신겉질자극호르몬을 복강내로 투여하면 강해지고 뇌하수체를 절제하면 뚜렷이 줄어든다. 하지만, 이렇게 줄어들었던 유발전위는 부신겉질자극호르몬을

[그림 2-15] 대조군의 경우 시상하부 후방 활꼴핵에 주사한 도파민이나 부신겉질자극호르몬의 양과 그 때 유발된 진통효과 사이에 용량의존적 관계가 관찰된다. 시상하부 전방 활꼴핵 파괴시 도파민 투여에 의한 진통효과는 변하지 않지만 부신겉질자극호르몬 투여에 의한 진통효과는 소멸되었다.

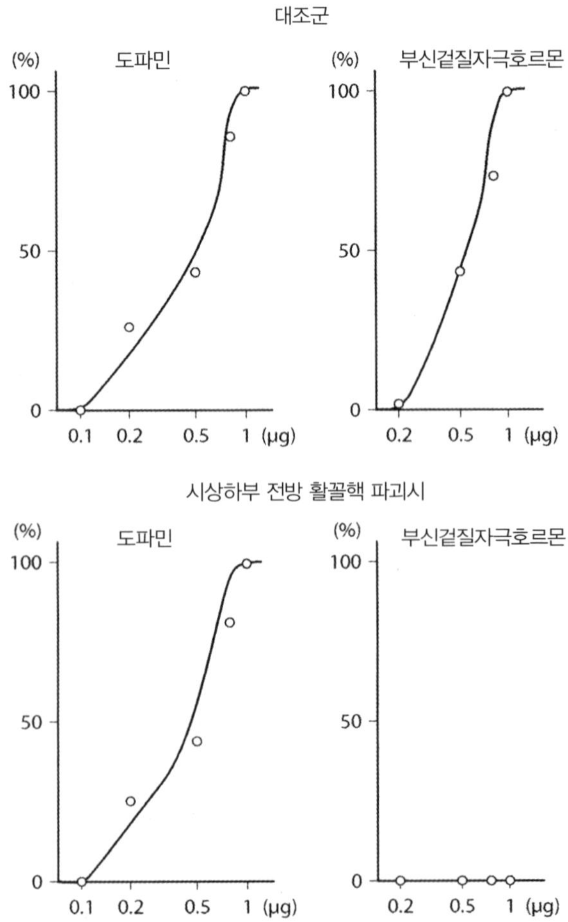

복강내로 투여하면 다시 본래 강도로 측정된다. 이상으로 보면, 부신겉질자극호르몬은 비경혈 자극에 의한 진통기전이 시상하부 전방 활꼴핵에 이르기 전 단계에서 작용한다고 생각되다[그림 2-16].[22]

부신겉질자극호르몬을 외측 수도관주위회색질이나 전방 시상하부 등의 비경혈 자극에 의한 진통의 구심성 경로에 부신겉질자극호르몬을 미세주사하면 진통효과가 용량의존적으로 나타난다. 거꾸로, 덱사메타손을 미세주사하면 진통효과를 용량의존적으로 상쇄시킨다[그림 2-17].[23] 또한 부신겉질자극호르몬을 복강내로 투여했을 때 용량의존적으로 진통효과가 나오고, 덱사메타손을 복강내로 투여하면 비경혈 자극에 의한 진통효과를 용량의존적으로 차단하며, 부신겉질자극호르몬을 정맥내로 투여하면 시상하부 후방 활꼴핵 신경세포의 일부에서 신경활동이 활발해진다.[26] 이상으로 보면 부신겉질자극호르몬이 시냅스에서 신경전달물질로 작용하고 덱사메타손이 같은 부위에서 대항제로 작용한다고 생각된다.

11. 비경혈 자극에 의한 진통효과의 구심성 경로 중 진통억제계로 억제되는 곳[15,17]

비경혈 자극을 주었을 때 외측 수도관주위회색질의 신경활동과 유발전위가 억제되는 현상이 외측 수도관주위회색질의 꼬리쪽에서는 관찰되지 않지만 입쪽에서는 관찰된다. 이와 비슷하게, 하후방 시상하부나 외측 중심정중핵을 자극했을 때에 비경혈 자극에 의한 유발전위가 완전히 억제되는 현상이 외측 수도관주위회색질의 꼬리쪽에서는 관찰되지 않지만 입쪽에서는 관찰된다.[17] 따라서, 진통억제계가 억제하는 부위는 비경혈 자극에 의한 진통효과의 구심성 경로 중 외측 수도관주위회색질의 입쪽 부위와 꼬리쪽 부위 중간쯤이다. 비경혈 자극으로 유발된 외측 수도관주위회색질 입쪽 부위의 전위가 하후방 시상하부를 자극하는 동안 억제되다가 외측 중심정중핵을 파괴하면 억제되지 않는다. 즉, 비경혈 자극을 가할 때 활성화되는 부위는 하후방 시상하부가 먼저이고 외측 중심정중핵이 나중이다.[17]

12. 비경혈 자극에 의한 진통과 진통억제계의 신경전달물질

진통억제계의 비경혈 자극에 의한 진통이란 외측 중심정중핵이나 하후방 시상하부를 파괴한 모델에서가 아니라, 콜레시스토키닌 대항제인 프로글루마이드나 D-페닐알라닌을 복강내로 투여한 모델에서 비경혈을 자극할 때 관찰된다.[20] 비경혈을 자극할 때 진통억제계가 활성화되는지는, 비경혈을 자극하기 시작한 지 10분 후에 외측 중심정중핵의 자발적 신경활동이

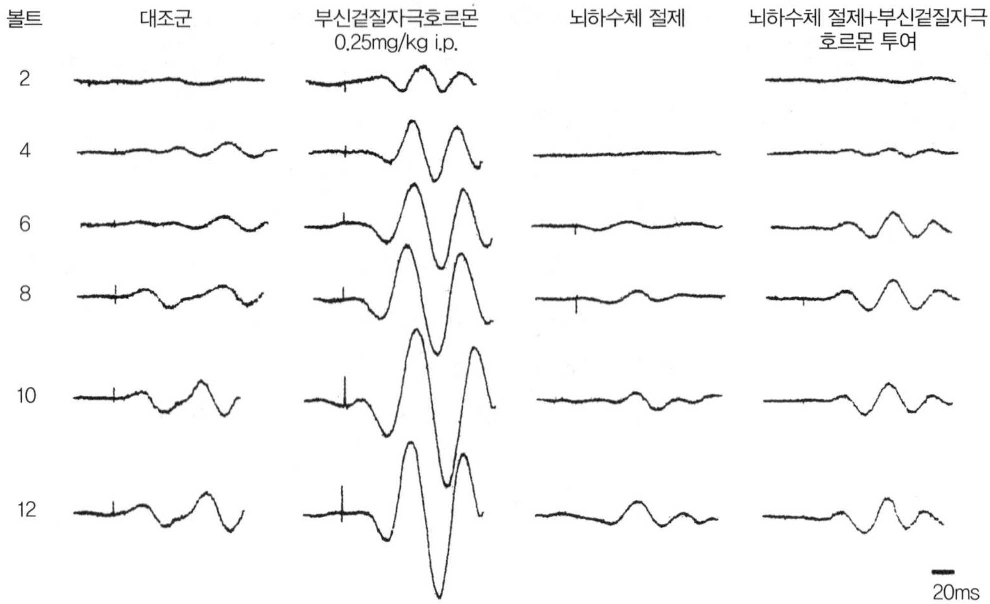

[그림 2-16] 외측 중심정중핵을 파괴한 흰쥐에 비경혈 자극을 가할 때 시상하부 전방 활꼴핵에서 관찰되는 유발전위가 뇌하수체를 절단하기 이전과 이후 부신겉질자극호르몬 0.25mg/kg을 투여함에 따라 보이는 변화. (제1열) 왼쪽에 표시된 숫자대로 전압을 높이면서 자극했을 때(지속시간 0.05ms) 대조군의 유발전위도 높아졌다. (제2열) 부신겉질자극호르몬을 투여한 지 30분 후의 유발전위. (제3열) 뇌하수체를 절단했을 때의 유발전위. (제4열) 뇌하수체를 절단한 상태에서 부신겉질자극호르몬 0.25mg/kg을 복강내 투여했을 때의 유발전위.

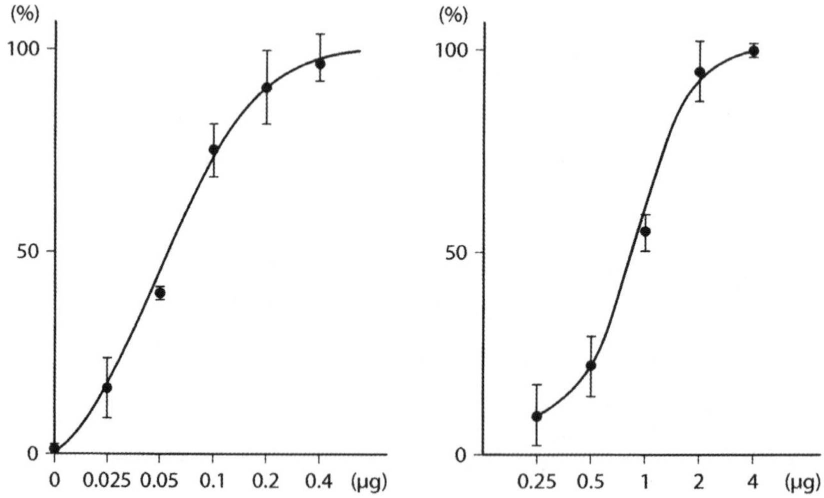

[그림 2-17] (a) 외측 수도관주위회색질에 덱사메타손을 미세주사했을 때 생기는 대항작용의 용량반응 곡선. (b) 외측 수도관주위회색질에 부신겉질자극호르몬을 미세주사했을 때 생기는 진통효과의 용량반응 곡선. 세로축의 숫자는 백분율로 나타낸 대항작용(a)과 진통효과(b)이다. 가로축의 숫자는 덱사메타손(a)과 부신겉질자극호르몬(b)의 용량이다.

뚜렷이 증가되는 현상으로 확인된다. 비경혈 자극으로 증가되었던 신경활동 신호가 프로글루마이드를 투여하면 억제되는 사실로 미루어 보면, 진통억제계에서 콜레시스토키닌이 신경전달물질로 작용하는 듯하다.[2]

비경혈을 자극하기 시작한 후 외측 수도관주위회색질 유발전위가 자가억제되기 시작하는 시점[그림 2-10]은 외측 중심정중핵의 신경활동이 증가되기 시작하는 시점[그림 2-18]과 상당히 일치된다.[14] 외측 중심정중핵에서 주입-흡입 방법(push-pull method)으로 채취한 관류액에서 콜레시스토키닌 유사물질의 면역반응성이 높은 현상도 이 소견과 일치된다. 콜레시스토키닌 유사물질 면역반응성이 외측 중심정중핵에서는 경혈을 자극하든 비경혈을 자극하든 유의하게 상승되지만 대뇌겉질에서는 상승되지 않는다[그림 2-19].[31] 하후방 시상하부나 외측 중심정중핵에 프로글루마이드나 D-페닐알라닌을 미세주사한 상태에서는, 비경혈을 자극했을 때 진통효과가 나온다. 외측 중심정중핵에 콜레시스토키닌 대항제를 여러 종류 미세주사해본 결과, 비경혈 자극에 의한 진통효과를 유도하는 작용이 L365,250이 가장 좋았다. 이상의 소견도 콜레시스토키닌-8이 외측 중심정중핵의 주요 신경전달물질이리라 추정할 때의 추가 증거가 된다.[2]

13. 부신 절제시 경혈 자극에 의한 진통과 비경혈 자극에 의한 진통[7]

부신을 절제하면 경혈 자극에 의한 진통과 비경혈 자극에 의한 진통효과가 각각 12시간과 24시간 경과시 사라진다. 하지만, 5% 염화나트륨 1-2ml를 정맥주사나 복강내주사로 투여하고 1시간이 경과하면 두 경우 모두 진통작용이 원상회복된다. 경혈 자극에 의한 진통과 비경혈 자극에 의한 진통 모두 척수 구심성 경로에서 나트륨 이온이 존재해야 멧엔케팔린과 다이놀핀이 기능을 발휘한다. 나트륨은 시상하부 후방 활꼴핵에서 베타 엔돌핀과 부신겉질자극호르몬이 시냅스전 작용을 하는 데에도 필요하다. 경혈 자극이나 비경혈 자극에 의한 유발전위가 각각 배측 혹은 외측 수도관주위회색질에서 없어지는 현상도 이런 추정의 근거가 된다. 또 다른 증거로는 부신을 절제한 후 시상하부 후방 활꼴핵에 베타 엔돌핀이나 부신겉질자극호르몬을 미세주사하면 진통효과가 나타나는 현상과 염화나트륨을 투여하면 원상회복되는 현상이 있다. 이상으로 보면, 뇌하수체의 작용과 별개로 부신은 혈중 나트륨 농도를 유지함으로써 경혈 자극에 의한 진통효과와 비경혈 자극에 의한 진통효과 모두에서 중요한 역할을 담당한다.

[그림 2-18] 비경혈을 자극하는 동안 외측 중심정중핵 신경활동의 변화양상과 프로글루마이드의 대항제 작용. (A) 비경혈을 자극하는 동안의 신경활동. 세로축: 2초당 극파 수. 가로축: 분 단위 시간. 비례 자: 4분. (B) 프로글루마이드 20mg/kg을 정맥주사로 투여했을 때 신경활동의 변화. 비경혈 자극이 시작되기 6분 전에 프로글루마이드 20mg/kg을 투여했을 때 관찰된 외측 중심정중핵 신경활동. 화살표는 프로글루마이드 주입시점을 의미한다. 측정결과 아래쪽의 굵은 선은 비경혈 자극을 의미한다.

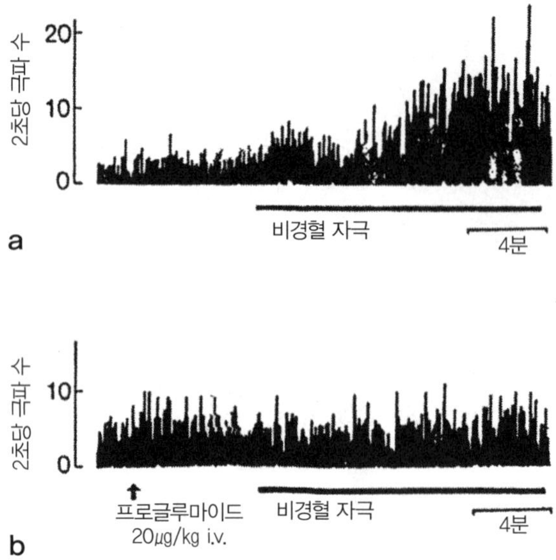

[그림 2-19] 내측 시상과 대뇌겉질 부위에서 얻은 검체상 콜레시스토키닌 유사물질 면역반응성의 말초 1Hz 자극에 의한 변화. 회색 막대: 족삼리(ST36) 자극시 시상 부위. 빗금 막대: 복근 자극시 시상 부위. 흰색 막대: 복근 자극시 대뇌겉질 부위. 침 자극을 가하기 전에 시상 부위에서 채취한 투석액 검체는 콜레시스토키닌 유사물질 면역반응성이 검출한계(5pg/100g)보다 낮았다.

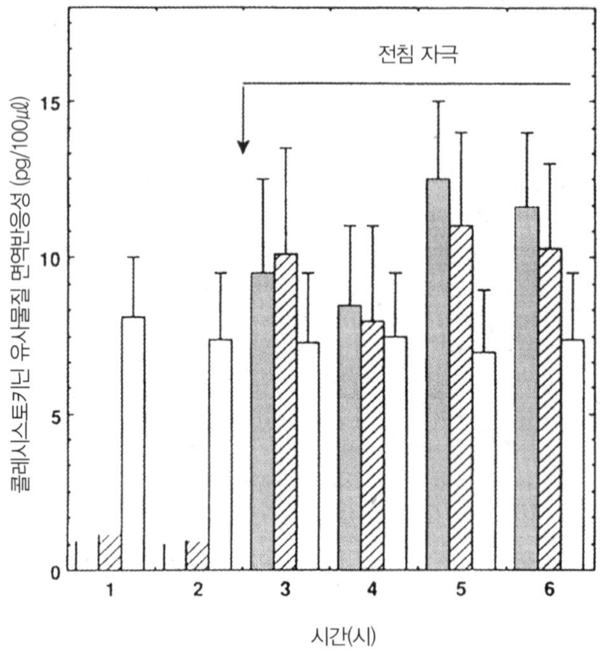

14. 경혈 자극에 의한 진통과 비경혈 자극에 의한 진통의 잔류효과[30]

침 자극을 멈추더라도 침진통 효과가 장시간 지속되는 특징이 있다. 1Hz로 자극을 준 경우 잔류효과는 60분 경과 시점에 고점에 이르고 120분 경과 시점까지 분명하게 관찰된다[그림 2-20].[2] 경혈 자극에 의한 진통과 비경혈 자극에 의한 진통을 막론하고 장시간 효과가 지속되는 현상을 보면 경혈이나 비경혈 자극으로 생긴 구심성 신경충동이 없더라도 진통기전이 활성화된다고 추정된다. 앞서 살펴보았듯이, 뇌하수체를 절단하면 경혈 자극에 의한 진통과 비경혈 자극에 의한 진통효과 모두 사라지고, 경혈 자극이나 비경혈 자극으로 생기는 시상하부 내측 활꼴핵과 전방 활꼴핵의 유발전위도 없어진다. 하지만, 경혈 자극에 의한 진통과 비경혈 자극에 의한 진통의 구심성 경로상 종착점인 시상하부 내측 활꼴핵과 전방 활꼴핵에서 사라졌던 유발전위는 각각 몰핀이나 부신겉질자극호르몬을 정맥주사로 투여했을 때 일시적으로 다시 관찰된다. 이상으로 미루어 보면 베타 엔돌핀과 부신겉질자극호르몬이 많아지면 진통효과가 더 오래 지속되는 결과를 가져오는 듯하다. 경혈이나 비경혈 자극시 경혈자극에 의한 진통과 비경혈 자극에 의한 진통효과의 구심성 경로상 여러 지점에서의 신호전달 기전이 회복된다.

전침 자극을 하는 동안 채취한 말초 혈액을 검사하면 베타 엔돌핀과 부신겉질자극호르몬이 상당히 증가되어 있다.[5] 베타 엔돌핀과 부신겉질자극호르몬은 침 자극을 중지하고 80분이 경과된 시점까지도 계속 상승된 상태로 관찰된다. 그뿐 아니라, 체액을 제공하게 될 흰쥐에 전침 자극을 준 후 제공받게 될 흰쥐에게 교차순환시키면 공여받은 흰쥐에서 진통효과가 나타난다.[4] 전침으로 자극한 후 뇌척수액에서 엔돌핀 양이 증가되는 현상을 보면[9] 중추와 말초의 베타 엔돌핀 농도에 상관성이 존재하는 듯하다.[5] 체액을 제공하게 될 토끼에서 경혈을 자극했을 때 유발되는 대뇌 심부 뇌파의 주파수 분석상 특징적 변화가 교차순환으로 체액을 제공받은 토끼에서도 관찰된다.[29] 경혈 자극에 의한 진통의 구심성 척수 경로에서 작용하는 신경전달물질이 멧엔케팔린으로 추정되므로, 부신겉질자극호르몬은 비경혈 자극에 의한 진통의 구심성 경로 중 전방 시상하부와 외측 수도관주위회색질에서의 신경전달물질일 듯하다. 뇌하수체에서 함께 분비되는 베타 엔돌핀과 부신겉질자극호르몬은 이상에서 언급한 부위를 자극하기에 충분한 양에 이를 것으로 생각된다. 장시간 지속해서 자극을 가하면 구심성 신경충동이 계속해서 들어오지 않더라도 강축 후 강화 현상 때문에 흥분성이 높아져 경혈 자극에 의한 진통이나 비경혈 자극에 의한 진통의 구심성 경로가 활성화될 가능성이 있다.

[그림 2-20] (a) 경혈 자극에 의한 진통효과의 자극시간에 따른 차이(n=6). (b) 비경혈 자극에 의한 진통효과의 자극시간에 따른 차이(n=6). 세로축: 꼬리흔들기 반응시간의 증가 백분율. 가로축: 분 단위 시간. 도표 아래쪽의 선: 자극시간.

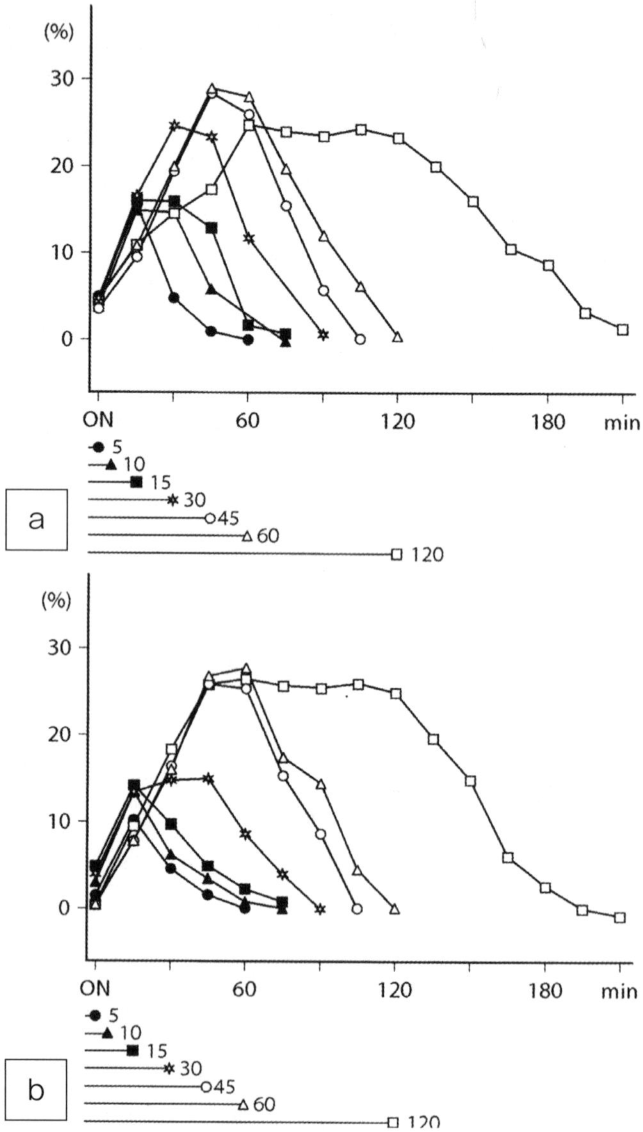

15., 결론

침진통 효과가 나타나려면 경혈에서 이어지는 특정한 경로를 거쳐 하행성 통증억제계가 활성화되어야 하며 진통효과에도 불구하고 의식 상태 유지가 가능하다. 한편, 진통억제계는 경혈을 자극하거나 비경혈을 자극했을 때 활성화되어서, 다양하게 서로 연결된 여러 기전을 비특이적으로 억제하는 작용을 한다. 결국, 경혈과 비경혈이 구별되는 근거는 뇌 기전이 해부학적으로 별개라는 사실이다. 침진통의 잔류효과가 나타나는 까닭은 뇌하수체의 베타 엔돌핀 분비량이 늘어나서 침진통 효과를 나타내는 기전상 여러 지점에 작용하기 때문일 듯하다.

2장 참고문헌

1. Atweh SF, Kuhar MJ (1997) Autoradiographic localization of opiate receptors in rat brain: The brainstem. Brain Res 129:1-12
2. Arai T, Guo SY, Takeshige C (1992) Cholecystokinin in the analgesia inhibitory system and its antagonists in this system. J Showa Med Assoc 52:58-67
3. Huang SF, Luo CP, Takeshige C (1998) Identity of a central analgesia-producing mechanism in Hoku point stimulation compared with that in Tsusanli point stimulation. J Showa Med Assoc 48:485-492
4. Lung CH, Sun AC, Tsao CJ, Chang YL, Fan L (1974) An observation of the humoral factor in acupuncture analgesia in rats. Amer J Chin Med 2:203-205
5. Malizia E, Andreucci G, Paolucci D, Grescenzi F, Fabbri A, Fraioli F (1979) Electroacupuncture and peripheral β-endorphin and ACTH levels. Lancet 535-536
6. Pert CB, Snyder SH (1973) Opiate receptor: Demonstration in nervous tissue. Science 179:1011-1014
7. Sato T, Hishida F, Luo CP, Tsuchiya M, Takeshige C (1989) Relations of adrenal gland and sodium ions in production of acupuncture and nonacupuncture points stimulation-produced analgesia. J Showa Med Assoc 49:286-294
8. Sato T, Takeshige C, Shimizu S (1991) Morphine analgesia mediated by activation of the acupuncture analgesia-producing system. Acupunct Electrother Res 16:13-26
9. Sjolund B, Terenius L, Erikson M (1977) Increased cerebrospinal fluid levels of endorphins after electroacupuncture. Acta Physiol Scand 100:382-384
10. Snyder SH (1955) Opiate receptor in normal and drug-altered brain function. Nature 257:185-189
11. Takeshige C (1990) Mechanism of acupuncture analgesia based on animal experiments. In: Pomeranz B, Stux G (eds) Scientific bases of acupuncture. Springer-Verlag, Berlin Heidelberg New York, pp 53-78
12. Takeshige C (1990) Mechanism of acupuncture analgesia (AA) caused by low frequency stimulation of the acupuncture point based on animal experiments. Part

I: Acupuncture afferent and efferent pathways and the nature of AA. Acupunct Scient Int J 1:75-88
13. Takeshige C, Sato T, Komugi H (1980) Role of periaqueductal central gray in acupuncture analgesia. Acupunct Electrother Res 5:323-337
14. Takeshige C (1985) Differentiation between acupuncture and nonacupuncture points by association with analgesia inhibitory system. Acupunct Electrother Res 10:195-203
15. Takeshige C (1987) Inhibition associated with acupuncture analgesia. In: Charlazonits N, Gola M (eds) Inactivation of hypersensitive neurons. Alan R. Liss, New York, pp 255-262
16. Takeshige C, Kamada Y, Hisamatu T (1981) Commonly responsive neurons in the periaqueductal gray matter and midbrain reticular formation of rabbits to acupuncture stimulation, inversion, pressure on body parts, and morphine. Acupunct Electrother Res 6:57-74
17. Takeshige C, Kobori M, Hishida F, Luo CP, Usamai S (1992) Analgesia inhibitory system involvement in nonacupuncture point stimulation-produced analgesia. Brain Res Bull 28:379-391
18. Takeshige C, Luo CP, Hishida F, Igarashi O (1990) Differentiation of acupuncture and nonacupuncture points by difference of associated opioids in the spinal cord in production of analgesia by acupuncture and nonacupuncture point stimulation, and relations between sodium and those opioids. Acupunct Electrother Res 15:193-209
19. Takeshige C, Luo CP, Kamada Y, Oka K, Murai M, Hisamatu T (1979) Relation between midbrain neurons (periqueductal central gray and midbrain reticular formation) and acupuncture analgesia, animal hypnosis. Advances Pain Res Ther 3:615-621
20. Takeshige C, Mera H, Hisamatu T, Tanaka M, Hishida F (1991) Inhibition of the analgesia inhibitory system by D-phenylalanine and proglumide. Brain Res Bull 26:385-391
21. Takeshige C, Murai M, Tanaka M, Hachisu M (1983) Parallel individual variations in effectiveness of acupuncture, morphine analgesia, and dorsal PAG-SPA, and their abolition by D-phenylalanine. Adv Pain Res Ther 5:563-569
22. Takeshige C, Nakanura A, Asamoto S, Arai T (1992) positive feedback action of pituitary β-endorphin on acupuncture analgesia afferent pathway. Brain Res Bull 29:37-44
23. Takeshige C, Oka K, Mizuno T, Hisamatu T, Luo CP, Kobori M, Mera H, Fang TQ (1993) The acupuncture point and its connecting central pathway for producing acupuncture analgesia. Brain Res Bull 30:53-67
24. Takeshige C, Sato T, Mera T, Hisamitsu T, Fang TO (1992) Descending pain inhibitory system involved in acupuncture analgesia. Brain Res Bull 29:617-634
25. Takeshige C, Tsutiya M, Guo SY, Sato T (1991) Dopaminergic transmission in the

hypothalamic arcuate nucleus to produce acupuncture analgesia in correlation with the pituitary gland. Brain Res Bull 26:113-122

26. Takeshige C, Tsutiya M, Zhao W, Guo S (1991) Analgesia produced by pituitary ACTH and dopaminergic transmission in the arcuate. Brain Res Bull 26:779-788
27. Takeshige C, Tanaka M, Sato T, Hishida F (1990) Mechanism of individual variation in effectiveness of acupuncture analgesia based on animal experiments. Eur J Pain 11:109-113
28. Takeshige C, Zhao WH, Guo SY (1991) Convergence from the preoptic area and arcuate nucleus to the median eminence in acupuncture and nonacupuncture point stimulation analgesia. Brain Res Bull 26:771-778
29. Takeshige C, Luo CP, Kamada Y (1976) Modulation of EGG and unit discharges of deep structure of brain during acupunctureal stimulation and by hypnosis of rabbits. Adv Pain Res Ther 1:781-785
30. Toyoda I, Takeshige C (1992) Changes in characteristics of analgesia produced by difference in duration of stimulation of acupuncture points. J Showa Med Assoc 52:1-7
31. Xu M, Aiuchi T, Nakaya K, Arakawa H, Maeda M, Tsuji A, Kato T, Takeshige C, Nakamura Y (1990) Effect of low frequency electric stimulation on in vivo release of cholecystokinin-like immunoreactivity in medial thalamus of conscious rat. Neurosci Let 118:205-207

3장 아편유사제와 대항제 펩타이드: 침치료 통증조절 기전의 음양균형 모형

| 한 |

1. 서론

첫눈에 보기에도 동양과 서양에서 기원한 의학은 서로 분명히 다르다. 서양의학이 기술 의존도가 높고, 정량적 측정을 바탕으로 하며, 증거를 위주로 하는 성향이 점점 강해지는 데에 비해, 동양의학은 최소침습적이고, 정성적 평가를 바탕으로 하며, 전체적으로는 여전히 경험 위주이다. 하지만 대부분의 생리기능이 상반되는 여러 작용의 영향 아래 조절된다는 개념은 두 의학체계에 공통적으로 담겨 있다. 사례를 몇 가지만 살펴본다면, 혈당은 인슐린이 떨어뜨리고 글루카곤이 올리며, 칼시토닌과 부갑상선 호르몬은 혈액과 조직 중 칼슘 농도를 서로 반대 방향으로 조절하고, 일반적인 경우 교감신경계과 부교감신경계는 체내 환경을 여러 측면에서 서로 반대 방향으로 조율한다. 이상과 같은 현상은 전통 한의학에서 말하는 음양균형의 사례로 보아도 됨직하다. 즉 서양의학에서 말하는 '동적평형(homeostasis)'이 한의학 고전문헌에서는 오래 전부터 '역동적 균형(dynamic balance)' 개념으로 인식되고 있었다.

내인성 아편유사제의 첫째 부류인 엔케팔린이 1975년에 Huges 등에 의해 발견되자[1] 항아편유사제 활성을 지닌 내인성 물질을 탐색하려는 노력이 활발해졌다. Ungar 등은[2] 항아편유사제 물질(antiopioid substance, AOS)에 대한 증거를 제시한 첫 번째 연구팀의 하나였다. 오늘날에는 항아편유사제로서 여러 물질이 알려져 있으며, 가장 광범위하게 연구되었고 아마도 효능이 가장 강력하다고 생각되는 물질은 콜레시스토키닌 옥타펩타이드(CCK-8)이다.[3]

아편유사제 펩타이드와 항아편유사제 펩타이드의 상호작용은 약리학적으로나 생리학적으로 상당히 흥미로운 연구주제이며 특히 내인성 펩타이드에 대해 점점 더 많은 기능이 알려지고 있다는 점을 생각하면 더욱 그러하다. 다른 펩타이드와 마찬가지로 내인성 아편유사제나 항아편유사제에 대한 최상의 연구는 동물 모델을 이용해 실시되었다. 동물모델 연구상, 경혈이라고 알려진 체표상 특정 지점에 금속 침을 꽂아 조작하는 침 시술, 혹은 경혈에 꽂힌 침을 통해 전기자극을 가하는 전침(electroacupuncture, EA)이 중추신경계의 내인성 아편유사제 펩타이드 분비를 유도하는 확실한 방법임이 입증되었다.[4] 이후, 동물연구를 통해 침 자극에 의해 항아편유사제 물질이 분비된다는 사실이 입증되었고 침진통(acupuncture analgesia, AA) 효과가 나타나기까지 서로 반대 작용을 하는 여러 펩타이드의 기능적 상호작용도 연구되었다. 3장에서 검토할 내용은 (a) 침진통에서 내인성 아편유사제 펩타이드의 역할에 대한 최신 지견, (b) 콜레시스토키닌이 작용하여 침진통 효과가 달라지는 점과 추정되는 기전, 그리고 (C) 새로 밝혀진 아편 유사 펩타이드인 OFQ(orphanin FQ)와[5] 안지오텐신 II(angiotensin II)를 비롯하여 중추신경계의 항아편유사제로 추정되는 기타 펩타이드의 역할 등이다.

2. 침진통의 아편유사제 기전

침진통에서 내인성 아편유사제가 어떤 역할을 하는지에 대한 연구는 세 방향, 즉 아편유사제 수용체, 아편유사제 펩타이드, 아편유사제 효과의 신경경로 등으로 진행되었다.

|1| 아편유사제 수용체

1 | 수용체 차단

침진통에 아편유사제 수용체가 관련되어 있다고 하는 최초의 증거를 제시했던 1976년의 Pomeranz 등과[6] 1977년의 Mayer 등에[7] 따르면 생쥐와 사람에서 침진통 효과를 제거하거나 적어도 상당히 줄이는 제제가 바로 강력한 아편 수용체 대항체인 날록손이었다. 더 연구가 진행되어 전침 진통효과가 날록손으로 무효화되는 특성이 전침의 주파수에 따라 달라진다는 사실이 밝혀졌다. 즉 흰쥐에서 전침 진통효과의 50%를 억제시키는 날록손 용량(ID_{50})은 2Hz 전침에 대해 0.53mg/kg, 15Hz 전침에 대해 1.02mg/kg, 100Hz 전침에 대해 24.0mg/kg이다.[8] 아편 수용체 종류에 따라 날록손 차단 민감성이 뮤, 델타, 카파의 순서로 높다고 알려져 있으므로, 100Hz 전침의 날록손 가역성이 상대적으로 낮으므로 고빈도 전침 효과를 매개하는 기전에 카파 아편유사물질 수용체가 작용할 가능성이 있다. 반면, 2Hz 전침과 15Hz 전침은 날록손에 매우 민감하게 차단되므로 뮤 수용체와 델타 수용체와 관련되어 보인다.

2 | 교차내성 연구

교차내성이라는 또 하나의 유용한 단서를 통해 전침 진통과 관련된 아편 수용체 유형이 확인되었다. 흰쥐에 100Hz 전침 자극을 30분간 가하고 30분간 중지하면서 연속 6시간 동안 처치하고 꼬리흔들기 반응시간을 매 처치 종료시마다 측정해서 전침 진통효과가 시간에 따라 어떻게 변하는지 평가한 결과, 자극시간이 길어짐에 따라 진통효과가 줄어드는 현상이 나타났으며, 내성이 발생했다고 추정되었다. 이 현상을 침 끝 주변 조직이 손상되었거나 중추신경계에서 관련 신경전달물질이 고갈되었기 때문이라고 볼 수 없는 까닭은 전침 자극의 빈도를 2Hz로 낮추었을 때 진통효과가 다시 나타났기 때문이다. 이와 비슷하게, 흰쥐를 2Hz 전침에 내성을 갖도록 한 후에도 100Hz 전침 자극을 가하면 효과가 있었다. 2Hz 전침과 100Hz 전침 사이에 교차내성이 없다는 사실을 통해 각각의 기전에 다른 종류의 수용체가 작동할 가능성이 추정되었다. 연구 결과 밝혀지기로는 흰쥐가 2Hz 전침에 내성을 갖도록 한 후에도 선택적 카파 아편 수용체 작용제인 다이놀핀

[그림 3-1] 전침에서 빈도특이적으로 분비되는 내인성 아편유사제 펩타이드 요약.

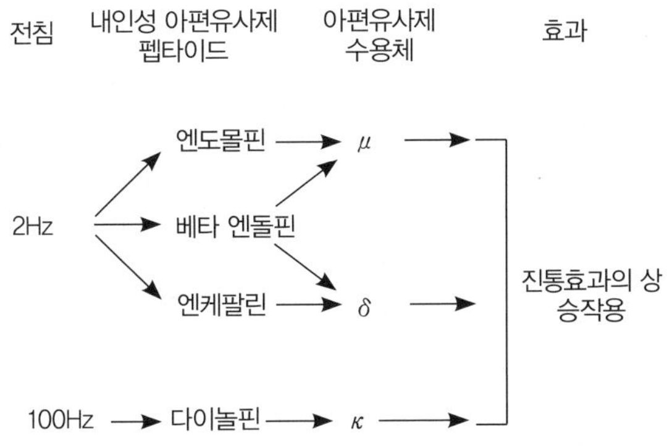

A(1–13)를 경막내 주사하면 여전히 효과가 있었으나, 선택적 뮤 수용체 작용제나(OMF, ohmefentanyl)(7) 델타 수용체 작용제(DPDPE)(8)는 효과가 없었다.[9] 이상의 소견은 2Hz 전침 진통을 뮤 수용체나 델타 수용체가 매개하리라는 추정과 일치된다. 반면 흰쥐를 100Hz 전침에 내성을 갖도록 만든 후에도 OMF나 DPDPE를 투여하면 완전한 반응을 나타내고 다이놀핀 A(1–13)를 투여한 경우에는 반응이 없는 것을 볼 때 100Hz 전침 진통은 카파 아편 수용체 매개성으로 추정되었다[그림 3–1].

요약하면, 2Hz 전침은 뮤 수용체나 델타 수용체를 통해 진통효과를 나타내는 반면 100Hz 전침은 카파 아편유사제 수용체를 통해 작용한다. 100Hz나 15Hz 전침과 2Hz 전침을 교대로 각각 3초씩 시술하여 이른바 소밀파(疏密波) 형식으로 자극하면 아편유사제 수용체 3종이 모두 작용한다.[10] 오늘날 전침 시술에 활용되는 전기자극 장치 중 대부분에 자동으로 고빈도 출력과 저빈도 출력을 교차시키는 기능이 갖추어져 있는 것을 보면 이것이 기초 연구를 통해 임상 시술이 개선되는 중요한 하나의 사례에 해당한다.

| 2 | 아편유사제 펩타이드

아편유사제에 엔케팔린,[1] 엔돌핀,[11] 다이놀핀[12] 등 3종류가 있다는 이론이 20여 년간 유지되다가 Zadina 등이 엔도몰핀(endomorphin)이라는 새로운 내인성 뮤 수용체 선택성 작용제를 분리동정했다. 전침 진통에서 아편유사제 펩타이드 4종 각각의 기능을 설명하는 근거를 살펴보려 한다.

1 | 항체 미세주사 실험

수용체 차단이나 교차내성 연구가 침진통을 매개하는 수용체의 실체를 밝히는 데에 강력한 힘을 발휘한 기법이긴 하지만, 이 방법을 통해서는 매개물질의 화학적 특성에 대해서는 정보를 얻지 못한다. 이 문제 때문에 우리는 항체 미세주사 기법을 개발했다. 특정 아편유사제 펩타이드에 대한 항체를 제작해 뇌나 척수에 주사했다[그림 3–1]. 이렇게 주사한 항체는 각

(7) Ohmefentanyl(β–hydroxy–3–methylfentanyl) : 뮤 아편 수용체 작용제인 강력한 진통제. – 역주

(8) DPDPE([D–Pen2,D–Pen5]–Enkephalin) : 델타 아편 수용체 작용제. – 역주

각의 목표 펩타이드에 선택해 결합하여 펩타이드-수용체 상호작용을 막아 특정 펩타이드의 기능을 선택적으로 차단한다. 이 방법으로 실험한 결과 2Hz의 저빈도 전침 진통효과는 다이놀핀에 대한 항체를 척수 지주막하강에 투여해도 영향을 받지 않았으나 엔케팔린에 대한 항체를 투여하면 효과가 줄어들었다. 반면, 100Hz의 고빈도 전침 치료효과는 다이놀핀에 대한 항체를 경막내로 주사했을 때 효과가 줄어들었으나 엔케팔린에 대한 항체를 투여했을 때에는 효과가 영향을 받지 않았다.[8] 이상의 실험결과는 내인성 엔케팔린과 다이놀핀에 의해 각각 저빈도 전침과 고빈도 전침의 효과가 매개된다는 가설의 강력한 증거가 되었다. 또한 베타 엔돌핀 항혈청을 흰쥐의 수도관주위회색질(PAG)에 주사했을 때 진통효과가 차단되는 현상이 100Hz 전침에서는 나타나지 않고 2Hz 전침에서 관찰된다는 결과를 보면 중뇌 수도관주위회색질에서 저빈도 전침에 의한 진통효과를 매개하면서 중요한 역할을 한다고 추정된다.[14,21]

요약하면, 2Hz 전침 자극은 중뇌의 베타 엔돌핀과 척수의 엔케팔린을 통해 진통효과를 나타내는 반면, 100Hz 전침은 척수에서 다이놀핀을 통해 효과를 나타낸다[그림 3-1]. 그렇다면 새로 동정된 아편유사제 펩타이드인 엔도몰핀의 경우는 어떠할까? 우리의 최근 연구에 의하면 엔도몰핀-1(EM1) 항혈청을 여러 배율로 희석해 10㎕씩 경막내 주사한 결과 2Hz 전침의 효과가 엔도몰핀-1 항혈청 1:10, 1:100 희석액 투여로 억제되었지만 1:1000 희석액 투여로는 억제되지 못했다.[15] 반면 100Hz 전침 효과는 엔도몰핀-1 항혈청을 희석하지 않고 투여해도 영향을 받지 않았다. 이상의 결과에 분명히 나타나 있듯이 엔도몰핀-1이 적어도 흰쥐의 척수에 대해서는 2Hz 전침 진통효과에 작용하고 100Hz 전침 진통효과에 작용하지 않는 듯하다.

2 | 척수 관류액 방사면역측정

신경펩타이드는 척수에서 분비된 후 뇌척수액에 스며들어 있다가 방사면역측정법(radioimmunoassay, RIA)으로 검사했을 때 검출되기도 한다. 어떤 펩타이드의 뇌척수액상 농도는 해당 펩타이드의 분비속도에 따라 달라진다. 흰쥐를 이용한 실험상 면역반응성 엔케팔린이 크게 증가하는 현상이 2Hz 전침에서 관찰되었으나 100Hz 전침에서는 관찰되지 않았다.[16] 반면,

100Hz 전침 자극의 경우에는 면역반응성 다이놀핀이 증가하고 면역반응성 엔케팔린은 증가하지 않았다. 사람에서도 비슷한 결과가 관찰되었다.[17] 2Hz 저빈도 전기자극을 손의 합곡(LI4) 혈위 피부에 가하면 엔케팔린 유전자에서 만들어지는 펩타이드가 367%($p<0.05$) 증가하며, 이 때 다이놀핀 A는 증가하지 않는다. 한편 100Hz 전침에 의해서는 다이놀핀 A가 중등도로 49% 상승하되 유의성이 높았으며 이 때 면역반응성 엔케팔린은 변화가 없었다. 이상의 동물실험과 인체실험 결과상 척수 관류액에서 방사면역측정으로 검출되는 아편유사제 펩타이드 농도가 변하는 소견은 앞서 설명한 항체 미세주사 실험에서의 결과와 일치된다.

| 3 | 신경경로

베타 엔돌핀을 지닌 신경세포는 시상하부 궁상핵(ARH)에 모여 있다. 엔케팔린과 다이놀핀이 뇌와 척수에 광범위하게 퍼져 있는 것과 선명한 대조를 이룬다. 아편유사제 펩타이드가 매개물질로 작용하는 전침 진통효과의 신경경로를 밝히기 위해 국소 조직을 파괴하거나 기계적, 화학적, 전기적으로 자극하는 방법이 활용되었다.

1 | 시상하부 궁상핵이 매개하는 저빈도 전침 진통

간뇌의 신경조직을 밝히기 위해 시상과 시상하부의 여러 신경핵을 파괴하는 실험이 진행되었다.[18] 시상하부 궁상핵을 제한적 전기분해법으로 파괴하거나 KA(kainic acid)(9)를 미세주사하여 신경섬유 경로가 아니라 신경세포체를 선택적으로 파괴하면 2Hz 전침에 의한 진통효과가 극적으로 감소되나 100Hz 전침에 의한 진통에는 아무런 변화가 없었다. 시상하부 궁상핵이 저빈도 전침 진통기전에서 중요한 역할을 한다는 사실을 뒷받침하는 추가적 증거로서 제시된 실험소견은 2Hz 전침 진통과 시상하부 궁상핵 자극에 의한 진통 사이에 존재하는 교차내성이었다.[19] 실제로 시상하부 궁상핵 자극에 의한 진통효과가 날록손이나 델타 선택성 대항제(ICI 174,864)를 경막내로 투여하면 완전히 차단되는 것을 보면 시상하부 궁상핵 자극에 의한 진통효과의 기전에 내인성 델타 아편유사제 작용제, 특히 가능성이 높기로는 엔케팔린이 분비되는 단계가 있다고 추정된다. 이상의 내용과 앞서

(9) KA(kainic acid) : 흥분성 아미노산 수용체 작용제. 과흥분에 의한 독성이 있다. – 역주

언급했던, 수도관주위회색질에 베타 엔돌핀 항혈청을 주입했을 때 2Hz 전침 진통효과가 차단된다는 사실을 종합적으로 고려하면 2Hz 전침 자극의 신호가 시상하부 궁상핵으로 전해지고 이어서 축삭을 타고 수도관주위회색질로 전해져 베타 엔돌핀이 분비되며 여기에서 신경섬유가 척수로 내려와 엔케팔린이 분비되어 진통효과가 나타나는 듯하다.

2 | 팔곁핵이 매개하는 고빈도 전침 진통

육안해부학적 연구에 의하면 (a) 흰쥐에서 전뇌(종뇌와 간뇌) 전체를 제거하면 2Hz 전침 진통효과가 없어지고 100Hz 전침 진통효과는 없어지지 않으며[20] (b) 뇌 전체를 제거하면 전침 진통효과가 완전히 소멸된다. 논리적으로 추론해 보면 고빈도 전침 진통의 기전 중 핵심 요소는 척수 상위, 간뇌 안쪽 즉 하위 줄기뇌 부분에 위치한다.

이상의 추론에 근거해 하위 줄기뇌 부분에서 의심 가는 서너 부위를 개별적으로 전기적으로 파괴했다. 전기분해법이나 KA 투여법으로 팔곁핵(parabrachial nucleus, PBN) 내부를 파괴하면 2Hz 전침에 의한 진통효과에는 영향 없이 100Hz 전침에 의한 진통효과만이 선택적으로 감소되는 현상이 관찰되었다. 한편, 팔곁핵 내부에 글루타메이트를 주사하면 강력한 진통효과가 생겼다.[22]

팔곁핵을 파괴했을 때 고빈도 전침 진통효과가 선택적으로 차단되는 반면 복측 수도관주위회색질(vPAG)을 전기분해나 KA 투여 방법으로 파괴하면 전침 시술 전의 통각 역치(꼬리흔들기 반응시간)에 기본적으로 변화가 없지만 2Hz와 100Hz 전침 진통효과가 거의 전부 소멸한다. 즉 복측 수도관주위회색질은 저빈도 전침과 고빈도 전침 진통효과의 공통적 경로로 보인다.[22]

핵심 문제는 이것이다. 시상하부 궁상핵이 2Hz 전침으로 활성화되고 팔곁핵이 100Hz 전침으로 활성화되는 까닭이 무엇일가? 그럴듯한 설명을 해보자면 구심성 신경충동이 중추신경계의 광범위한 영역으로 전달되기는 하지만, 구심성 신경충동의 빈도에 순응할 만한 신경세포만이 효과적으로 활성화되는지도 모른다.

3. CCK-8과 침진통

| 1 |
연구의 계기

우리는 침진통의 기전을 연구하려고 흰쥐에서 동물모델을 확립했다.[24] 관심이 끌렸던 하나의 현상은 전침 자극을 3시간 이상 가했을 때 진통효과가 단계적으로 감소한다는 사실이었다. 몰핀 내성과 비슷한 현상이어서 잠정적으로 '침 내성' 이라 부르기로 했다. 이렇게 장시간 전침 자극을 받은 흰쥐의 뇌에 아편유사물질이 고농도로 유지되는 점을 보면 내인성 아편유사물질이 고갈되어 내성이 나타난다고는 보이지 않았다. 우리가 처음 고민했던 점은 항아편유사제가 아편유사제 수용체에 대한 대항제로서 직접적으로 작용할지 아니면 별도의 수용체를 거쳐 음성 되먹임 반응을 일으킴으로써 아편유사물질 분비량을 줄이는 식으로 작용할지였다.

전침 내성을 보이는 흰쥐의 뇌 추출물에 항아편유사제 활성이 있는지 검사하면 유용한 결과가 나올 가능성이 높아 보였다. 시험관내 실험상 흰쥐 정관에 몰핀을 처치하면 수축반응이 유도되지만 날록손을 처치하거나 몰핀 혹은 전침에 내성을 보이는 흰쥐의 뇌 추출물을 처치하면 수축반응이 차단되었다. 보통 상태의 대조군 흰쥐의 뇌 추출물은 아무런 효과가 없었다. 흰쥐를 대상으로 한 생체내 실험상 동일한 '내성' 뇌 추출물을 뇌실내로 투여하면 몰핀 진통을 억제시키는 효과가 강력했다.[25] 정제 과정을 거쳐 한 펩타이드를 얻었고 광범위 단백분해작용을 지닌 효소(pronase)에 반응하고 분자량이 약 1000인 특성을 확인했으나 화학구조는 밝히지 못했다.

1982년 세인트루이스 대학 의대의 한 세미나에서 필자가 기쁘게 전해들었던 당시 청중의 견해에 따르면 섭식행동을 자극하는 베타 엔돌핀의 효과를 CCK-8이라는 펩타이드가 차단하는 작용이 이미 알려져 있었기 때문에 필자가 언급했던 항아편유사제가 CCK-8일 가능성이 높아 보였다. Benfield 박사의 배려로 CCK 항혈청을 제공받았고 Wang 박사의 성원으로 필자는 CCK-8을 검증하는 연구를 함께 진행했다. 이 일이 계기가 되어 필자의 연구실에서 진행되었던 여러 실험을 통해 CCK-8이 내인성으로 분비되는 항아편유사제의 하나로서 아편유사제 진통을 조절하는 역할이 있는지 그 가능성을 확인하고자 했다.[26-28]

| 2 |
강력한 내인성 항아편유사제 CCK-8

1 | 행동연구

꼬리흔들기 반응시간을 통각의 지표로 설정했을 때 몰핀이나 전침으로 일정한 정도의 진통 효과를 안정되게 유도하는 방법을 확립했다. 흰쥐에서의 실험을 통해 확인한 결과 1~4ng(1~4pmol)의 CCK-8을 뇌실내나 경막내로 주사하면 전침 진통이나 몰핀 진통을 용량의존적으로 억제했다[그림 3-2]. 전침 진통효과를 50% 억제하는 데 필요한 CCK-8 용량(ID_{50})이 뇌실내 투여시 1.0ng, 경막내 투여시 1.5ng인 점을 보면 CCK-8은 척수에서보다 뇌에서 항아편유사제 작용이 다소 강해 보인다. 몰핀 진통효과를 비슷한 정도로 억제시키는 용량은 각각 1.7ng과 3.1ng이었다. CCK-8이 아편유사제 대항제로서 효과가 얼마나 강력한지 날록손의 효과와 대비해볼만하다. 그램분자 기준으로 볼 때 몰핀 진통효과를 완전히 차단하려면 CCK-8(1~4pmol)에 비해 날록손(6~30nmol)은 6000~8000배의 용량이 필요하다.

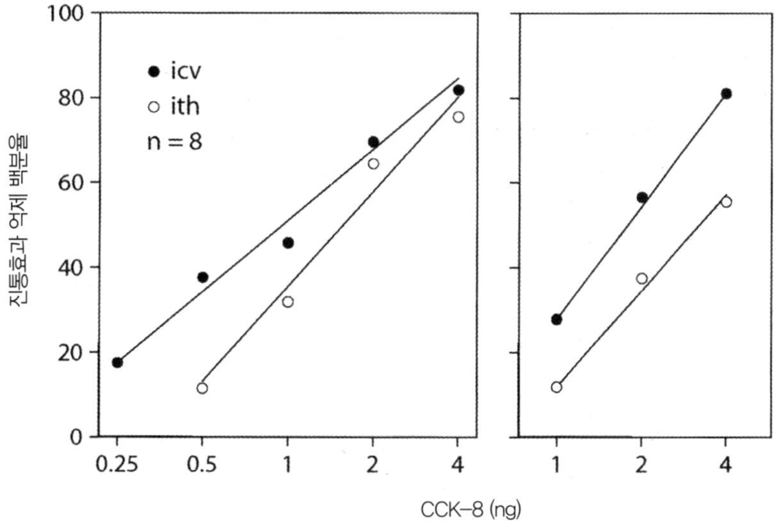

[그림 3-2] 콜레시스토키닌-8(CCK-8)을 뇌실내(icv)나 경막내(ith)로 주사했을 때 전침 진통(좌측)이나 몰핀 진통(우측)이 용량의존적으로 억제됨. 전침 실험에서는 흰쥐 8마리에 대해 전침 자극을 15Hz, 3V로 10분간 뒷다리의 족삼리(ST36)와 삼음교(三陰交·SP6) 혈위에 가했다. 전침 자극 직전에 흰쥐 4마리에 CCK-8을 주사했고, 나머지 4마리는 대조군으로서 CCK-8 unsulfate[10]을 주사했다. 몰핀 실험에서는 몰핀 황산염을 5mg/kg으로 피하에 주사했다. CCK-8이나 CCK-8 unsulfate는 몰핀을 주사하고 25분 후에 주사했다.[3]

(10) CCK-8 unsulfate: 작용하는 수용체가 CCK와 다르다. CCK-8은 수용체 CCKA와 CCKB에 모두 친화성이 있으나 CCK-8 unsulfate는 CCKB 작용제이다. - 역주(Eur Neuropsychopharmacol 1999;9(3):219-225).

2 | 전기생리학 연구

행동연구 결과를 보면 명백하고 또 비교적 해석하기 쉬운 듯하다. 그러나 통각의 최종 도착지점이 꼬리흔들기와 같은 운동반응이기 때문에 진통과 운동마비 사이에서 해당 결과를 잘못 해석할 여지가 있다. 이 점을 확인하기 위해 단일세포 기록 기법으로 중추신경계의 통증 관련 신경에서 벌어지는 변화를 측정했다. 통각과 관련된 뇌신경핵 중 다발곁핵(nucleus parafascicularis)이 특히 관심의 대상이었다. 유해자극이 가해지면 대부분의 다발곁핵 신경세포는 극파(spike)가 증가되는 반응을 보인다. 이 극파를 억제시키려면 모르핀을 피하주사하면 되고 CCK-8을 경막내 주사하면 모르핀을 피하주사했을 때의 변화가 원상회복된다. 이와 비슷하게, 유해자극이 가해졌을 때 다발곁핵에서 나타나는 극파를 억제시키려면 전침을 시술하면 되고, CCK-8을 뇌실내 주사하면 전침을 시술했을 때의 변화가 원상회복된다.[29] 이상의 전기생리학적 연구를 통해 행동연구상 소견이 거의 대부분 재확인되었기 때문에 결론적으로 모르핀이나 전침의 통각억제 효과가 CCK-8을 나노그램 용량으로 투여함으로써 억제된다고 보인다.

3 | 중추신경계 작용부위

CCK-8의 중추신경계 작용부위를 탐색하기 위해 미세주사 기법을 이용해 CCK-8을 뇌의 여러 부위에 비경구 용량의 1~10% 정도 용량으로 투여했다. 예를 들면, CCK-8 0.25ng을 흰쥐 수도관주위회색질에 투여했을 때에는 모르핀의 진통효과가 50% 줄어들었다.[30] CCK-8 투여효과가 CCK 수용체 대항제인 프로글루마이드 투여시 즉시 사라지는 것을 보면 CCK-8의 작용이 CCK 수용체를 거친다는 사실이 분명하다. CCK-8을 편도핵이나 중격의지핵에 주입했을 때에도 비슷한 결과가 관찰되었다. 모두 모르핀 진통효과를 매개하는 중추라고 알려진 신경핵이다.[31,32]

4 | 아편유사제 억제작용 관련 CCK수용체 유형

CCK 수용체는 A형과 B형 두 종류가 밝혀졌다. 흰쥐의 뇌와 척수조직 절편 배양액에 넣어 둔 ^{125}I로 표지한 CCK-8은 CCK 수용체 두 종류에 모두 결합하며, 이어서 CCK-A나 CCK-B의 선택적 대항제 환경에서 배양하는 방법을 통해 흰쥐의 수도관주위회색질, 중격의지핵, 편도핵, 척수의 CCK

수용체는 CCK-B형이라는 사실이 확인되었다.[33] 반면 원숭이의 중추신경계는 CCK-A형 수용체 위주이다.

5 | CCK 수용체와 상호작용하는 아편 수용체 유형

아편 수용체는 뮤(μ), 델타(δ), 카파(κ)의 3가지 유형으로 분류되며 3가지 수용체 모두 진통효과를 매개한다. 그리고 CCK-8은 뮤 수용체나 카파 수용체가 매개하는 진통효과를 억제하고 델타 수용체가 매개하는 진통효과는 억제하지 않으며,[34] 이 사실은 Dickenson 등이 검증했다.[35] 요약하면 CCK-8은 나노그램 정도의 용량으로 중추신경계 내의 특정 부위에서 CCK-B 수용체에 결합하여 뮤 혹은 카파 아편 수용체의 기능을 차단함으로써 아편유사제 효과를 막는다는 사실이 행동학적, 전기생리학적, 형태학적 연구를 통해 광범위하게 입증되었다.

| 3 | 아편과 CCK 상호작용의 생화학적 기전

1 | 수용체 수준에서의 상호작용

처음에 우리는 세 가지 아편 수용체에 모두 결합하는 ^{3}H-etorphine을 활용하여 CCK를 투여하면 아편 수용체의 총 결합이 용량의존적으로 억제된다는 사실을 관찰했다.[36] 후속연구에서 우리는 뮤, 델타, 카파 아편 수용체에 선택적으로 결합하는 리간드를 써서 CCK-8을 투여하면 뮤 수용체의 결합 친화력(Kd)의 변화 없이 총 결합수(Bmax)가 감소함을 관찰했다. 반면 CCK-8을 투여하면 카파 수용체의 총 결합수에는 변화 없이 결합 친화력이 감소했다.[37] CCK-8을 투여해도 델타 수용체의 결합 특성은 변화되지 않았으며 이것은 앞에서 말한 행동연구상의 결과와 일치하는 소견이었다.[34]

2 | 동일 신경세포에서 아편 수용체와 CCK 수용체의 공존

작은 뒤뿌리 신경절(DRG)에서 패치 클램프 기법으로 전압작용 칼슘전류(voltage gated calcium current)를 기록하는 전기생리학적 실험이 진행되었다. 아편유사제의 뮤 혹은 카파 수용체 작용제를 투여하면 칼슘전류가 뚜렷이 감소했고 여기에 CCK-8을 투여하면 즉시 칼슘전류가 회복되었다. CCK-B 대항제(L-365260)를 투여하면 CCK-8의 효과가 없어졌다.[38,39] 이상의 결과를 보면 아편유사제 수용체와 CCK 수용체가 동일한 하나의 신경세포에 함께 존재한다는 해석이 유력하다.

3 | G단백에서 아편 수용체의 분리

지속형 GTP 유사물질(GTPγ S)을 투여해서 아편수용체를 G단백에서 분리할 수 있고 그 결과 아편제에 대한 수용체 친화력이 감소된다는 사실이 확인되어 있다. CCK-8에 대해서도 비슷한 작용이 관찰되었다.[41] 지속형 GTP 유사물질과 CCK-8을 혼합해 투여했을 때 부가효과가 전혀 없는 것으로 보아 동일한 시냅스후 부위에 작용하여 수용체를 G단백으로부터 떼어냄으로서 신호전달 효율을 떨어뜨리리라 추론한다.

4 | 포스포이노시톨 계통

앞서 언급했듯이 CCK-8의 항아편제 효과는 나노그램 정도의 소량만으로도 나타나는 반면 많은 용량을 투여하면 진통효과를 나타낸다. CCK-8을 소량 투여했을 때 이노시톨 트리포스페이트(IP3) 생산이 증가하지만 대량 투여했을 때에는 생산이 증가하지 않는다는 흥미로운 현상이 있다.[40,41] 또한 CCK의 항아편제 효과가 리튬을 투여하면 없어진다는 사실을 보아도 포스포이노시톨 계통의 관련성을 생각하게 된다.

5 | 세포내 유리칼슘 농도에 대한 영향

세포내 유리칼슘이 CCK-8의 작용에서 어떤 역할을 하는지 탐색하기 위해 진행되었던 실험에는 세 가지 유형이 있다.

1. 흰쥐 뇌에서 얻은 시냅토솜(synaptosome)(11) 표본으로 실험해 보면 시냅토솜의 ^{45}Ca 흡수를 억제하는 모르핀의 효과를 차단하려면 CCK-8을 10~100nmol의 저농도로 투여하면 된다.
2. 갓 태어난 흰쥐의 뇌세포를 분리해 실험해 보면 아편유사제 3종 수용체 모두에 대한 작용제를 투여했을 때 ^{45}Ca 흡수가 억제되는 반면, CCK-8을 투여하면 뮤 혹은 카파 아편유사제 작용제에 의한 효과는 억제되지

(11) 시냅토솜(synaptosome): 신경조직을 분쇄하고 나면 보이는 시냅스소포(synaptic vesicle)나 미토콘드리아(사립체)가 들어 있는 작은 주머니 모양의 구조물. - 역주.

만 델타 아편유사제 작용제에 의한 효과는 억제되지 않아서, 동물실험에서의 결과와 일치되는 소견이었다.

3. CCK-8을 투여했을 때 세포내 유리칼슘 농도($[Ca^{2+}]i$)가 증가되는 데 비해[41] 아편제를 투여하면 세포내 유리칼슘 농도가 떨어진다. CCK-8의 이러한 효과가 칼슘이 없는 배지에서도 관찰되는 것으로 보아 칼슘이 세포 외부로부터 더 많이 유입되도록 하기보다는 세포 내 저장소로부터 동원되기 때문에 세포내 유리칼슘 농도가 상승되는 듯하다. 게다가 CCK-8을 투여했을 때 세포내 이노시톨 트리포스페이트가 상승되면 칼슘 저장소로부터 유리칼슘이 빠져나오는 속도가 더욱 높아진다.

| 4 | 모르핀 혹은 전침 내성과 CCK

1 | CCK-8과 모르핀 내성

모르핀 5mg/kg을 피하주사하면 척수 관류액에서 CCK-8 검출량이 89%나 증가해서 CCK 분비량 증가 때문으로 추정되었다.[44] 이후 연구를 통해 CCK-8 분비를 활성화하는 작용이 아편유사제 작용제 중 뮤 혹은 카파에는 있으나 델타에는 없음이 관찰되었다.[45] 모르핀을 6일동안 계속해서 주입하면 뇌내 CCK-8 농도가 올라가고[28] CCK 유전자 발현도 증가된다.[46,47] CCK-8 항혈청을 뇌실내 주사로 투여했을 때 모르핀 내성이 적어

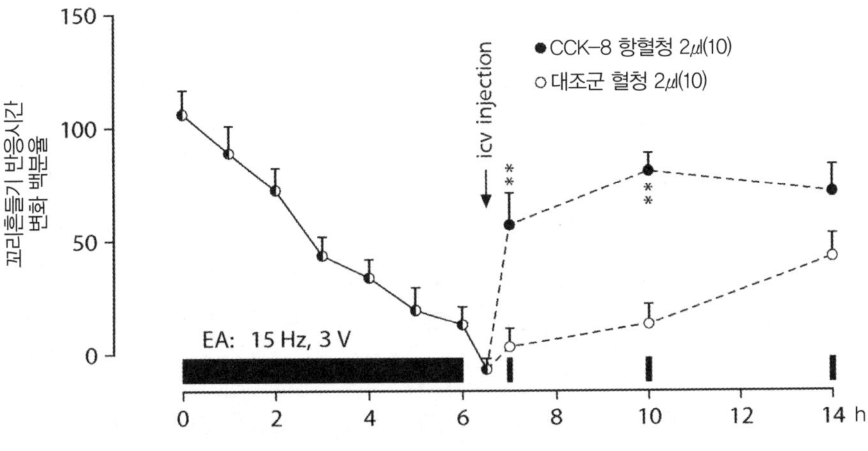

[그림 3-3] 전침 내성이 CCK-8 항혈청 뇌실내(icv) 주입으로 억제됨. 흰쥐 20개체에 전침 자극을 15Hz, 3V의 조건으로 6시간동안 연속해서 가했다. 전침 자극을 멈추고 30분 후에 흰쥐 10개체에는 CCK-8 항혈청을 뇌실내 주사로 투여했고 대조군 흰쥐 10개체에는 정상 토끼 혈청을 투여했다. 흰쥐는 모두 전침을 15Hz, 3V의 조건으로 10분간, 뇌실내 주사 0.5시간, 3.5시간, 7.5시간 후에 시술받았다. ** 대조군에 비해 $p<0.01$.[3]

도 일부나마 제거된다는 관찰을 근거로 해서 CCK 생합과 분비량이 늘어나면 모르핀 내성이 생기는 데에 어떤 역할을 하리라 추정되었다.[48]

2 | CCK-8과 전침 내성

흰쥐에서의 실험에 의하면 (a) 전침을 1시간 동안 시술하면 뇌척수액 CCK-8 함량이 증가하며 이것은 중추신경계에서 CCK 분비량이 늘어났기 때문으로 생각되고, (b) 전침을 2시간 동안 시술하면 중뇌 수도관주위회색질에서 CCK-8 함량이 증가하며 이것은 효소 작용으로 CCK 전구물질로부터 기능적으로 활성화된 CCK-8이 생성되는 과정이 빨라졌기 때문으로 생각되며, (c) 전침을 8시간 동안 계속해서 시술하면 뇌내 CCK mRNA가 유의하게 증가하는데 이것은 유전자 발현의 증가 때문으로 생각된다.[49] 전침을 6시간 동안 연속해서 시술했을 때 생긴 내성을 제거하려면 CCK-8에 대한 항혈청을 뇌실내 주사로 투여하면 된다는 소견을 근거로 CCK-8의 생합성이나 분비량 증가가 전침 내성 발생에 어떤 중요한 역할을 하리라 추정되었다[그림 3-3].[3,50]

| 5 |
CCK는 아편유사제 진통의 음성 되먹임 기전

1 | 전침 진통 효과는 중추신경계의 아편유사제/CCK 균형에 따라 다르다

'척수 관류액 방사면역측정(3장 2.2.2)'에서 살펴보았듯이 전침 진통효과는 중추신경계 아편유사제 펩타이드 이용율과 양의 상관관계를 보인다.[16] 여기에서는 전침 진통효과와 중추신경계 CCK-8 이용율의 음의 상관관계를 중점적으로 살펴본다. 무리분석(cluster analysis) 기법을 이용해 Liu 등은[51] 흰쥐 168개체를 각각의 100Hz, 3mA, 30분간의 전침자극에 대한 반응에 따라 두 군으로 분류했다. 전침자극에 대한 반응의 구별점은 꼬리흔들기 반응시간(TFL) 증가량 50%로 계산되었다. 흰쥐 중 꼬리흔들기 반응시간 증가율이 40% 미만인 개체는 저반응군으로, 60% 이상인 개체는 고반응군으로 할당했다. 척수 관류로 얻어진 관류액에서 CCK-8 면역반응성을 측정했다. 척수 관류액 중 CCK-8 농도는 저반응군과 고반응군의 기초측정치에서 차이가 없었다. 하지만 전침 자극 중 측정된 CCK-8 농도는 뚜렷한 차이를 보였다. 고반응군은 뇌척수액 CCK-8 농도에 유의한 차이가 없었으나 저반응군은 극적인 농도상승이 관찰되었으며, 아마도 척수에서 CCK-8이 즉시 그리고 폭발적으로 분비되었기 때문으로 생각된다. 저반응군 흰쥐에서는 전침 자극이 시술되는 동안 CCK-8이 대량으로 분비되어 아편유사제 진통효과를 억제시키는 것이 분명하다. 반면 CCK-8 분비량이 늘지 않는 흰쥐는 고반응군에 해당한다. 중추신경계에서 CCK-8은 제동장치 즉 음성 되먹임 기전으로서 전침 진통효과를 제한하는 역할을 한다. 이 되먹임 기전의 범위나 민감도야말로 전침 진통효과의 결정적 인자가 된다.

이상의 연구결과를 종합적으로 보면 다음과 같이 말할 수 있다. 전침 자극은 내인성 아편유사제 펩타이드를 비롯한 모든 신경전달물질의 분비를 촉진한다. 이어서 내인성 아편유사제 펩타이드가 특정 신경세포로부터 음성 되먹임 기전 역할을 하는 CCK-8이 분비되도록 자극한다. 이 모형을 지지하는 증거로는 모르핀 투여시 유도되는 척수에서의 CCK-8 분비를 완전히 차단하려면 아편 수용체 차단제인 날록손을 경막내 주사하면 된다는 사실이 있다.[52] 한편 전침 자극으로 CCK 신경세포가 직접 활성화될 가능성도 완전히 배제할 수는 없다.

Zhang 등은[54] 흰쥐에서 고반응군과 저반응군이라는 표현형이 유전적으로 결정되는지 여부를 확인하기 위해 정밀한 연구를 수행했다. 위스터 흰쥐에서 유도된 한 동물주(P77PMC)에서 유전적으로 결정된 청각성 발작이 있음이 발견되었다. 이 동물은 100Hz 전침 시술을 받으면 진통반응이 비상하게 강하게 나타나기도 했다. 방사면역측정법으로 평가해 보니 이 동물주의 뇌 CCK-8 함량이 위스터 흰쥐에 비해 50%가 낮았으며,[54] 이것은 이 동물이 전침에 대해 강한 반응을 보이는 현상과 청각성 자극으로 발작이 아주 쉽게 일어나는 현상의 공통분모일 가능성이 있다.

2 | CCK 유전자조작시 전침진통 효과의 변화

청각성 간질발작을 보이고 전침에 대해 비상하게 강한 진통반응을 보이는 P77PMC 흰쥐로 유전자조작 연구를 통해 뇌내 CCK-8 함량을 변화시켰다. 유전자조작을 한 흰쥐의 경우 뇌내 CCK-8 함량이 매우 낮으므로 이 유전적 결함을 교정하기 위해 CCK cDNA를 삽입유전자로 포함하는 pSV2 발현 벡터(pSV2-CCK)(12)를 뇌실내 주사했다. pSV2-CCK를 뇌실내 주사하고 2~4일 후에 뇌내 CCK 함량이 늘어났고 그와 함께 발작이 감소하고[53] 전침에 대한 진통반응도 줄어들었다.[28] 9일이 지나면 이 효과가 사라져 주사 전의 상태로 돌아갔다. 다른 실험에서는 다수의 모집단으로부터 선별한 저반응 흰쥐에 안티센스 CCK 발현 벡터(pSV2-CCK^{AS})(13)를 뇌실내 주사했다. 뇌실내 주사를 시행하고 4~6일 후에 뇌내 CCK-8 함량이 줄어들었으며 전침 진통반응이 뚜렷이 증가했고 이 효과는 9일 후 소멸되었다.[55] 이상의 결과를 보면 아편유사제나 항아편유사제 펩타이드의 유전자를 조작하는 방법으로 전침 진통효과 조절이 가능하며, 이것은 전통 한의학의 음양균형 개념에 부합하는 하나의 현상이다.

4. 기타 항아편유사제 펩타이드

| 1 | OFQ(Orphanin FQ)와 노시스타틴(Nocistatin)

1970년대에 아편유사제 펩타이드 3종이 발견된 이후에도 과학자들은 계속해서 다른 내인성 아편유사제나 해당 수용체를 찾아내려 노력했다. 델타 아편유사제 수용체를 1993년에 성공적으로 클로닝함으로써 1994년에 ORL1(opioid receptor like) 수용체를 발견했다.[56] ORL1 수용체가 뮤, 델타, 카파 아편유사제 수용체와 동일성이 50% 정도 되지만 일반적인 아편유사제 리간드에 대한 친화력이 매우 낮아서, '고아(orphan) 수용체' 라고도 부른다. 1995년에 생쥐에 뇌실내 주입시 통각과민을 일으키는 특성을 근거로 ORL1 수용체에 대한 내인성 리간드가 동정되어 OFQ(orphanin FQ) 혹은 노시셉틴(nociceptin)으로 불리게 되었다.[5,56] 그 후 OFQ/노시셉틴이 생쥐에서 통각과민을 일으키는 듯 보였던 현상이 사실은 아편유사제로 매개되는 스트레스 진통효과가 억제되는 현상임이 알려졌다. 이 사실에 근거해 OFQ가 적어도 뇌에서는 항아편유사제 펩타이드로 분류되는 물질의 하나라는 인식이 형성되었다. 우리는 외부에서 OFQ를 주입했을 때 모르핀 진통효과와 전침 진통효과의 변화나 중추신경계에서 내인성으로 분비되는 OFQ의 역할에 대해 정밀한 연구를 수행했다.

(12) 발현 벡터(expression vector): 삽입된 특정 DNA가 전사되고 그 RNA가 해독되어 단백질로 발현될 수 있도록 촉진자(promotor)와 종료 신호가 적절하게 앞뒤에 배치되어 있는 벡터. 벡터는 DNA 복제능이 유지된 채 다른 DNA 조각이 삽입되어 옮겨지거나 발현될 수 있는 DNA 분자를 말한다. - 역주.

(13) 안티센스(antisense): 상보적인 DNA나 RNA 뉴클레오티드 연쇄로 구성되었다는 뜻. 상보적인 DNA 뉴클레오티드 연쇄는 직접 전사-해독 과정을 거쳐 단백질로 발현되지는 않지만 뉴클레오티드 연쇄에 결합함으로써 발현을 조절하는 기능이 있다. 핵산 중 구아닌과 시토신(G-C), 아데닌과 티민(A-T)은 서로 상보적으로 결합하는 염기쌍 관계이다. - 역주

(14) fmol: femto(10^{-15}) 몰. - 역주

1 | 모르핀 진통과 모르핀 내성에서 OFQ의 역할

OFQ를 4fmol(14)에서 10nmol 중 어느 용량으로 흰쥐의 뇌실에 주입해도 꼬리흔들기 반응시간 검사상 기저 측정치로부터 직접적으로 유의한 변화를 일으키지 못했으나 0.4~50nmol 용량에서는 모르핀으로 유도된 진통을 용량의존적으로 억제했다. OFQ를 경막내 주사하면 진통효과를 일으키고 모르핀 진통효과를 강화하는데,[57] 이것을 보면 OFQ는 척수와 뇌에서의 작용이 상반되는 듯하다.

내인성 OFQ가 모르핀 내성 발생에서 어떤 역할을 할 지 알아보기 위해 모르핀 내성을 유도한 흰쥐에 OFQ에 대한 항혈청을 뇌실내 주사함으로써 연접틈새에 존재할지도 모르는 OFQ를 제거하고자 했다. OFQ 항혈청을 뇌실내 주사하면 모르핀에 대한 감수성이 회복되고 정상 토끼의 혈청을 주사한 경우는 감수성이 회복되지 않아서 뇌의 내인성 OFQ가 모르핀 내성의 기전상 중요한 역할을 하리라 생각되었다.[58] 최근 연구에서 Yuan 등은[59] 5일 동안 모르핀의 투여용량을 높여 갈 때 수도관주위회색질과 편도핵에서 OFQ 함량이 단계적으로 증가되어 대조군보다 50% 높은 수준에 이르고 뇌실 관류액에서는 50% 이상 증가되어, 뇌에서 OFQ의 생합성과 분비량이 늘어나리라는 소견을 냈다.

이상의 결과를 보면 뇌 OFQ는 모르핀으로 유도되는 진통효과를 억제하리라 생각된다. 또한 CCK와 더불어 모르핀 내성에서 중요한 역할 즉 모르핀 진통효과에 대한 음성 되먹임 기전상 어떤 연결고리 역할을 수행할 가능성이 있다.

2 | 전침 진통과 전침 내성에서 OFQ의 역할

뇌 OFQ가 전침 진통에 대한 억제작용을 할 가능성을 지지하는 증거가 다음과 같은 세 가지 측면에서 제시되었다. (a) 방사열 꼬리흔들기 반응시간으로 측정하면 100Hz 전침으로 유도된 진통 효과가 OFQ를 뇌실내 주사하는 방법으로 용량의존적으로 억제되고,[60] (b) OFQ 수용체에 상보적인 안티센스 올리고뉴클레오티드를 뇌실내 주사로 주입하면 전침 진통효과가 강화되고 이것은 뇌에서 OFQ 수용체의 발현이 억제되었기 때문으로 생각되는 반면, 미스센스(mis-sense)(15) 올리고뉴클레오티드를 주입했을 때에는 그렇지 않았으며,[60] (c) 저반응군 흰쥐에 OFQ에 대한 항혈청을 1:1 혹은 1:10으로 희석해서 뇌실내 주입하면 고반응군으로 바뀌었지만 항혈청을 1:100으로 희석해 뇌실내 주입한 경우는 고반응군으로 바뀌지 않는 것과 아울러, 고반응군 흰쥐에 OFQ 항혈청을 1:1 혹은 1:10으로 희석해 경막내 주입하면 저반응군으로 바뀌었지만 항혈청을 1:100으로 희석해 경막내 주입하면 저반응군으로 바뀌지 않았다. 다시 말하자면 뇌 OFQ는 흰쥐의 저반응군 표현형이 나타나게 하는 일부 요인이며 척수 OFQ는 고반응군 표현형에 대한 결정적 요인일 가능성이 있다.

Tien 등은 전침 내성 발생에서 뇌 OFQ의 역할에 대해 연구했다.[58] 전침 진통에 대한 내성을 유도하려면 전침 자극을 6시간 동안 계속 가하든지(급성 전침 내성) 혹은 전침을 1일 1회 30분씩 연속 6일간 가하면 된다(만성 전침 내성). 급성 전침 내성이나 만성 전침 내성이 생겼어도 OFQ에 대한 IgG 항혈청을 뇌실내 주입하면 모두 원상회복된다. 이상의 소견으로 보면 뇌 OFQ는 6시간 내에 항아편유사제 펩타이드로 작용할 정도로 활성화되고, OFQ의 효과가 24시간까지 지속되면서 6일 동안 점차 누적되어 만성 전침 내성이 유도되리라 생각된다.

3 | 노시스타틴: OFQ/노시셉틴에 대한 내인성 대항제?

노시스타틴이라 하는 노시셉틴 전구물질에[61] 생쥐에서의 통각과민이나 OFQ로 유도되는 이질통증(allodynia)(16)을 차단하는 기능을 하는 생활성 펩타이드가 함유되어 있을지가 관심을 끌었다. 우리는 흰쥐의 꼬리흔들기 반응시간을 통각의 지표로 삼아, 노시스타틴을 뇌실내 투여했을 때 OFQ의 항모르핀 효과가 역전되는지 알아보고자 했다. 노시스타틴을 뇌실내 투여해도 꼬리흔들기 반응시간의 기저 측정치로부터 어떤 유의한 변화도 생기지 않았으며 모르핀 진통에도 변화가 없었다. 하지만 모르핀 진통에 대한 OFQ의 억제작용은 유의하게 역전되었다. 용량반응곡선은 종 모양이었고 가장 효과가 강한 용량은 0.5ng이었다.[62] Okuda-Ashitaka 등의 연구에 의하면[61] 노시스타틴이 OFQ 수용체에 결합하지는 않지만 생쥐의 뇌와 척수의 막에 높은 친화력으로 결합하고 어느 시점에는 수용체가 포화되며, 따라서 OFC의 고유한 수용체가 존재할 가능성이 있다. 동일한 전구 단백

(15) 미스센스(mis-sense): 유전암호가 해독되어 아미노산 연쇄가 형성되는 과정상 코돈의 정보가 바뀌어 원래의 아미노산이 아니라 다른 아미노산이 생기게 되는 염기서열. – 역주.

질에서 상반된 기능을 하는 두 가지 펩타이드가 형성된다는 사실은 음양균형의 관점에서 분명 상당한 흥미를 일으킬 만 하다.

| 2 | 안지오텐신 II

Kaneko 등이 소 뇌로부터 정제한 항아편유사제 물질은 안지오텐신 II와 화학적으로 동일한 펩타이드로 동정되었다.[63] 우리는 뇌실내 주입을 통해 뇌척수액으로 그리고 경막내 주입을 통해 척수로 안지오텐신 II를 주입해본 결과 안지오텐신 II가 뇌에서 모르핀 진통을 용량의존적으로 억제하는 반면 척수에서는 그렇지 않다는 소견을 얻었다.[64] 후속연구 결과 안지오텐신 II가 중뇌 수도관주위회색질 부위에서 모르핀 진통을 억제하는 반면 중격의지핵 부위에서는 그렇지 않다는 소견을 얻었고,[65] 이상으로 보면 수도관주위회색질이 안지오텐신 II의 항아편유사제 효과 작용의 중요한 부위로 생각된다.

1 | 전침 내성에서 뇌 안지오텐신 II의 역할

전침 내성이 발생하는 과정에서 내인성 안지오텐신의 역할을 알아보기 위해 흰쥐에 안지오텐신 II 항혈청 혹은 안지오텐신 II 대항제(saralasin)를 뇌실내 주입해 보았다. 항혈청과 대항제 모두 전침 내성을 늦추거나 역전시킨 한편, 방사면역측정상 뇌척수액 중 면역반응성 안지오텐신 II의 양은 1시간 동안의 연속적 전침 자극시 1.7배, 2시간 전침에 3.3배, 6시간 전침에 1.3배 증가되었다.[66] 이상의 결과를 보면 뇌 안지오텐신 II의 합성분비가 전침 자극을 장시간 가할 때 전침의 진통효과를 떨어뜨리는 요인으로 생각된다.

2 | 모르핀 내성에서 뇌 안지오텐신 II의 역할

급성 모르핀 내성을 유도하려면 흰쥐에서 모르핀을 2시간 간격으로 연속해서 6회 주사하면 된다. 앞서 살펴본 전침으로 유도된 내성과 비슷하게, 안지오텐신 II IgG나 안지오텐신 II 대항제(saralasin)를 투여하면 급성 모르핀 내성이 나타나는 시점이 지연된다. 만성 모르핀 내성은 모르핀을 하루에 3회씩 5일간 용량을 올려 가면서 주사하면 된다. 이렇게 유도된 내성은 안지오텐신 II IgG를 뇌실내 주사했을 때 일부(50%) 원상회복된다.[67] 방사면역측정상 모르핀을 3회 혹은 6회 연속해서 주입한 흰쥐 뇌척수액에서 안지오텐신 II의 함량이 1.2배 증가된다. 모르핀을 3일 혹은 5일간 연속해서

(16) 이질통증(allodynia): 해롭지 않은 정상적인 감각자극을 통증으로 느끼는 현상. –역주.

투여하면 대조군 측정치에 비해 뇌척수액에서 안지오텐신 II의 양이 마찬가지로 1.1배 혹은 2.8배로 증가한다.[67]

전침 자극을 장시간 시행할 때 역동적으로 변화하는 안지오텐신 II 생합성을 관찰한 결과 다음의 소견을 얻었다. (a) 뇌척수액에서 안지오텐신 II의 함량이 1시간 이내에 증가한다는 사실을 보면 안지오텐신 II의 분비속도가 빠르고, (b) 뇌 안지오텐신 II 함량이 2시간 시점에 증가하기 시작하고, (c) 3시간 연속 전침자극시 뇌 추출물을 젤 여과했을 때 안지오텐신 II 최고점이 우측으로 뚜렷이 옮겨간다는 사실로 보면 큰 전구물질 분자인 안지오텐신에서 작은 안지오텐신 II 분자로 바뀐다고 생각되며,[68] (d) 전침 자극을 6시간 동안 연속적으로 가하거나 모르핀을 연속 4일간 주입하면 안지오텐신 mRNA가 유의하게 증가한다.[69]

3 | 척수 안지오텐신 II, 100Hz 전침 자극의 대항제

우리는 안지오텐신 II를 뇌실내 주입하면 모르핀 진통을 억제하지만 경막내 주사하면 억제하지 못한다고 첫 논문에서 보고했다.[64] 우리는 이와 관련되어 안지오텐신 II 대항제(saralasin)를 경막내 투여했을 때 100Hz 전침의 진통효과가 유의하게 강화되는 반면 2Hz 혹은 15Hz 전침의 진통효과는 강화되지 않는 차이를 관찰했다.[70] 또한 100Hz 전침만이 척수에서 안지오텐신 II의 분비량을 유의하게 증가시켰다. 100Hz 전침이 척수에서 다이놀핀 분비를 촉진한다고 알려져 있으므로 척수 안지오텐신 II가 다이놀핀성 진통에 대해 음성 되먹임 작용을 하는 반면 엔케팔린성 혹은 모르핀성 진통에 대해서는 그렇지 않으리라 추론된다.

4 | 안지오텐신 II의 항아편유사제 효과 기전

안지오텐신 II가 아편 수용체 단계가 아니라 수용체 이후 단계에서 항아편유사제 작용을 하리라 추정되는 다음과 같은 여러 방면의 증거가 존재한다. (a) 방사 수용체 측정(radio receptor assay)상 안지오텐신 II는 아편 수용체에 상당 정도로 결합하지 않으며,[70] (b) 안지오텐신 II를 뇌실내 투여하면 뇌 cAMP 함량이 늘어나는 반면 모르핀을 피하로 주사하면 이 보조인자의 농도가 감소하고,[71] (c) 안지오텐신 II를 투여하면 시냅토솜에서 ^{45}Ca 흡수가 증가하고 모르핀에 의해 칼슘 흡수가 줄어들었던 현상이 완전히 원

상회복되었다.[72]

5. 결론

고전적인 신경전달물질이 10여 개밖에 밝혀지지 않았으나, 시냅스 조절 작용을 하는 신경펩타이드는 10배나 많이 존재할 가능성이 있다. 좁은 시냅스 틈새에서 벌어지는 신경펩타이드 상호간 작용은 잘 기술되어 있으며, 부가, 상승, 길항, 대항 효과 등이 알려져 있다. 통증 조절에 관여하는 아편유사제와 항아편유사제라는 두 종류 펩타이드는 신경펩타이드의 상호작용을 이해하는 데에 훌륭한 모형이 된다.

여러 신경펩타이드가 다양한 기전을 통해 결국 상반되는 기능을 수행하는 부류로 묶이게 된다는 사실은 이론적인 면에서 탐구해볼만한 흥미를 유발한다. 예를 들면 아편유사제 펩타이드 다이놀핀과 항아편유사제 펩타이드로 추정되는 OFQ의 아미노산 구조상 상동성이 50%임에 근거해서,[5] 이 두 물질이 유전체 수준상 동일한 기원으로부터 유래했으리라 알려져 있다. 또한 부신겉질자극호르몬(ACTH)과 베타 엔돌핀이 POMC라는 동일한 전구물질에서 만들어지고, 부신겉질자극호르몬의 여러 기능 중에 항아편유사제 활성이 있음도 알려졌다.[73] 베타 엔돌핀(1–27)의 카르복시쪽 말단의 4개 아미노산을 잘라내면 이 펩타이드의 기능이 아편유사제에서 항아편유사제로 바뀐다는[74] 사실도 마찬가지로 흥미롭다. 이와 비슷하게, 3장 4.1.3에서 살펴본 것처럼 노시셉틴(OFQ라고도 함)은 전구물질 펩타이드인 노시스타틴과 상반되는 작용을 한다.

CCK–8, 안지오텐신 II, OFQ 등에 구조적인 유사성이 전혀 없음에도 불구하고 기능적으로는 CCK–8과 안지오텐신 II 사이에[75] 그리고 CCK–8과 OFQ 사이의(Yuan 등, 미출판) 상승작용이 존재한다는 소견도 흥미를 끈다. 여러 항아편유사제 펩타이드가 화학구조상 이질적인 반면 아편유사제 펩타이드는 N–말단 구조가 티로신–글리신–글리신–페닐알라닌으로 동일하기 때문에 이들 물질 사이에 상승작용이든 대항작용이든 상호작용이 일어날 가능성이 있다.

화학물질을 외부로부터 투여하면 그 용량을 10의 몇 승 범위까지 즉시 변경도 할 만 하지만 내인성으로 분비되는 신경전달물질과 신경펩타이드는 용량변화가 생리적으로 좁은 범위로 제한된다. 하지만 진화과정에서 개발된 상승작용 기전을 통해 몇 가지 신경전달물질이나 신경펩타이드가 동시에 분비되어 기능증폭이 가능하다. 이 기전은 분명 생물학적으로 경제적이다. 신경펩타이드 상호작용에 내재한 생화학 기전이야말로 새 천년의 주요 연구주제이며 이 방면의 연구결과가 분명 의학에서 중요하게 활용될 것이다.

감사의 글

이 연구는 중국 국가자연과학재단(the National Natural Science Foundation of China)과 미국 국립약물남용연구소(the U.S. National Institute of Drug Abuse, DA03983) 연구비의 지원을 받았다.

3장 참고문헌

1. Hughes J, Srnith TW, Kosteritz HW et al (1975) Identification of two related pentapeptides from the brain with potent opiate agonist activity. Nature 258:577-579
2. Ungar G, Ungar A, Malin DH et al (1977) Brain peptides with opiate antagonistic action: Their possible role in tolerance and dependence. Psychoneuroendocrinol 2:1-10
3. Han JS, Ding XZ, Fan SG (1985) Is CCK-8 a candidate for endogenous antiopioid peptide substrate? Neuropeptides 5:399-402
4. Han JS, Terenius L (1982) Neurochemical basis of acupuncture analgesia. Annu Rev Pharmacol Toxicol 22:193-220
5. Meunier JC, Mollereau C, Toll L et al (1995) Isolation and structure of the endogenous agonist of opioid receptor-like ORL1 receptor. Nature 377:532-535
6. Pomeranz B, Chiu D (1976) Naloxone blocks acupuncture analgesia and causes hyperalgesia: Endorphin is implicated. Life Sci 19:1757-1762
7. Mayer DJ, Price DD, Rafii A (1977) Antagonism of acupuncture analgesia in man by the narcotic antagonist naloxone. Brain Res 121:368-372
8. Han JS, Wang Q (1992) Mobilization of specific neuropeptides by peripheral stimulation of identified frequencies. News Physiol Sci USA 7:176-180
9. Chen XH, Han JS (1992) Analgesia induced by electroacupuncture of different frequencies is mediated by different types of opioid receptors: Another cross-tolerance study. Beh Brain Res 47:143-149
10. Chen XH, Han JS (1992) All three types of opioid receptors in the spinal cord are important for 2-15 Hz electroacupuncture analgesia. Eur J Pharmacol 211:203-210
11. Cox BA, Goldstein A, Li CH (1976) Opiate activity of a peptide, β-lipoprotein (61-91) derived from β-lipotropin. Proc Natl Acad Sci USA 73:1821-1823
12. Goldstein A, Tachibana S, Lowrey LI et al (1979) Dynorphin (1-13), an extraordinary potent opioid peptide. Proc Natl Acad Sci USA 76:6666-6670
13. Zadina JE, Lackler L, Ge LJ, Kastin AJ (1997) A potent and selective endogenous

agonist for μ-opiate receptor. Nature 386:499-502

14. He CM, Han JS (1990) Attenuation of low rather than high frequency electroacupuncture analgesia by microinjection of β-endorphin antiserum into the periaqueductal gray in rats. Acupuncture. Sci Intl J 1:94-99
15. Han Z, Jiang YH, Wan Y, Wang Y, Chang JK, Han JS (1999) Endomorphin 1 mediates 2 Hz but not 100 Hz electroacupuncture analgesia in the rat. Neurosci Lett 274:75-78
16. Fei H, Xie GX, Han JS (1987) Low and high frequency electroacupuncture stimulation releases met-enkephalin and dynorphin A in rat spinal cord. Chin Sci Bull 1987 34:703-705
17. Han JS, Chen XH, Sun SL et al (1991) Effect of low and high frequency TENS on met-enkephalin-Arg-Phe and dynorphin A immunoreactivity in human lumbar CSF. Pain 47:295-298
18. Wang Q, Mao LM, Han JS (1990) The arcuate nucleus of hypothalamus mediates low but not high frequency electroacupuncture analgesia in rats. Brain Res 513:60-66
19. Wang Q, Mao LM, Han JS (1990) Analgesic electrical stimulation of the hypothalamic arcuate nucleus: Tolerance and its cross-tolerance to 2 Hz or 100 Hz electroacupuncture. Brain Res 518:40-46
20. Wang Q, Mao LM, Han JS (1990) Diencephalon as a cardinal neural structure for mediating 2 Hz but not 100 Hz electroacupuncture-induced tail flick latency suppression. Behav Brain Res 37:149-156
21. Wang Q, Mao LM, Han JS (1990) The role of PAG in medication of analgesia produced different frequencies electroacupuncture stimulation in rats. Intl J Neurosci 53:167-172
22. Wang Q, Mao LM, Han JS (1991) The role of parabrachial nucleus in high frequency electroacupuncture analgesia in rats. Chin J Physiol Sci 7:363-367
23. Han JS, Tang J, Huang BS et al (1979) Acupuncture tolerance in rats: Antiopiate substrates implicated. Chin Med J 92:625-627
24. Ren MF, Han JS (1979) Rat tail flick acupuncture analgesia model. Chin Med J 92:576-582
25. Han JS, Tang J, Huang BS et al (1979) Acupuncture tolerance in rats: Antiopiate substrates implicated. Chin Med J 92:625-627
26. Han JS (1992) The role of CCK in electroacupuncture analgesia and electroacupuncture tolerance. In: CT Dourish, SJ Cooper, SD Iversen, LL Iversen (eds) Multiple cholecystokinin receptors in the CNS. Oxford University Press, Oxford, pp 480-502
27. Han JS (1995) Molecular events underlying the antiopioid effect of CCK-8 in the central nervous system. In: AC Cuello, B Collier (eds) Pharmacological sciences: Perspectives for research and therapy in the late 1990s. Birkhauser Verlag, Basel,

pp 199-207

28. Han JS (1995) Cholecystokinin octapeptide (CCK-8): A negative feedback control mechanism for opioid analgesia. Prog Brain Res 105:263-271
29. Bian JT, Sun MZ, Xu MY, Han JS (1993) Antagonism by CCK-8 of the antinociceptive effect of electroacupuncture on pain-related neurons in nucleus parafascicularis of the rat. Asia Pacific J Pharmacol 8:90-97
30. Li Y, Han JS (1989) Cholecystokinin octapeptide antagonizes morphine analgesia in periaqueductal gray of the rat. Brain Res 480:105-110
31. Zhou ZF, Du MY, Jian Y et al (1981) Effect of intracerebral microinjection of naloxone on acupuncture- and morphine--analgesia in the rabbit. Sci Sinica 24:1166-1178
32. Zhou ZF, Xuan YT, Han JS (1984) Analgesic effect of morphine injected into habenula, nucleus accumbens, or amygdala of rabbits. Acta Pharmacol Sin 5:150-153
33. Pu SF, Zhuang HX, Han JS (1994) CCK-8 antagonizes morphine analgesia in nucleus accumbens of the rat via the CCK-B receptor. Brain Res 657:159-164
34. Wang XJ, Wang XM, Han JS (1990) CCK-8 antagonizes opioid analgesia mediated by μ-and κ- but not δ-receptors in the spinal cord of the rat. Brain Res 523:5-10
35. Dickenson AH, Sullivan AF, Magnuson DS (1992) CCK and opioid interaction in the spinal cord. In: CT Dourish, SJ Cooper, SD Iversen et al (eds) Multiple CCK receptors in the CNS. Oxford University Press, Oxford, pp 503-510
36. WangXJ, Fan SG, Ren MF, Han JS (1989) Cholecystokinin-8 suppressed 3H-etorphine binding to rat brain opiate receptors. Life Sci 45:117-123
37. Wang XJ, Han JS (1990) Modification by CCK-8 of the binding of μ-, δ-, and κ opioid receptors. J Neurochem 55:1379-1382
38. Liu NJ, Xu T, Xu C, Li CQ et al (1995) Cholecystokinin octapeptide reverses μ opioid receptor mediated inhibition of calcium current in rat dorsal root ganglion neurons. J Pharmacol Exp Ther 1995 275:1293-1299
39. Xu T, Liu NJ, Li CQ et al (1996) Cholecystokinin octapeptide reverses the κ opioid receptor-mediated depression of calcium current in rat dorsal root ganglion neurons. Brain Res 730:207-211
40. Zhang LJ, Lu XY, Han JS (1992) Influence of CCK-8 on phosphoinositide turnover in neonatal rat brain cells. Biochem J 285:847-850
41. Zhang LJ, Wang XJ, Han JS (1993) Modification of opioid receptors and uncoupling of receptors from G protein as possible mechanisms underlying suppression of opioid binding by CCK-8. Chin Med Sci J 8:1-4
42. Zhang LJ, Han JS (1994) Regulation by lithium of the antagonistic effect of CCK-8 on ohmefentanyl-induced antinociception. Neuropharmacol 33:123-126
43. Wang JF, Ren MF, Han JS (1992) Mobilization of calcium from intracellular store as a possible mechanisrn underlying the antiopioid effect of CCK-8. Peptides

13:947-951

44. Zhou Y, Sun YH, Zhang ZW et al (1993) Increased release of immunoreactive CCK-8 and enhancement of electroacupuncture analgesia bv CCK-8 antagonist in rat spinal cord. Neuropeptides 24:139-144
45. Sheng S, Tian JB, Han JS (1995) Electroacupuncture induces spinal CCK release via μ- and κ opioid receptors. Chin Sci Bull 40:555-557
46. Pu.SF, Xhuang HX, Han JS (1994) CCK-8 gene expression in rat amygdaloid neurons: Normal distribution and effect of morphine tolerance. Mol Brain Res 21:183-189
47. Zhou Y, Sun.YH, Zhang ZW, Han JS (1992) Accelerated expression of CCK gene in the brain of rats rendered tolerant to morphine. NeuroReport 3:1121-l123
48. Ding XZ, Fan SG, Zhou JP, Han JS (1986) Reversal of tolerance to morphine analgesia but no potentiation of morphine-induced analgesia by antiserum against CCK-8. Neuropharmacol 25:1155-1160
49 Sun YH, Zhou Y, Han JS (1995) Accelerated release and production of CCK-8 in CNS of rats during prolonged electroacupuncture stimulation. Chin J Neurosci 2:83-88
50. Bian JT, Sun MZ, Han JS (1993) Reversal of electroacupuncture tolerance by CCK-8 antiserum: An electrophysiological study on pain-related neurons in nucleus parafascicularis of the rat. Intl J Neurosci 72:15-29
51. Liu SX, Luo F, Shen S et al (1999) Relationship between the analgesic effect of electroacupuncture and CCK-8 content in spinal perfusate in rats. Chin Sci Bull 44:240-243
52. Zhou Y, Sun YH, Zhang ZW, Han JS (1993) lncreased release of immunoreactive CCK-8 by morphine and potentiation of opioid analgesia by CCK-B receptor antagonist L-365260 in rat spinal cord. Eur J Pharmacol 234:147-154
53. Zhang LX, Wu M, Han JS (1992) Suppression of audiogenic epileptic seizure by intracerebral injection of a CCK gene vector. NeuroReport 03:700-702
54. Zhang LX, Li XL, Wang L, Han JS (1997) Rats with decreased brain CCK levels show increased responsiveness to peripheral electrical stimulation-induced analgesia. Brain Res 745:158-164
55. Tang NM, Dong HW, Wang XM et al (1997) Cholecystokinin antisense RNA increases the analgesic effect induced by electroacupuncture or low dose morphine: Conversion of low responders into high responders. Pain 71:71-80
56. Darland T, Heinricher MM, Grandy DK (1998) Orphanin FQ nociceptin: A role in pain and analgesia, but so musch more. Trends Neurosci 21:215-221
57. Tian JH, Xu W, Fang Y et al (1997) Bidirectional modulatory effect of OFQ on morphine-induced analgesia: Antagonism in brain and potentiation in spinal cord of the rat. Br J Pharmacol 20:676-680
58. Tian JH, Zhang W, Fang Y et al (1998) Endogenous orphanin FQ: Evidence for a

role in the modulation of electroacupuncture analgesia and developrnent of tolerance to analgesia produced by morphine and electroacupuncture. Br J Pharmacol 124:21-26
59. Yuan L, Han Z, Chang JK, Han JS (1999) Accelerated release and production of orphanin FQ in brain of chronic morphine tolerant rats. Brain Res 826:330-334
60. Tian JH, Xu W, Zhang W et al (1997) Involvement of endogenous orphanin FQ in electroacupuncture-induced analgesia. NeuroReport 8:497-500
61. Okuda-Ashitaka E, Minami T, Tachibana S et al (1998) Nocistatin, a peptide that blocks nociceptin action in pain transmission. Nature 392:286-289
62. Zhao CS, Li BS, Zhao GY et al (1999) Nocistatin reversed the effect of orphanin FQ nociceptionin antagonizing morphine analgesia. NeuroReport 10:297-299
63. Kaneko S, Tamura S, Takagi H (1985) Purification and identification of endogenous antiopioid substances from bovine brain. Biochem Biophys Res Commun 126:587-593
64. Wang KW, Han JS (1987) Angiotensin II antagonizes morphine analgesia: Effective by intracerebroventricular injection but not by intrathecal injection. Chinese Sci Bull 33:123-128
65. Wang XM, Han JS (1989) Antagonism to morphine analgesia and involvement in morphine tolerance of angiotensin II in periaqueductal gray of the rabbit. Chinese Sci Bull 33:149-152
66. Wang KW, Han JS (1989) Evidence for involvement of brain angiotensin II in tolerance to electroacupuncture analgesia in rats. Chin J Appl Physiol 5:32-36
67. Wang KW, Han JS (1989) Evidence for brain angiotensin II being involved in morphine tolerance in the rat. Chin J Pharmacol Toxicol 3:7-11
68. Wang KW, Han JS (1999) Accelerated synthesis and release of angiotensin II in the rats brain during electroacupuncture tolerance. Sci Sinica (B) 33:686-693
69. Gao RW, Wang KW, Han JS (1989) Accelerated angiotensinogen gene expression in the brain of the rat made tolerant to morphine and electroacupuncture analgesia. Acta Physiol Sin 41:299-303
70. Sheng S, Li J, Wang XM et al (1989) Angiotensin II release and antielectroacupuncture analgesia in spinal cord. Acta Physiol Sin 41:179-183
71. Wang KW, Han JS (1989) Possible mechanisms of the antiopioid activity of angiotensin II. J Beijing Med Univ 21:7-9
72. Wang XM, Wang XJ, Han JS (1989) Antagonistic effects of angiotensin II and morphine on synaptosomal calcium uptake. Acta Physiol Sin 41:179-183
73. Smock T, Fields HL (1989) ACTH1-24 blocks opiate-induced analgesia in the rat. Brain Res 212:202-206
74. Hammonds RG, Li CH (1984) Beta-endorphin (1-27) is an antagonist of beta-endorphin analgesia. Proc Natl Acad Sci (USA) 81:1389-1390
75. Han NL, Bian ZB, Luo F, Han JS (1997) Antagonistic effect of CCK-8 and angiotensin II in antagonizing morphine-induced analgesia in rats. Chin J Pain Med 3:233-237

4장 경락체계 연구의 과거, 현재, 미래

| 샹 |

1. 침과 경락체계

미국 식품의약국(FDA)에서는 1996년에 침 시술용 바늘 혹은 이와 실질적으로 동등한 기구의 등급을 재조정해 연구 목적으로 시판전 승인받는 3급으로부터 수술용 작은 칼(scalpel)이나 주사기처럼 널리 쓰이는 의료기기가 속해 있는 특별관리 등급인 2급으로 변경했다.[1] 침에 대해 발표된 무작위 대조 시험이 이미 수백 편에 달한다.[2] 콩팥 산통,[3] 편두통,[4] 골관절염,[5] 레이노 증후군(Raynaud's syndrome),[6] 뇌중풍,[7,8] 정자 활력저하[9] 등 다양한 병증에서 침의 긍정적 효과가 입증되었다. 침 치료의 구토억제효과에 대한 높은 수준의 무작위 대조 시험을 체계적 고찰(systematic review) 방법으로 살펴본 결과 연구자, 환자 군, 자극방법 즉 전침, 레이저 침, 혈위지압, 수기 침 등의 차이에 상관없이 일관되게 침 치료가 긍정적인 효과를 보이는 것으로 확인되었다.[10] 침 효과에 대한 긍정적인 연구결과에 힘입어 전통 침의 기본 이론인 경락계통의 본질이 무엇인지에 대한 연구가 다방면으로 전개되었다. 세계보건기구(WHO)가 제안한 침 표준용어(the Standard Acupuncture Nomenclature)에[11] 따르면 대략 400개의 경혈이 존재하고 20개의 경맥이 거의 모든 경혈 사이를 연결한다. 1950년대 이후 여러 나라의 연구자들이 정밀한 기법을 이용해 발견하고 확인한 바에 의하면[12] 대부분의 경혈은 피부 표면에서 전기전도도가 높은 지점이고[13–17] 거꾸로 전기전도도가 높은 지점의 대부분은 경혈이라 한다.[18] 경혈 위치는 틈새이음(gap junction)이 고도로 밀집된 곳이라는 연구결과도 경락계통이 피부 전도도가 높다는 소견을 뒷받침한다.[19–22] 틈새이음은 인접 세포 사이에 존재하는 육각형의 단백질 복합체로 이루어진 통로이다. 틈새이음이 세포간 신호전달을 촉진하고 전기전도도를 높이는 현상은 세포생리학상 잘 확립된 사실이다. 경혈과 혈위에 온도가 높고[23] 대사율이 높으며 이산화탄소 방출량이 많다는[24] 소견도 보고되었다.

2. 신경생리학과 침

침진통에서 그 효과를 매개하는 핵심 기전이 말초신경계임이 밝혀졌다. 대상포진후 신경통이나[25] 국소마취제 주사로[26] 침 자극 지점을 손상시키면 진통 효과가 사라진다. 침의 고혈당에 대한 치료효과처럼 기타 효과에 대한 연구를 보면 말초신경을 국소적으로 차단하거나 제거해도 침의 효과는 영향받지 않았다.[27] 1970년대에 침을 통한 내장기능 조절과 대뇌겉질의 관계탐구를 위해 침과 관련한 대뇌겉질 유발전위, 단일 단위 방전, 신경화학 기전 등이 연구되었다. 예를 들어 내관 혈위(內關·PC6)의 투사 영역에 대해 겉질 지도를 그려 보니 겉질의 내장 투사 영역과 겹쳤다. 침이 내장성 통증을 억제하는 효과에서 대뇌 겉질이 중요한 기전으로 보인다는 소견이 제시되었다.[28] 이러한 여러 연구를 통해 제시된 경락–겉질–내장 상관관계 가설에서는[29] 경락 계통이 (1) 신경계를 통해 대뇌 겉질에 연결되는 별도의 체계이며 (2) 신경호르몬성 기전을 통해 작동한다고 본다.[30] 근래에, 지음 혈위(至陰, BL67)를 자극함으로써 시각겉질이 활성화되는 현상이 기능적 MRI 영상으로 확인되었다.[31] 이 연구에 따르면 새끼발가락에 위치하여 눈 관련 병증 치료효능으로 활용되는 혈위인 지음을 자극했을 때 빛으로 자극을 가했을 때와 비슷하게 시각겉질이 활성화되는 소견이 확인되었다.(17) 침을 시술하면 신경계를 통해 관련 뇌 겉질이 자극을 받고 화학물질이나 호르몬 분비가 조절되면서 문제가 된 장기에 치료효과가 나타난다고 하는 혈위–뇌–장기 일반모형이 제안되었다.

1970년대 중반에 침진통시 엔돌핀이 분비되고 이것이 날록손으로 차단된다는 사실이 발견되면서 주류의학계에서 침의 유효성이 인식되는 중요한

(17) 기능적 MRI 영상을 통한 경혈 자극과 뇌 겉질의 대응성 연구: 본문에 언급된 1998년 논문(Cho ZH et al., PNAS 1998;95(5):2670–2673)은 발표 당시 큰 반향을 불러일으켜 이후 유사한 방향의 연구들이 발표되었으나 침진통에서의 경혈특이성이 확인되지 않은 등의 사유로 2006년에 철회되었다(Cho ZH, Chung SC, Le e HJ, Wong EK, Min BI. Proc Natl Acad Sci U S A. 2006;103(27):10527). 조장희 교수팀은 이러한 경혈특이성의 불확실성에 대한 논란에도 불구하고 후속논문을 통해 침의 효과에 있어서 중추신경계가 핵심적인 역할을 한다는 종설을 보고했다(Cho ZH, Hwang SC, Wong EK, Son YD, Kang CK, Park TS, Bai SJ, Kim YB, Lee YB, Sung KK, Lee BH, Shepp LA, Min KT. Neural substrates, experimental evidences and functional hypothesis of acupuncture mechanisms. Acta Neurol Scand. 2006;113(6):370–377). – 역주

계기가 마련되었다.[32,33] 침에 진통효과 반응이 좋지 않은 동물을 반응이 좋도록 만들려면 멧엔케팔린의 분해를 차단하는 D-페닐알라닌을 투여하면 된다.[34] 침이 신경계와 밀접하게 관련된다고 생각하게 되는 또 다른 현상으로 유발점 즉 근막동통증후군에서 압통이 가장 심한 지점(18)이 경혈과 상당히 일치한다는 점이 있다.[35] 임상가들 중에 일부는 이를 근거로 침구학 고전 서적에서 말하는 경락체계란 존재하지 않으며 침의 효과는 모두 신경계를 통해 매개되는 현상이라고 생각하게 되었다.[36,37] 다른 쪽의 학자들은 침 현상 중 신경학적으로 매개되는 부분은 아마도 '사소하고 2차적인 효과' 일 뿐 '침의 핵심적 기전은 아니다' 라고 본다.[38] 지금까지 침의 신경호르몬 이론은 현상을 기술하는 성격이 대부분이었으며 예측력은 거의 보여주지 못했다.

3. 발달생물학과 경락체계

경락체계의 전통적 개념이 형태발생의 관점에서 연구되었다. 경락체계와 배아발생 사이의 상관관계가 주목받은 지 수십 년이 되었다.[39] 1980년대 중반의 '틈새이음 배아 상피 신호전달 모형(gap junction embryonic epithelial signal transduction model)' 에 의하면 경락체계는 틈새이음으로 연결된 상대적 저분화 상피세포로 구성되어 신호를 전달하고 침 효과에서 중추적 역할을 한다. 1980년대 후반에 발표된 **형태발생 특이점 이론 (morphogenetic singularity theory)**은[40] 수학의 특이점 이론을 도입해서 경락체계의 기원, 분포, 비특이적 활성화 현상을 아래와 같이 설명했다.

|1| 경혈은 표면 생체전기장의 특이점

상피에는 보통 30~100mV의 전압차가 존재한다.[41] 여기에서의 전압은 막전위가 아니라 세포층을 사이에 두고 존재하는 전위차를 말한다. 경혈은 틈새연결이 밀집되고 전기전도도가 높아서 표면전류가 수렴하는 지점 즉 전류 밀도가 국소적으로 가장 높은 지점을 포함하게 된다. 전류 흐름이 급격하게 변하는 일종의 특이점이다. 수학에서 특이점이란 불연속점으로 정의되며 하나의 상태에서 다른 상태로 급격히 전이되는 지점을 의미한다. 특이점 일대에 건드림(섭동, perturbation)이 조금 발생하더라도 계 전체가 결

(18) 유발점(trigger point): 유발점은 해당 부위를 자극했을 때 멀리 떨어진 부위에 증상을 유발하는 지점이며, 그런 의미에서 통증이라는 국소반응이 나타나는 지점을 의미하는 압통점과는 본래 다른 개념이다. - 역주.

정적으로 변화되기도 한다. 제임스 맥스웰이 말했듯이 "어떤 수준 이상의 모든 존재에는 특이점이 있다. …… 특이점에서는 유한한 존재의 사고가 미치지 못할 정도로 물리적 크기가 작은 변화가 지극히 중대한 변화를 일으키기도 한다."[42] 초전도양자간섭장치(SQUID, superconducting quantum interference device)를 이용해 인체 두피의 전자기장 특성을 측정했을 때 관찰한[43] 표면 전자기장 특이점은 표면 자기다발 궤적 여럿이 한 데 모여 신체 깊은 곳으로 들어가는 지점이었다. 이 지점이 백회 혈위(百會·GV20)였다(Dr. Magnus Lou, 개인적 서신교환). 두피에서 자기다발이 모이는 경로가 경락체계 중 독맥과 일치했다. 즉 표면자기장이 그 유동 방향에 따라 서로 대칭인 2개의 구역으로 나뉘는 경계역(separatrix)(19)이다. 경계역이란 공간영역 사이의 궤적이나 경계를 말하며[44] 특이점의 연결선인 경우가 많다. 독맥은 형태학적으로 두피상 대칭성의 축이기도 하다. 이러한 양상은 두피상 주요 신경, 림프관, 혈관 분포와 일치하지 않으며 경락체계와 일치한다.

| 2 | 성장조절과 형태발생에서 전기장의 역할

다양한 종류의 세포가 생리적 범위의 강도를 띠는 전기장에 민감하다.[45] 몸분절 섬유모세포는 7mV/mm 정도의 아주 미약한 전압차에서도 음극 쪽으로 이동한다.[46] 세포이동에는 비대칭적 칼슘유입이 반드시 필요하기 때문에 칼슘통로 차단제나 이온운반체를 쓰면 세포이동이 차단되거나 역전되기도 한다.[47] 생리적 강도의 전기장에서는 대부분의 경우 음극 쪽에서 세포성장이 가속화되고 양극 쪽에서 세포성장이 둔화된다.[48,49] 성장속도가 빠른 세포는 상대적으로 음극성을 띠는 경우가 많다. 극성이 나타나는 까닭은 미토콘드리아에서 에너지 대사가 활발하게 진행될 때 생기는 음성 막전위가 강해지기 때문이다.[50] 생쥐 분할세포에 전기장을 가하면 극성이 유도된다.[51] 하등동물의 형태발생 과정 중 내재적 생체전기장과 반대 방향의 극성으로 외부에서 전기장을 가하면 전후방 극성과[52] 배측–복측 극성이[53] 역전된다.

---

(19) 경계역(separatrix): 두 위상공간의 경계가 되는 영역, 혹은 그 함수. – 역주.

| 3 |
조직화중심은 전기전도도가 높다

발생 과정에서 넓은 구역이 조직화 중심(organizing center)이라 하는 소수의 세포들의 조절을 받는 경우가 적지 않다.[54] 조직화 중심은 체표상 전기전도도가 높은 지점이다.[40] 조직화 중심의 고전적인 사례인 양서류 주머니배구멍(20)은 전기전도도가 높고 전류의 밀도도 높다.[55] 고등 척추동물에서도 비슷한 현상이 관찰되었다.[56] 전기 전도도가 높은 현상을 추가적으로 뒷받침해주는 소견으로 조직화 중심에 틈새이음의 밀도가 높다는 사실도 관찰되었다.[57-60] 육안으로 본다면 조직화 중심은 형태발생원 분포나 전자기장상 특이점에 해당한다.[40] 전기적 전위차 분포와 화학적 형태발생원 분포가 서로를 강화시키는 작용을 한다고 생각되는 까닭은 형태발생원이 역할을 하는 물질이 대개 하전된 분자나 이온으로서 반응하고 확산하는 기전 외에 전기장의 영향을 받아 넓은 범위에 걸쳐 상대적으로 안정된 분포차이(gradient)를 유지하기 때문이다. 형태발생원이 이온통로나 펌프에 영향을 미쳐 전기장을 변화시키기도 한다. 조직화 중심 부위의 내재적 전기장이 교란되면 기형이라는 결과를 초래하기도 한다.[55] 조직화 중심에서의 전기활동이 변화하면 그에 따라 신호전달이 변화되고 이후에 형태학적 변화가 나타나기도 한다.[61,62] 예를 들면 양서류에서 장차 팔다리싹이 될 부위에서는 세포성장이 처음 진행되기 여러 날 전에 바깥쪽으로 향하는 전류의 흐름이 감지된다.[63]

| 4 |
혈위, 조직화 중심

혈위나 조직화 중심에는 공통적으로 전기전도도가 높고 전류 밀도가 높으며 틈새이음의 밀도가 높고 비특이적 자극으로 활성화된다는 특성이 있다. 침 치료의 효과를 얻으려 할 때 활용 가능한 다양한 자극에는[64] 전기, 침, 온도변화, 레이저,[65] 압력 등이 있다. 조직화 중심에서의 형태발생도 이와 유사하게 기계적 손상이나 비특이적인 화학물질 주입 등 다양한 자극에 의해 유발된다.[54,66]

발달생물학의 위상경사(phase gradient) 모형을 근거로 보면,[40,67] 꼭대기외배엽 능선이나 기타 성장 첨부와 같이 국소적으로 가장 오목한 지점 혹은 극성 활성대(zone of polarizing activity)(21)와 같이 국소적으로 가장 오목한 지점 등 체표가 이루는 곡면 중 가장 말단 지점에 조직화 중심이 여럿

(20) 주머니배구멍(blastopore) : 배아발생 중 장배형성기(gastrulation)에 배아 표면의 세포가 안쪽으로 함입되며 내배엽, 중배엽을 형성하는데 그 때 형성된 구멍. – 역주.

존재하리라 예상된다. 이러한 예상과 비슷하게, 체표면에서 가장 말단의 지점은 거의 모두가 혈위에 해당한다. 예를 들어 십선(十宣·EX-UE11), 기단(氣端·EX-LE12), 유중(乳中·ST17), 충양(衝陽·ST42), 여태(厲兌·ST45), 은백(隱白·SP1), 혈해(血海·SP10), 소료(素髎·GV25) 등을 비롯한 많은 혈위들이 볼록한 지점에 해당한다. 단중(膻中·CV17), 용천(湧泉·KI1), 청궁(聽宮·SI19), 풍지(風池·GB20), 위중(委中·BL40), 극천(極泉·HT1), 정명(睛明·BL1), 신궐(神闕·CV8) 등을 비롯한 많은 혈위들이 오목한 지점에 해당한다. 혈위와 조직화 중심의 위와 같은 여러 유사점들을 보면 혈위의 기원이 조직화 중심이 아닐까 하는 생각을 하게 된다.

| 5 |
귓바퀴에 혈위가 가장 밀집되어 분포하는 이유는?

혈위나 조직화 중심은 개체의 형태와 밀접한 연관성을 갖고 분포된다. 귓바퀴를 예로 들면 표면 형태가 극히 복잡하며 혈위가 가장 밀집되어 분포한다. WHO에 의하면 43개 이혈(耳穴)의 치료효과가 입증되었으며 이 숫자는 전신 혈위의 10%에 해당한다. 귓바퀴에 별다른 중요한 신경이나 혈관이 지나지도 않고 생리적으로 음향을 모으는 기능 외에 별다른 중요한 기능을 하지도 않지만 귓바퀴 형태는 기타 장기에 기형이 생겼는지 여부를 가장 민감하게 반영하는 지표 중 하나이다. 터너 증후군(22), 포터 증후군(23), 트리처-콜린즈 증후군(24), 파타우 증후군(25), 에드워즈 증후군(26), 누넌 증후군(27), 모성 당뇨, 죽상동맥경화,[68] 골든하 증후군(28), 베크위드 증후군(29), 디죠지 증후군(30), 크리두샤 증후군(31), 유약X 증후군(32) 등에서 귀 형태이상이 관찰되었다. 소아과의 표준 교과서에서는 귀의 이상이 관찰되면 반드시 몸의 다른 곳에 기형이 있는지 찾아보아야 한다고 권장한다.[69]

---

(21) 극성 활성대(zone of polarizing activity): 조류의 발생과정에서 팔다리싹 후방 끝 부분에 위치한 중배엽 조직으로, 발생될 팔다리 조직의 공간배치를 조절하는 물질을 분비한다. - 역주.

(22) 터너 증후군(Turner's syndrome): X염색체 이상과 관련하여 단신, 골격성숙지연, 짧은 4~5 손허리뼈(중수골) 등을 특징으로 하는 선천성 이상. - 역주.

(23) 포터 증후군(Potter's syndrome): 콩팥 무형성, 허파 미발달 등을 특징으로 하는 출생결함. - 역주.

(24) 트리처-콜린즈 증후군(Treacher-Collins' syndrome): 아래턱얼굴 뼈발생이상이 특징인 상염색체 우성 유전질환. - 역주.

| 6 |
경맥, 경계역

배아발생 초기단계에는 일반적으로 틈새이음 매개성 세포간 신호전달이 넓게 퍼져 분포하기 때문에 전체 배아가 하나의 융합체(syncytium)로서 연결되어 있다. 발달이 진행되면서 틈새이음이 불연속적인 경계선 부위로만 분포하고 그에 따라 배아는 여러 신호전달 구획으로 쪼개진다.[70] 이 때의 전도도가 높은 경계선 즉 경계역(separatrix)은 생체전기 흐름의 주요 경로이기도 하며 경맥의 원형일 가능성도 생각된다.[40,71] 경맥체계상 서로 연결된 여러 세포들은 미분화상태를 유지하면서 부분적 배아 상태에서의 조절 기능을 유지한다는 주장이 제기되기도 했다.[20,40] 이 이론에서 말하는 바와 같이 주름의 꼭대기 부분은 형태발생 과정에서 미분화된 상태를 유지하며,[72] 극성 활성대나[73] 꼭대기외배엽능선도[74] 마찬가지이다. 경맥이 근육 사이의 경계선을 따라 분포한다고 황제내경에 쓰인 내용과 경계역의 특성이 일치한다. 예를 들면 폐경의 일부 구역이 위팔두갈래근(biceps)과 위팔노근(brachioradialis)의 경계선을 따라 지난다. 심포경의 일부 구역은 긴손바닥근(palmaris longus)과 노쪽손목굽힘근(flexor carpi radialis) 사이를 지난다. 방광경의 일부 구역이 목빗근과 등세모근의 사이로 지난다. 유발점도 근육의 자유모서리에 분포하는 경향을 보인다.[75] 독맥과 임맥은 체표면의 대칭축이다. 다양한 여러 구조물의 경계선이 된다. 또한 전통 침구학에서는 모든 경맥이 수렴되는 곳으로도 알려져 있다.

---

(25) 파타우 증후군(Patau's syndrome): 눈, 뇌, 심장이상과 구순열, 구개열 등을 특징으로 하는, 13번 염색체 이상(trisomy)에 의한 선천성 질병. – 역주.

(26) 에드워즈 증후군(Edwards' syndrome): 출산저체중, 작은 머리와 턱, 심장·콩팥·손발 기형 등을 특징으로 하는, 18번 염색체 이상(trisomy)에 의한 선천성 질병. – 역주.

(27) 누넌 증후군(Noonan's syndrome): 선천성 심장병, 허파동맥협착, 새가슴 등을 특징으로 하는, 상염색체 우성 유전병. – 역주.

(28) 골든하 증후군(Goldenhar's syndrome): 안구, 귀, 턱, 척추기형을 특징으로 하는 증후군. – 역주.

(29) 베크위드 증후군(Beckwith syndrome): 큰 혀, 거대 장기, 제대탈장, 신생아 저혈당 등을 특징으로 하는 증후군. – 역주.

(30) 디죠지 증후군(DiGeorge syndrome): 흉선과 부갑상선 결손, 심장과 두개안면부 기형 등을 특징으로 하는 선천성 장애. 22번 염색체 이상. – 역주.

(31) 크리두샤 증후군(Cri-du-chat syndrome): 5번 염색체 이상으로 인해 작은 머리와 턱, 정신지체, 고양이 울음 등을 특징으로 하는 증후군. – 역주.

(32) 유약X 증후군(fragile X syndrome): X염색체 관련, 정신지체, 길고 좁은 안면, 크게 돌출한 귀 등을 특징으로 하는 증후군. – 역주.

[그림 4-1] 특이점과 경계역 예시(참고그림의 변형[117]) 체표면 전자기장의 특이점과 경계역 즉 혈위와 경맥의 패턴도 이 그림과 비슷하다.

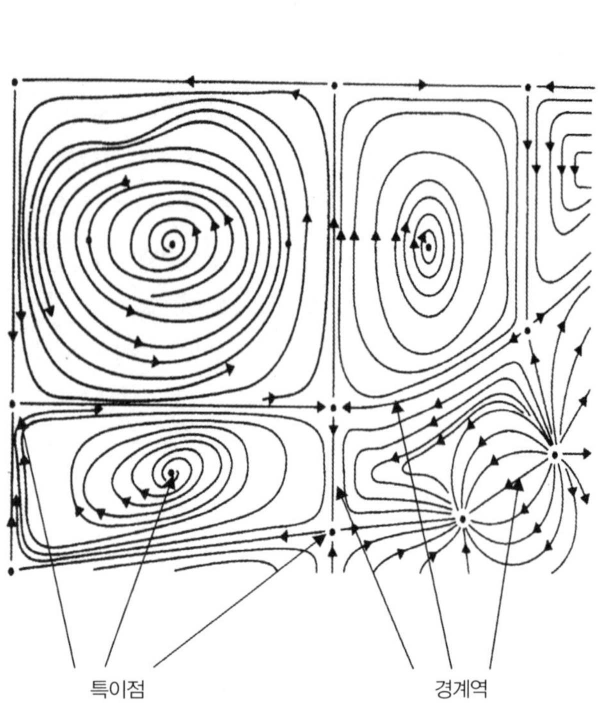

[그림 4-2] 배아를 가로지르는 이온 유동.[118] 조직화 중심의 고전적 사례인 주머니배구멍(blastopore)은 전기 전도도와 전류 밀도가 높다. 초기 배아발생이 지나면 주머니배구멍 흐름이 일정하게 유지된다. 전기장에 의해 배아에 극성이 생기며 형태발생 신호가 제시된다. 과거 예측되었던 내용이 이 소견으로 확인되었다.[116]

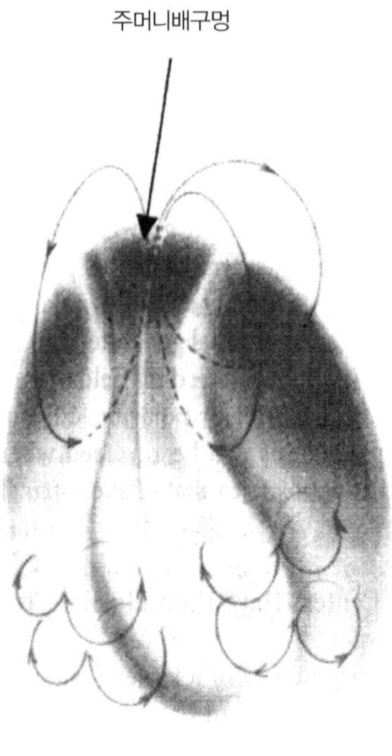

| 7 |
생리학과 진화에서 경맥체계의 역할

개체발생상 성장조절체계에서 조직화 중심이 발달하고 나서 신경계나 기타 생리적 계통이 발달한다. 모든 생리적 계통은 형성되고 유지되려면 성장조절체계가 직접 관여해야 한다. 형태발생 특이점 이론의 측면에서 보면 경락체계는 조직화 중심이 이루는 그물망에서 기원한다. 개별 배아의 발생 과정은 종 진화의 축약판(개체발생은 계통발생의 요약)이므로 아마도 진화상 경락체계의 기원이 나타난 후에 신경계, 순환계, 면역계 등 다른 모든 생리적 계통이 나타났으리라 생각된다. 경락체계의 유전적 청사진이 일종의 형판 역할을 하면서 새로운 계통이 진화했을 지도 모른다. 그렇기 때문에 경락 체계는 단순히 다른 계통의 일부분이 아니라 다른 계통과 겹쳐지며 상호작용한다. 성장조절신호는 기능 중심 생리적 계통의 활동 속에 포함된 채 전달된다. 다양한 신경계, 순환계, 면역계의 활동이 비대, 증식, 위축, 세포자멸사와 같은 성장조절 기전을 통해 조절되고, 신호전달 분자나 신호전달 경로가 동일하며 원발암유전자(proto-oncogene)와 같은 성장조절 유전자가 작용한다.[76–80] 침 역시 원발암유전자(c-fos)의 발현을 일으킨다.[81,82] 여러 '비흥분성' 세포에서 전기화학적 진동, 결합, 세포간 장거리 신호전달[62,83,84] 현상이 관찰되었으며 경락체계상 신호전달에서 어떤 역할을 할지도 모른다.

| 8 |
경락과 차크라 체계의 공통 근거

형태발생 특이점 이론의 관점에서 보면 경락체계의 분포는 단순히 신경, 근육, 혈관 요소로 결정되지 않으며 내부구조와 외부구조 모두와 관련 있다. 경락체계의 분포는 형태발생 결과 만들어진 것이다. 따라서 그다지 표면 굴곡면의 꼭대기가 아닌 지점의 혈위나 그다지 명백한 경계선이 아닌 곳의 경맥은 어떤 흔적이거나 내부구조물과 관련되었으리라 생각된다. 미분화 상태의 상호 연결된 세포 그물망이 체표면에만 존재하지는 않는다. 분화 정도가 가장 적은 유형의 세포로 생식세포가 있다. 특정 세포유형의 원발성 종양이 분포하는 모양을 살펴보면 해당 세포유형의 정상 상태에서 분포하는 모양과 관련있다. 원발성 크롬친화세포종(pheochromocytoma)이 나타나는 부위는 정상 교감신경절 세포의 분포와 관련있다. 생식세포 종양이[85,86] 정중선이나 척추 옆을 따라 분포하는 모양을 보면 엉치꼬리 부위에서 종격 전방, 혀, 코인두를 지나 솔방울샘 등 부위이다. 엉치꼬리, 생식샘, 복막뒤, 가슴샘,[87] 갑상샘,[88] 안장위, 솔방울샘[89] 등 7개 부위에 집중적으로 분포하는 듯하다. 이 패턴이 요가나 침구학에서 말하는 차크라 체계와 비슷한 것을 보면[90] 미분화 세포가 '체내 경락체계' 의 일부로서 정상 상태에서 서로 긴밀히 연결되고 중요한 조절기능을 담당할 가능성을 생각하게 된다.[91] 아마도 경락체계 내에서 세포분화 정도나 기능에 어떤 층차구조가 존재하고 그 중에서도 생식세포 체계(주요 차크라 체계)가 가장 분화 정도가 적으면서 조절체계의 중앙 핵심 요소이리라 생각된다. 체표 가까운 경락과 혈위는 분화 정도가 더 높으며 더 하위의 층차구조에 해당한다.

| 9 | 경락체계 관점의 진단치료 기전

조직화 중심의 전기전도도가 형태발생에 따라 변하는 것처럼 혈위에서의 전도도 역시 생리적 변화나[13] 병리적 상태에[92,93] 따라 변화를 보인다. 전기장에서의 변화가 나타난 후에 형태학적 변화가 나타나며[63] 전기장을 조작함으로써 형태학적 변화가 조절되기도 한다는[94] 사실을 보면 여러 질병을

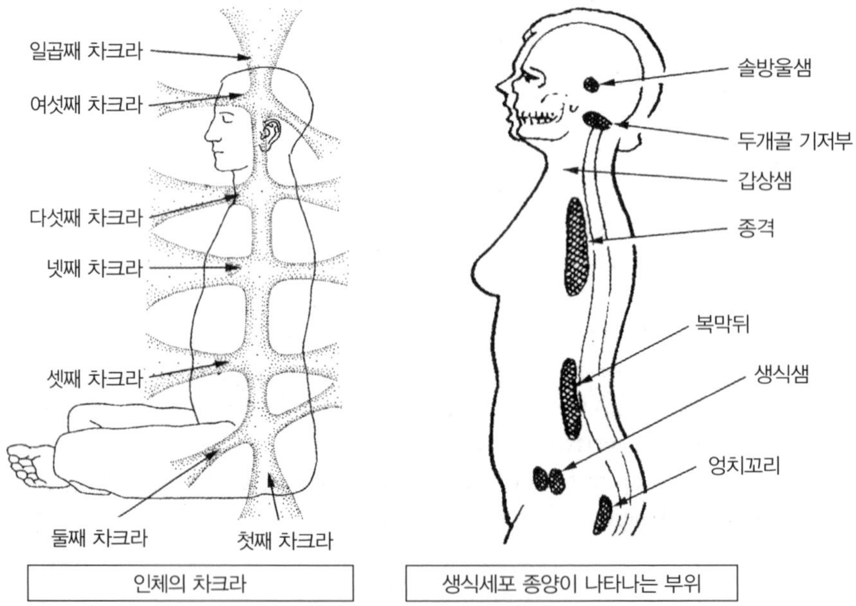

[그림 4-3] 크롬친화세포종이 나타나는 부위가 교감신경절 부위와 상응하는 현상과 꼭 마찬가지로, 생식세포 종양이 나타나는 부위는 체내 미분화세포의 분포부위와 상응하며 '체내 경락체계' 의 일부로서 성장조절과 생리기능 조절에 관여하리라 추정된다. 이들 분포부위는 요가나 침구학에서 말하는 차크라 체계와도 잘 들어맞아서, 차크라 체계와 경락체계의 구조적 근거가 동일할 가능성이 보인다. Pathology illustrated 4판(Govan ADT 외, 1995), Basics of acupuncture 4판(Stux, 1997)의 그림을 참고함.

진단하고[93,95] 치료하는 데에 새로운 돌파구가 마련될지 모른다. 형태발생 특이점 이론에 따르면[40] 조직화 중심이 이루는 그물망에는 배아 발생기나 그 이후의 비교적 낮은 정도의 세포분화 상태와 관련된 고도로 긴밀한 세포간 신호전달을 통한 조절기능이 계속 유지된다. 초기 배아발생 이후에도 조직화 중심 부위에는 미분화 상태와 전기전도도가 높은 상태가 유지된다는 사실은 이 예측과 일치하는 현상이다.[96] 조직화 중심은 신체의 다른 부위와 신호를 주고받으며 올바른 형태와 기능을 유지한다. 틈새이음 신호전달이 형태발생에서 필수적인 역할을 담당한다는 사실이 밝혀져 있다.[97] 동물 연구나 배양 연구 모두에서 틈새이음 유전자는 고전적인 종양억제 유전자 기능을 하면서 전이 암세포에 대한 성장통제기능을 회복시키기도 했다.[98] 초기의 신호전달 단계에 표면의 어떤 지점에서 전기적 특성을 측정함으로써 조직화 중심 그물망의 이상을 검출하고 서로 연결된 조직화 중심을 조절함으로써 그 이상을 치료하게 될지도 모른다.

상처 치유나 스트레스 반응에서 형태와 기능이 정상으로 회복되는 데에 조직화 중심의 활성화가 어떤 역할을 담당한다고 보인다. 침을 통해 상처 치유속도가 빨라지고[99] 전신적 상처치유와 스트레스 반응이 강화된다.[100,101] 스트레스 반응의 일환으로 엔돌핀이 활발하게 분비되어 진통과 상피세포 성장이[102] 촉진된다. 침 자극시 유발되는 세로토닌이나[103] 부신겉질자극호르몬과[104] 같은 신경호르몬 인자 역시 성장조절에 영향을 미친다.[105]

침 치료시 특이점(혈위)에 비특이적 섭동이 종종 일어나며 이것이 병리적 과정을 직접적으로 억제하지는 않더라도 개체의 조직화 중심 그물망을 활성화해 병리적 과정을 간접적으로 조정하고 정상 기능으로 회복시킬지도 모른다. 예를 들어 족삼리 혈위(ST36)에 침을 시술하면 장 운동성이 지나치게 항진된 경우 억제되고 지나치게 저하된 경우 촉진된다.[106] 여기 설명한 것처럼 조직화 중심이 활성화됨으로써 기능이 정상을 회복하면 기타 정상적이고 유익한 생리적 기능과 중첩되는 경우가 적지 않은 병리 과정을 직접 억제할 때 초래되는 부작용이 나타날 가능성이 적다. 따라서 경락체계에 근거한 기법을 올바로 사용한다면 부작용이 거의 생기지 않으며[107-110] 이것은 무작위 대조 시험에서도 관찰된 바 있다.[3,4]

어떤 혈위를 양극 맥파로 자극하면 그 혈위의 기능이 억제되고 음극 맥파로 자극하면 그 혈위의 기능이 항진된다는 것이 전침에서의 원칙이다.[111]

전침에서의 극성에 따른 상반된 효과는 세포 성장이 음극 쪽으로는 항진되고 양극 쪽으로는 억제되는 현상과 비슷하며[48,49] 침 기전이 성장조절 기전과 상당히 일치한다는 이론에도 부합한다.

4. 결론

형태발생 특이점 이론에는 경락과 차크라 체계, 현대과학의 기본적인 공통부분이 나타나 있다. 신경내분비 방면의 연구결과와 잘 부합한다. 경락과 차크라 체계 그리고 생식세포 종양의 분포, 혈위의 비특이적 활성화, 혈위에서 전기전도도가 높은 것, 전침의 극성에 따른 효과나 부작용 특성, 개체발생, 계통발생, 경락체계의 생리적 기능 등 발생학과 침 연구에서의 몇 가지 현상이나 수수께끼가 형태발생 특이점 이론으로 해명된다. 이 문제들 중 대부분은 신경호르몬 이론 중 어느 것으로도 해명된 바가 없다. 몇몇 전향성 맹검 시험의 연구자들은 형태발생 특이점 이론을 알지 못했음에도 불구하고 본 이론에 따라 추론되는 형태발생에서 특이점과 경계역의 역할을 확인하고 또한 본 이론이 예측한 대로 주머니배구멍이나 극성 활성대와 같은 조직화 중심 부위에 전기전도도가 높고 틈새이음의 밀도가 높다는 사실을 확인했다.

침이나 기공처럼[112,113] 경락체계를 자극하는 기법을 통해 유기체의 자기조직화 체계를 활성화하고 증상개선보다 더욱 근본적인 차원에서 구조와 기능을 향상시킬 수 있을 것이다. 이러한 기법을 개발함으로써 병리적 변화가 해부학적 즉 형태학적 변화에 이르기 전에 초기 신호전달 단계에서의 진단과 치료가 가능할 것이다.

5. 전망

이상 살펴본 진전된 여러 연구에는 침 분야를 넘어 생의학적으로 폭넓은 의미가 담겼다. 경락체계 연구의 현 단계는 물리학에서 뉴튼역학에서 전자기학으로 이행하던 19세기 초와 비슷하다. 21세기에는 상대성 이론이나 양자역학과 같은 놀라운 진보가 우리를 기다리고 있으며 경락 '전자기학' 이 더욱 개발된 바탕 위에서 가능하리라 생각된다. 경락체계와 관련 있는 정신생리학, 시간생물학,[114] 맥박 분석,[115] 등과 같은 경락체계와 관련된 기타 영역에 대해 더욱 엄밀한 연구가 필요하다. 현존하는 여러 이론을 앞으로 규명하고 검증해야 한다.

신경호르몬 연구 외에 다음과 같은 방면의 연구가 앞으로 침과 경락체계를 깊게 이해하는 데에 중요하리라 생각된다.

1. 초전도양자간섭장치(SQUID)처럼 분해능이 뛰어난 장치를 이용해 경락체계와 그 전자기장의 역동적 변화에 대한 그림 완성
2. 침 시술시 혹은 기공 수행시 변화를 비롯한 생리적인 혹은 병리적인 다양한 변화와 경락체계의 물리적 매개변수 사이의 관계
3. 침구학과 관련된 조기진단치료 기법을 개발하고 그 비용 효율성을 확인하기
4. 형태발생과 성장조절에서 경락체계의 역할 규명
5. 경락체계 내에서의 세포분화와 신호전달 탐색
6. 배아발생 과정동안 체표 굴곡면의 변화를 파악하고 그 변화와 경락체계의 관계 탐구

감사의 글

David Diehl, James Gordon, Richard Hammerschlag, Magnus Lou, San Wan 박사 등의 도움과 저서에 수록된 그림을 사용하도록 허락해준 Mesterton–Gobbons와 Gabriel Stux에게 감사를 표한다.

4장 참고문헌

1. Food and Drug Administration (1996) Medical devices: Reclassification of acupuncture needles for the practice of acupuncture. Federal Register 61:64616-64617
2. Kaptchuk TJ, Edwards RA, Eisenberg OM (1996) Complementary medicine: Efficacy beyond the placebo effect. In: Ernst E (1996) Complementary medicine - an objective appraisal. Butterworth-Heinemann, Oxford, pp 42-70
3. Lee YH, Lee WC, Chen MT, Huang JK, Chung C, Chang LS (1992) Acupuncture in the treatment of renal colic. J Urol 147:16-18
4. Hesse J, Mogelvang B, Simonsen H (1994) Acupuncture versus metoprolol in migraine prophylaxis: A randomized trial of trigger point inactivation. J Intern Med 235:451-456
5. Christensen BV, Iuhl IU, Vilbek H, Bulow HH, Dreijer NC, Rasmussen HF (1992) Acupuncture treatment of severe knee osteoarthrosis. A long-term study. Acta Anaesthesiol Scand. 36(6):519-525
6. Appiah R, Hiller S, Caspary L, Alexander K, Creutzig A (1997) Treatment of

primary Raynaud's syndrome with traditional Chinese acupuncture. J Intern Med 241:119-124
7. Naeser MA, Alexander MP, Stiassny-Eder D, Galler V, Hobbs J, Bachman D (1992) Real versus sham acupuncture in the treatment of paralysis in acute stroke patients: A CT scan lesion site study. J Neuro Rehab 6:163-173
8. Hu HH. Chung C, Liu TJ, Chen RC, Chen CH, Chou P et al (1993) A randomized controlled trial on the treatment for acute partial ischemic stroke with acupuncture. Neuroepidemiology 12:106-113
9. Siterman S, Eltes F, Wolfson V, Zabludovsky N, Bartoov B (1997) Effect of acupuncture on sperm parameters of males suffering from subfertility related to low sperm quality. Arch Androl 39:155-161
10. Vickers AJ (1996) Can acupuncture have specific effects on health? A systematic review of acupuncture antiemesis trials. J R Soc Med 89:303-311
11. World Health Organization (1991) A proposed standard international acupuncture nomenclature: Report of a WHO scientific group. World Health Organization, Geneva
12. Pomeranz B (1997) Scientific basis of acupuncture. In: Stux G (ed) Basics of acupuncture. Springer-Verlag, New York, pp 30-32
13. Comunetti A, Laage S, Schiessl N, Kistler A (1995) Characterisation of human skin conductance at acupuncture points. Experientia 51:328-331
14. Bergsman O, Wooley-Hart A (1973) Differences in electric skin conductivity between acupuncture points and adjacent skin areas. Am J Acupunct 1:27-32
15. Wensel LO (1980) Acupuncture in medical practice. Reston Publishing, Reston, p 128
16. Nakatani Y, Yamashita K (1977) Ryodoraku acupuncture. Ryodoraku Research Institute, Osaka
17. Reichmanis M (1988) Electroacupuncture. In: Marino AA (ed) Modern Bioelectricity. Dekker, New York, pp 762-765
18. Eory A (1984) In-vivo skin respiration (CO2) measurements in the acupuncture loci. Acupunct Electrother Res 9:217-223
19. Mashansky VF, Markov UV et al (1983) Topography of the gap junctions in the human skin and their possible role in the non-neural signal transduction. Arch Anat Histol Embryol 84:53-60
20. Cui H-M (1988) Meridian system-specialized embryonic epithelial conduction system. Shanghai J Acupunct 3:44-45
21. Fan JY (1990) The role of gap junctions in determining skin conductance and their possible relationship to acupuncture points and meridians. Am J Acupunct 18:163-170
22. Zheng JY, Fan JY, Zhang YJ, Guo Y, Xu TP (1996) Further evidence for the role of gap junctions in acupoint information transfer. Am J Acupunct 24:291-6

23. Zhang D, Fu W, Wang S, Wei Z, Wang F (1996) Displaying of infrared thermogram of temperature character on meridians [Chinese]. Chen Tzu Yen Chiu Acupuncture Research 21:63-67
24. Eory A (1984) In vivo skin respiration (CO2) measurements in the acupuncture loci. Acupunct Electrother Res 9:217-223
25. Bowsher D (1998) Mechanisms of acupuncture. In: Filshie J, White A, (eds) Medical Acupuncture. Churchill Livingston, Edinburgh, pp 69-80
26. Chiang CY, Chang CT (1973) Peripheral afferent pathway for acupuncture analgesia. Scientia Sinica 16:210-217
27. Liu Z (1998) Meridian pharmacology research [Chinese]. Jinluo Luntan Meridian Forum 5:1-4
28. Chen P, Chen Z, Weng J, Ren H, Zhang J, Zhang J, Feng J (1986) Relationship between cerebral cortex and acupuncture inhibition of visceral pain. In: Zhang X (ed) Research on acupuncture, moxibustion, and acupuncture anesthesia. Science Press, Beijing and Springer-Verlag, Berlin, p 227
29. Anonymous (1976) A preliminary investigation of the mechanism of antipain and counterinjury effects of acupuncture anaesthesia. Scientia Sinica. 19:529-556
30. Chang HC, Xie YK, Wen YY, Zhang SY, Qu JH, Lu WJ (1983) Further investigation on the hypothesis of meridian-cortex-viscera interrelationship. Am J Chin Med 11:5-13
31. Cho ZH, Chung SC, Jones JP, Park JB, Park HJ, Lee HJ et al (1998) New findings of the correlation between acupoints and corresponding brain cortices using functional MRI. Proc Natl Acad Sci USA 95:2670-2673
32. Pomeranz B, Chiu D (1976) Naloxone blocks acupuncture analgesia and causes hyperalgesia: Endorphin is implicated. Life Sci 19:1757-1762
33. Mayer DJ, Price DO, Raffii A (1977) Antagonism of acupuncture analgesia in man by the narcotic antagonist naloxone. Brain Res 121:368-372
34. Takeshige C, Tanaka M, Sato T, Hishida F (1990) Mechanism of individual variation in effectiveness of acupuncture analgesia based on animal experiment. Eur J Pain 11:109-113
35. Melzack R, Stillwell OM, Fox EJ (1977) Trigger points and acupuncture points for pain: Correlations and implications. Pain 3:3-23
36. Ulett GA (1992) Beyond yin and yang: How acupuncture really works. Warren H. Green, St. Louis
37. Mann F (1998) A new system of acupuncture. In: Filshie J, White A (eds) Medical acupuncture. Churchill Livingston, Edinburgh, p 63
38. Pearson P (1987) An introduction to acupuncture. MTP Press, Norwell. p 75
39. Mann F (1971) Acupuncture. Random House, New York, p 40
40. Shang C (1989) Singular point, organizing center, and acupuncture point. Am J Chin Med 17:119-127

41. Jaffe LF (1977) Electrophoresis along cell membranes. Nature 265:600-602
42. Winfree AT (1980) The geometry of biological time. Springer-Verlag, New York, p 71
43. Cohen D, Palti Y, Cuffin BN, Schmid SJ (1980) Magnetic fields produced by steady currents in the body. Proc Natl Acad Sci USA 77:1447-1451
44. Vinogradev IM, Adyan SI, Alesandrov PS, Bakhvalov NS et al (1992) Encyclopaedia of mathematics Norwell, MA: Kluver Academic, Norwell, pp 276, 346
45. Erickson CA (1985) Morphogenesis of the neural crest. In: Browder LW (ed), Developmental biology. Plenum, New York, p 528
46. McGinnis ME, Vanable JW jr (1986) Voltage gradients in newt limb stumps. Prog Clin Bioi Res 210:231-238
47. Cooper MS, Schliwa M (1986) Transmembrane Ca2+ fluxes in the forward and reversed galvanotaxis of fish epidermal cells. Prog Clin Biol Res 210:311-318
48. Nuccitelli R (1984) The involvement of transcellular ion currents and electric fields in pattern formation. In: Malacinski GM (ed), Pattern formation. Macmillan, New York
49. McCaig CD (1987) Spinal neurite regeneration and regrowth in vitro depend on the polarity of an applied electric field. Development 100:31-41
50. Chen LB (1989) Fluorescent labeling of mitochondria. Methods in Cell Biology 29:103-120
51. Wiley LM, Nuccitelli R (1986) Detection of transcellular currents and effect of an imposed electric field on mouse blastomeres. Prog Clin Biol Res 210:97-204
52. Marsh G, Beams HW (1952) Electric control of morphogenesis in regenerating Dugesia tigrina. J Cell Comp Physiol 39:191
53. Kolega J. The cellular basis of epithelial morphogenesis. In: Browder LW (eds), Developmental Biology. Plenum, New York, pp 112-116
54. Meinhardt H (1982) Models of biological pattern formation. Academic, London, p 20
55. Hotary KB, Robinson KR (1994) Endogenous electric currents and voltage gradients in Xenopus embryos and the consequences of their disruption. Dev Biol 166:797
56. Jaffe LF, Stern CD (1979) Strong electric currents leave the primitive streak of chick embryos. Science 206:569-571
57. Laird DW, Yancey SB, Bugga L, Revel JP (1992) Connexin expression and gap junction communication compartments in the developing mouse limb. Dev Dyn 195:153-161
58. Yancey SB, Biswal S, Revel JP (1992) Spatial and temporal patterns of distribution of the gap junction protein connexin 43 during mouse gastrulation and organogenesis. Development 114:203-212

59. Coelho CN, Kosher RA (1991) A gradient of gap junctional communication along the anterior-posterior axis of the developing chick limb bud. Dev Biol 148:529-535
60. Meyer RA, Cohen MF, Recalde S, Zakany J, Bell SM, Scott WJ jr, Lo CW (1997) Developmental regulation and asymmetric expression of the gene encoding Cx43 gap junctions in the mouse limb bud. Dev Genet 21:290-300
61. Nelson PG, Yu C, Fields RV, Neale EA (1989) Synaptic connections in vitro modulation of number and efficacy by electric activity. Science 244:585-587
62. Shang C (1993) Bioelectrochemical oscillations in signal transduction and acupuncture-an emerging paradigm. Am J Chin Med 21:91-101
63. Nuccitelli R (1988) Ionic currents in morphogenesis. Experientia 44:657-666
64. Altman S (1992) Techniques and instrumentation. Probl Vet Med 4:66-87
65. Hornstein OP (1997) Melkersson-Rosenthal syndrome-a challenge for dermatologists to participate in the field of oral medicine. J Dermatol 24:281-296
66. Toivonen S (1978) Regionalization of the embryo. In: Nakamura O, Toivonen S (eds) Organizer-A milestone of a half-century from Spemann. Elsevier, Amsterdam, p 132
67. Winfree AT (1984) A continuity principle for regeneration. In: Malacinski GM (ed) Pattern formation. Macmillan, New York, pp l06-107
68. Petrakis NL (1995) Earlobe crease in women: Evaluation of reproductive factors, alcohol use, and quetelet index and relation to atherosclerotic disease. Am J Med 99:356-361
69. Cotton RT (1996) The ear, nose, oropharynx, and larynx. In: Rudolph AM, Hoffman JIE, Rudolph CD (eds) Rudolph's Pediatrics. Appleton and Lange, Stamford, p 945
70. Lo CW (1996) The role of gap junction membrane channels in development. J Bioenerg Biomembr 28:379-385
71. Lee D, Malpeli JG (1994) Global form and singularity: Modeling the blind spot's role in lateral geniculate morphogenesis. Science 263:1292-1294
72. Toivonen S (1978) Regionalization of the embryo. In: Nakamura D, Toivonen S (eds) Organizer-a milestone of a half-century from Spemann. Elsevier, Amsterdam, p 124
73. Ros MA, Sefton M, Nieto MA (1997) Slug, a zinc finger gene previously implicated in the early patterning of the mesoderm and the neural crest, is also involved in chick limb development. Development 124:1821-1829
74. Carlson MR, Bryant SV, Gardiner DM (1998) Expression of Msx-2 during development, regeneration, and wound healing in axolotl limbs. J Experimental Zool 282:715-723
75. Baldry P (1998) Trigger point acupuncture. In: Filshie J, White A (eds), Medical Acupuncture. Churchill Livingston, Edinburgh, p 35
76. Baldwin AS jr (1996) The NF-kappa B and I kappa B proteins: New discoveries

and insights. Annu Rev Immunol 14:649-683

77. Berczi I (1994) The role of the growth and lactogenic hormone family in immune function. Neuroimmunomodulation 1:201-216
78. Bailey CH, Bartsch D, Kandel ER (1996) Toward a molecular definition of long-term memory storage. Proc Natl Acad Sci USA 93:13445-13452
79. Miano JM, Topouzis S, Majesky M, Olson EN (1996) Retinoid receptor expression and all-trans retinoic acid-mediated growth inhibition in vascular smooth muscle cells. Circulation 93:1886-1895
80. Tanaka H, Samuel CE (1994) Mechanism of interferon action: Structure of the mouse PKR gene encoding the interferon-inducible RNA-dependent protein kinase. Proc Natl Acad Sci USA 91:7995-7999
81. Pan B, Castro-Lopes JM, Coimbra A (1996) Activation of anterior lobe corticotrophs by electroacupuncture or noxious stimulation in the anaesthetized rat, as shown by colocalization of Fos protein with ACTH and beta-endorphin and increased hormone release. Brain Res Bull 40:175-182
82. Lee JH, Beitz AJ (1993) The distribution of brainstem and spinal cord nuclei associated with different frequencies of electroacupuncture analgesia. Pain 52:11-28
83. Rink TJ, Jacob R (1989) Calcium oscillations in nonexcitable cells. Trends Neurosci 12:43-46
84. Nedergaard M (1994) Direct signaling from astrocytes to neurons in cultures of mammalian brain cells. Science 263:1768-1771
85. Azizkhan RG, Caty MG (1996) Teratomas in childhood. Curr Opin Pediatr 8:287-292
86. Kountakis SE, Minotti AM, Maillard A, Stiernberg CM (1994) Teratomas of the head and neck. Am J Otolaryngol 15:292-296
87. Dehner LP (1990) Germ cell tumors of the mediastinum. Semin Diagn Pathol 7:266-284
88. Gonzalez-Crussi F (1982) Extragonadal teratomas. Armed Forces Institute of Pathology, Washington, p 118
89. Kretschmar CS (1997) Germ cell tumors of the brain m children: A review of current literature and new advances in therapy. Cancer Invest 15:187-198
90. Stux G (1997) Chakra acupuncture. In: Stux G (ed) Basics of acupuncture. Springer-Verlag, New York, pp 298-302
91. Nichols CR, Timmerman R, Foster RS, Roth BJ, Einhorn LH (1997) Neoplasms of the testis. In: Holland JF, Basst RC jr, Morton DL, Frei E III, Kufe DW, Weichselbaum RR (eds), Cancer medicine. Fourth edn. Williams and Wilkins, Baltimore, p 2206
92. Saku K, Mukaino Y, Ying H, Arakawa K (1993) Characteristics of reactive electropermeable points on the auricles of coronary heart disease patients. Clin

Cardiol 16:415-419

93. Oleson TD, Kroenig RJ, Bresler DE (1980) An experimental evaluation of auricular diagnosis: The somatotopic mapping of musculoskeletal pain at acupuncture points. Pain 8:217-229
94. Smith SD (1988) Limb regeneration. In: Marino AA (ed), Modern bioelectricity. Dekker, New York, pp 526-555
95. Ishchenko AN, Kozlova VP, Shev'yev PP (1991) Auricular diagnostics used in the system of screening surveys. Med Prog Technol 17:29-32
96. Shi R, Borgens RB (1996) Three-dimensional gradients of voltage during development of the nervous system as invisible coordinates for the establishment of embryonic pattern. Dev Dynamics 202:101-114
97. Ewart JL, Cohen MF, Meyer RA, Huang GY, Wessels A, Gourdie RG et al (1997) Heart and neural tube defects in transgenic mice overexpressing the Cx43 gap junction gene. Development 124:1281-1292
98. Hirschi KK, Xu CE, Tsukamoto T, Sager R (1996) Gap junction genes Cx26 an Cx43 individually suppress the cancer phenotype of human mammary carcinoma cells and restore differentiation potential. Cell Growth Differ 7:861-870
99. King GE, Scheetz J, Jacob RF, Martin JW (1989) Electrotherapy and hyperbaric oxygen: Promising treatments for postradiation complications. J Prosthet Dent 62.331-334
100. Wong WH, Brayton D (1982) The physiology of acupuncture: Effects of acupuncture on peripheral circulation. Am J Acupunct 10:59-63
101. Lin MT, Liu GG, Song JJ, Chen YF, Wu KM (1980) Effects of stimulation of acupuncture Ta-Churi, Nei-Kuan, and Tsu-San-Li points on physiological function of normal adults. Acupunct Res Quarterly 4:11-19
102. Kishi H, Mishima HK, Sakamoto I, Yamashita U (1996) Stimulation of retinal pigment epithelial cell growth by neuropeptides in vitro. Curr Eye Res 15:708-713
103. Cheng RS, Pomeranz B (1979) Electroacupuncture analgesia mediation by endorphin and nonendorphin systems. Life Sci 25:1957-1962
104. Malizia E, Andreucci G, Paolucci D (1979) Electroacupuncture and peripheral endorphin and ACTH levels. Lancet 2:535-536
105. Pakala R, Benedict CR (1998) Effect of serotonin and thromboxane A2 on endothelial cell proliferation: Effect of specific receptor antagonists. J Lab Ciin Med 131:527-537
106. Li Y, Tougas G, Chiverton SG, Hunt RH (1992) The effect of acupuncture on gastrointestinal function and disorders. Am J Gastroenterol 87:1372-1381
107. Holden C (1994) Acupuncture: Stuck on the fringe. Science 264:770
108. Carneiro NM, Li SM (1995) Acupuncture technique. Lancet 345:1577
109. Shiraishi T, Onoe M, Kojima T, Sameshima Y, Kageyama T (1995) Effects of auricular stimulation on feeding-related hypothalamic neuronal activity in normal

and obese rats. Brain Res Bull 36:141-148

110. Marwick C (1997) Acceptance of some acupuncture applications. JAMA 278:1725-1727
111. Kenyon JN (1983) Modern techniques of acupuncture. Thorsons, Weillingborough, pp 51-58
112. McGee CT, Sancier K, Chow EPY (1996) Qigong in traditional Chinese medicine. In: Micozzi MS (ed), Fundamentals of complementary and alternative medicine. Churchill-Livingston, New York, pp 225-226
113. Lu Z (1997) Scientific qigong exploration. Amber Leaf Press, Malvern
114. Li L, Chen H, Xi Y, Wang X, Han G, Zhou Y, Yang D et al (1994) Comparative observation on effect of electric acupuncture of PC6 at 7-9 AM vs. 7-9 PM on left ventricular function in patients with coronary artery disease. J Tradit Chin Med 14:262-265
115. Wang WK, Hsu TL, Wang YY (1998) Liu-wei-dihuang: A study by pulse analysis. Am J Chin Med 26:73-82
116. Shang C (1989) Singular point, organizing center, and acupuncture point. Am J Chin Med 17:119-127
117. Mesterton-Gibbons M (1995) A concrete approach to mathematical modeling. Wiley, New York
118. Shi R, Borgens RB (1996) Three-dimensional gradients of voltage during development of the nervous system as invisible coordinates for the establishment of embryonic pattern. Dev Dynamics 202:102

5장 기능적 MRI 뇌 영상을 통한 침 연구

| 조 외 |

1. 서론

지난 수십 년 간 의학영상을 통해 인간 뇌의 구조와 기능을 비침습적으로 관찰하는 기술이 놀라운 발전을 이루었다. 해상도가 상당히 떨어지고 생체에 유해한 2차원 X선 기술을 효과적으로 대체한 안전하고 감도가 훨씬 뛰어난 시각적 검사기법으로 X선 컴퓨터 단층촬영(CT), 양전자방출 단층촬영(PET), 자기공명영상(MRI) 등이 있다. 이러한 뇌 영상학 분야에서 최근 발달된 기술을 통해 뇌중풍, 다발성 경화증, 파킨슨병과 같은 질병에 중요한 진단적 정보를 편리하게 취득하게 되었고 우리가 세계에 대해 경험하고 반응하고 생각하는 과정에 대한 기초적 지식도 얻게 되었다.[2,5-8,12,15,18,22-24,27]

이러한 첨단 의학기술을 수천 년 동안 내려온 낮은 기술지원성 침 분야에 적용하려는 시도는 피상적으로 생각하기에 과학의 남용으로 보일지도 모른다. 하지만 '서양이 동양을 만나는' 분야에서 제기되는 문제에 대해 진행되었던 몇몇 예비연구 결과를 보면 앞으로의 전망이 지극히 밝다. 예를 들어 급성 뇌중풍 환자의 뇌 영상을 촬영해 혈전용해제라는 약물을 투여할 지 여부를 판단하는 것처럼[21] CT 영상도 중풍 환자에게 침 치료가 도움이 될 지 여부를 예상하는 데에 효과적으로 활용되었다.[20] 또한 동물실험에서 미세전극 기록법, 약물의 국소 투여, 조직파괴 실험 등을 통해 확인된 뇌에서의 침진통 경로를 비침습적 영상화 기법을 통해 확인하게 될 가능성이 충분하다(1장, 3장 참조).

5장에서는 최근에 기능적 자기공명영상(fMRI)을 활용해 동양의학 이론을 연구한 내용을 자세히 살펴보려 한다.[9,10] 이러한 연구를 통해 동양의학에서 눈과 귀의 기능이상을 치료하는 효능으로 선택하는 팔과 다리 원위부의 경혈에 침을 시술했을 때 뇌의 시각과 청각 담당 구역이 활성화되는 현상이 관찰되었다.

2. 뇌 영상으로 확인된 침진통의 신경학적 경로

PET나 PET와 관련된 기법인 단일광자방출 단층촬영(SPECT), fMRI 등 몇몇 영상화 기법에서는 뇌혈류에서 포도당이 흡수되거나 뇌혈류가 증가하는 현상을 활용해 신경 활동성을 측정한다. 여타 대부분의 세포들과 달리 신경세포는 포도당이 거의 저장되어 있지 않으며 혈중 포도당과 혈중 산소를 흡수해야만 신경세포의 활발한 활동성이 유지된다. 위의 세 기법 중 PET나 SPECT에서는 기본적으로 방사성동위원소를 활용하며 방사성동위원소가 예측 가능하게 그리고 검출 가능하게 붕괴하는 양상이 뇌의 어느 특정 구역에 해당하는지 분석한다. 5명의 만성 통증 환자를 대상으로 진행된 한 예비연구에서는 SPECT를 활용해 침 치료 전후에 뇌의 여러 구역에서 혈류변화 양상을 관찰했다.[1] 가장 놀라운 소견은 침 치료 전에 5명의 환자 중 4명에서 통증감각을 신경학적으로 통합하는 중요한 조직인 시상의 좌우측 혈류의 차이가 뚜렷했다는 사실이다. 침 치료 후에 5명의 환자 모두 통증이 호전되었다고 했으며 시상 부위의 좌우 불균형이 큰 폭으로 줄어들었다. 대조군 대상자에서는 침 치료 전후 모두 혈류의 좌우 불균형이 없었다.

해부학적 영상화 기법인 MRI나 생리기능 영상화 기법인 fMRI에는 방사성동위원소를 쓰지 않고 영상을 얻는다는 중요한 장점이 있다. 신경활동에는 반드시 뇌혈류로부터 산소가 공급되어야 하기 때문에 fMRI라는 기법은 상자성(paramagnetic)을 띠는 탈산소 상태의 운반단백인 디옥시헤모글로빈을 측정하는 데에 지극히 감도가 좋은 방법이다. 공교롭게도 옥시헤모글로빈은 자성이 없다. 기능적 MRI는 특정한 감각자극, 운동작업, 인지과제 등에 반응할 때의 뇌 활동성 변화를 영상으로 파악하고 또한 병리적 상황에서 뇌출혈 여부를 검사하는 용도로 광범위하게 활용되었다.[7,8,18,23,27]

보스턴과[16,17] 타이완의[33] 연구진들이 처음으로 fMRI를 활용해 정상인의 합곡(LI4)과 족삼리(ST36)에 침을 시술할 때 이에 반응하여 뇌 활동성이 변하는지를 측정했다. 쉬고 있을 때, 얕게 찌를 때, 다리 피부를 얕게 꼬집을 때에 비해 혈위를 자극할 때 검사상 뇌 활동성이 유의하게 더 컸다. 뇌줄기, 중간뇌, 대뇌겉질의 여러 구조물에서 활동성이 증가되거나 줄어드는 양상이 반복적으로 관찰되었고, 특히 상행성 통각 경로나 하행성 통증 억제 경로와 관련된 구조물에서 변화가 뚜렷했다. 만약 더 강력한 자장을 활용하게 된다면 향상된 공간분해능이나 시간분해능으로 뇌 활동 양상이나 그 때의 신경경로를 확인하게 되리라 전망된다.

3. fMRI로 측정한 뇌겉질 활동성과 혈위의 상관성 특이점

혈위와 경락의 해부학적 기반을 탐구했던 몇몇 연구를 보면 '에너지가 전달되는 통로' 라고 고전에서 정의된 경락이 말초신경과 상당히 관련있을 가능성이 보인다.[3,4] 실제로 여러 해부학 책에 나온 말초신경계와[30] 혈위를 대조해 보면 가느다란 신경다발이 근막을 뚫고 나오는 지점에 일치하는 혈위가 많다.[14] 최근의 보고에 의하면 300개에 달하는 혈위가 신경 노선상에 혹은 인근에 위치하며 그와 거의 비슷한 개수의 혈위가 가느다란 신경다발이 둘러싼 주요 혈관 노선상에 혹은 아주 가까운 곳에 위치한다.[3] 혈위가 말초신경을 따라 분포한다는 견해를 다시 확인해주는 이 연구를 보면 우리는 침 시술시 그 신호가 척수와 뇌줄기를 통해 뇌로 전달되리라는 가설을 세우게 된다. 이렇게 전달된 신호는 겉질밑 조직에서 멈추기도 하지만 다수의 신호가 감각겉질을 비롯한 상위 겉질 영역에까지 도달할 것으로 보인다.

혈위-뇌겉질 상관관계는 한의학의 침구학 문헌에 기술되어 있으며[11,19,31]

[그림 5-1] fMRI로 확인하는 뇌, 장기, 혈위 상관관계 개념도. 이러한 상관관계에 기초해 개별 혈위로 치료하는 질병과 관련된 뇌 겉질 영역과 혈위 사이에 기능적 상호작용이 존재하리라 생각된다. 눈이나 귀를 치료하는 혈위가 활성화하는 뇌 겉질 영역이 예시되었다.

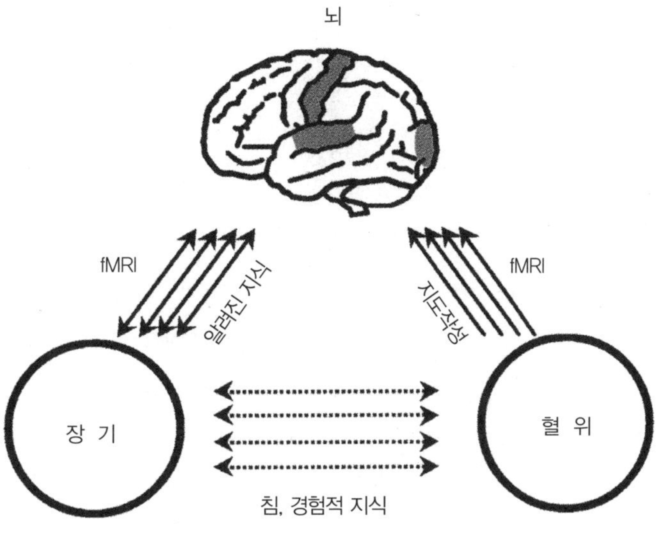

경험 많은 침 시술자들이 관찰해 왔다. 더 구체적으로 말하자면 혈위에 존재한다고 하는 질병치료 효과에 몸순서(somatotopic) 방식 즉 감각관련 겉질의 상응관계가 존재하리라는 가설이 제기되었다[그림 5-1]. 우리는 이 가설을 검증하는 데에 관심을 갖고 몇몇 혈위를 선택해 전통적으로 이들 혈위로 치료하는 감각기능 관련 병증과 기능적으로 연관된 대뇌겉질 영역에서 신경활동성을 fMRI로 측정했다. 예를 들어 시각이상을 서양의학에서는 망막-시신경-후두엽 축에서 병변부위를 확정하고 치료하지만 동양의학에서는 노동맥 맥박 중 방광 경맥(BL)이나 쓸개 경맥(GB)에 해당하는 부위의 변화를 관찰해 진단하는 경우가 많다. 그리고 시각이상을 치료할 때 방광경맥이나 쓸개 경맥 중 발가락, 발, 종아리의 특정 지점인 원위 혈위에 침을 시술한다.[11,19] 좀더 구체적으로 말하자면 방광경맥은 안쪽 눈구석 부위에서 시작해 진행경로상에 67개 혈위가 존재하며 새끼발가락의 바깥쪽 면에서 끝나고, 쓸개경맥은 바깥쪽 눈구석에서 시작해 44개 혈위가 존재하며 넷째 발가락의 바깥쪽에서 끝난다. 즉 fMRI 기법을 활용해 뇌에서 기능적으로 활성화되는 영역과 혈위 자극의 상관관계에 대한 정량적 탐색이 가능하다. 침으로 자극한 부위와 대뇌겉질 활성 사이에 알려진 신경학적 연결경로가 없는 것처럼, 동양의학 이론 중 인체에 대한 생의학적 관점으로 예측할 수 없는 부분이 확증된다면 생리학 이론을 확장해서 동양의학과 서양의학의 의학관점을 결합해야만 할 것이다.

감각기능과 관련된 혈위에 상응하는 뇌 겉질에 대한 우리의 가설을 검증하기 위해 눈의 소양증이나 통증, 백내장, 야맹증, 시신경위축처럼 눈과 관련된 질병을 치료하는 데에 활용되는 광명(光明·GB37) 혈위에 침을 시술하고 시각겉질의 fMRI 신호를 측정했고 청각상실이나 귀울림과 같은 귀 관련 질병에 효과적이라 하는 협계(俠谿·GB43) 혈위에 침을 시술하고 청각겉질에서 신호를 측정했다. 우리가 두 혈위의 자극 모두에 관련되는 뇌 활성을 측정한 결과를 지음(至陰·BL67)이라는 다른 눈 관련 혈위로 연구했던[9] 첫 결과와 비교해 보았다. 이들 세 혈위 각각에 대한 질병 정보나 예상되는 활성화 겉질 영역은 표 1과 같다. fMRI 검사를 시행할 때 대상자의 머리, 몸통, 허벅지가 모두 자석장치 내부로 들어가기 때문에 종아리와 발에 위치한 접근하기 쉬운 원위 혈위를 선택했다.

우리는 첫 연구에서 전통적으로 눈 질환을 치료하는 용도로 활용해 온

[표 5-1] 혈위, 표적 기관, 기능적 활성화 영역

혈 위	표적기관	겉질 활성화 영역	적 응 증
지음(BL67)	눈	시각겉질	머리와 감각기관의 병증 두통, 목 통증, 눈 통증
광명(GB37)	눈	시각겉질	머리와 감각기관의 병증 1차 적응증: 눈 가려움증, 통증, 백내장, 야맹증, 시신경 위축 2차 적응증: 귀 질병
협계(GB43)	귀	청각겉질	머리와 감각기관의 병증 1차 적응증: 청각상실, 귀울림, 어지럼증, 눈물 흘림

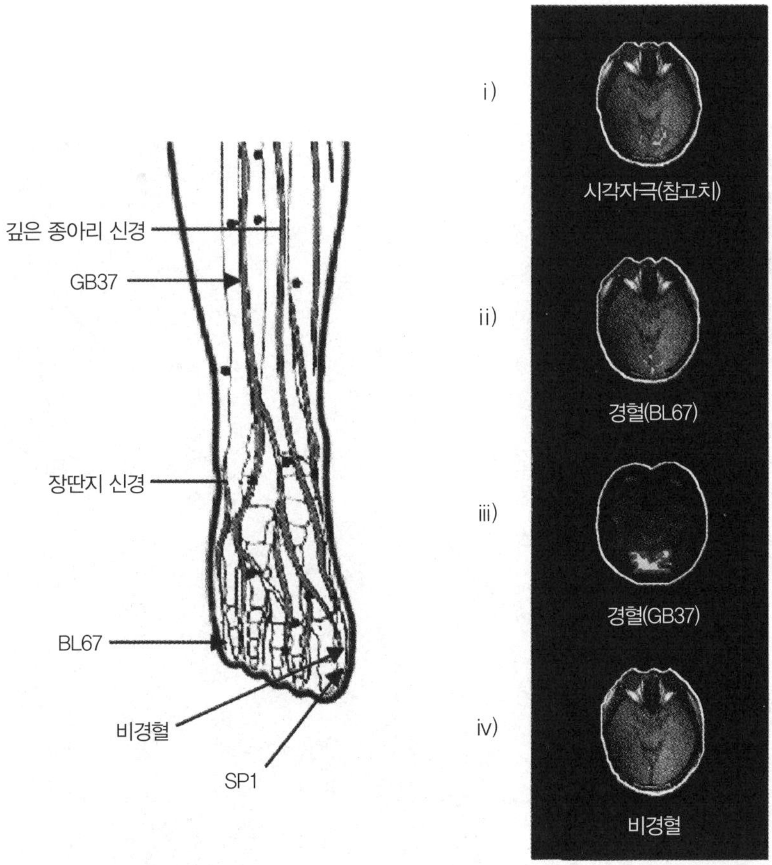

(a) (b)

[그림 5-2] 시각피질의 fMRI 활성과 혈위 자극의 관계. (a) 신경계 그림 위에 표시한 눈 관련 혈위 2개와 비경혈 1개. (b) (i) 섬광으로 망막을 직접 자극하거나 (ii) 지음(BL67) 혈위를 침으로 자극하거나 (iii) 광명(GB37) 혈위를 침으로 자극하거나 (iv) 비경혈을 자극할 경우의 뇌 활성화 그림.

지음(BL67) 혈위에 침을 시술했을 때 뇌 시각겉질의 활성화가 생겨 그것을 fMRI로 검출할 수 있을지 확인해 보았다[그림 5-2]. 이 혈위에 침을 시술하면 놀랍게도 브로드만 17·18·19번의 시각겉질 부위에서 혈류가 증가해 fMRI 신호강도가 강해지는 양상이 반복적으로 확인되었다[그림 5-2b, ii]. 섬광으로 망막을 자극했을 때 시각피질에서 관찰되는 변화와 비슷했다[그림 5-2b, i]. 동일 경맥의 근위 혈위인 속골(束骨·BL65), 족통곡(足通谷·BL66)를 자극해도 시각피질이 활성화되었다.[9] 그러나 시각 관련 혈위에서 2~5cm 떨어진 비경혈이나[그림 5-2b, iv] 눈 질병 치료효능과 거리가 먼 엄지발가락 부위의 은백(隱白·SP1) 혈위에 침을 시술한 경우에는[그림 5-2a] 시각피질의 변화가 보이지 않았다. 눈 질병 치료에 가장 효과가 좋다는 혈위 중 하나이면서 다른 경맥에 속하는 혈위인 광명(GB37)에 침을 시

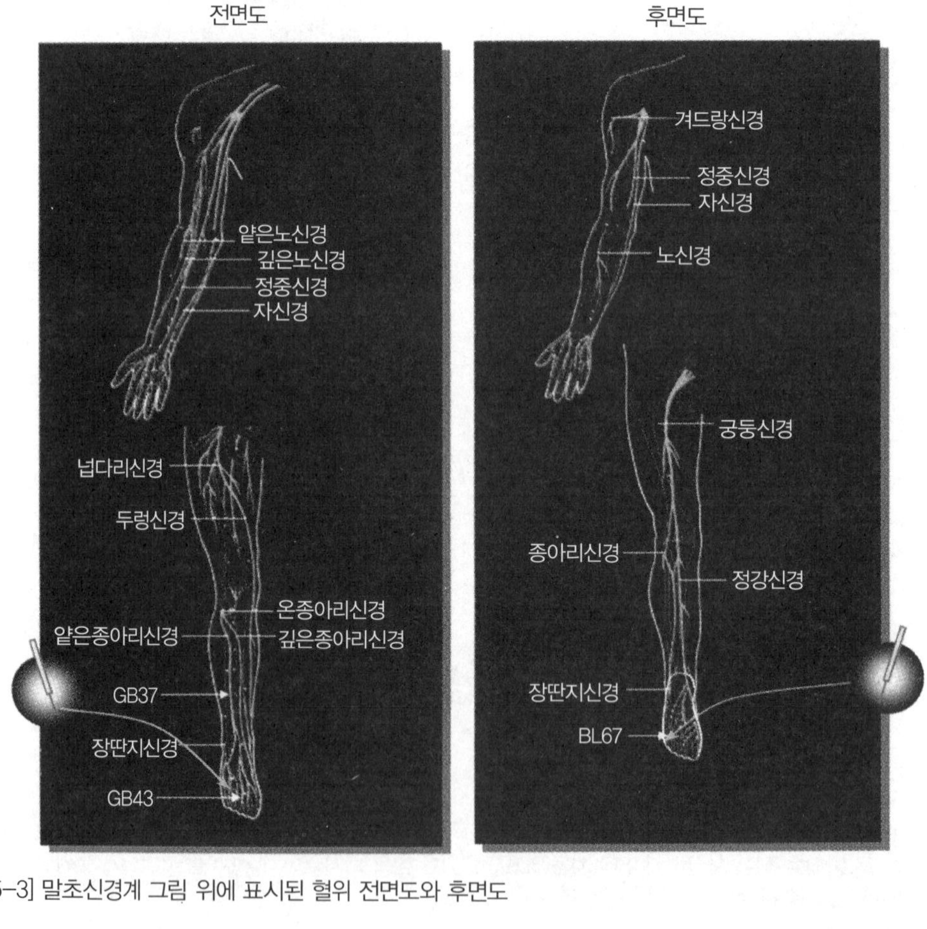

[그림 5-3] 말초신경계 그림 위에 표시된 혈위 전면도와 후면도

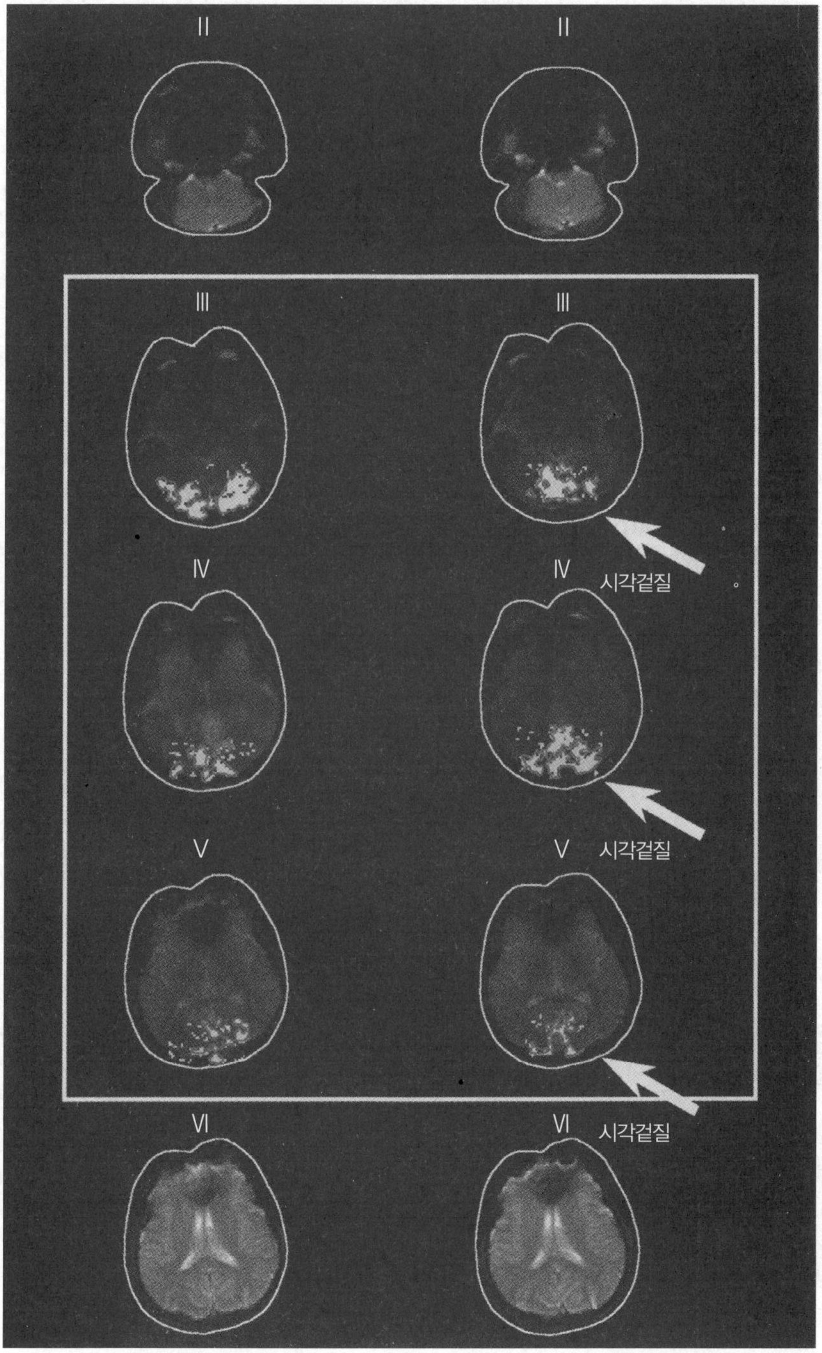

(a) 시각자극(참고치) (b) 혈위자극(GB37)

[그림 5-4] 시각관련 혈위인 광명(GB37)을 자극했을 때 fMRI 연속단면영상에 보이는 활성화 결과. (a) 섬광으로 망막을 직접 자극하거나 (b) 시각관련 혈위인 광명(GB37)을 자극했을 때의 겉질 활성화가 보인다.

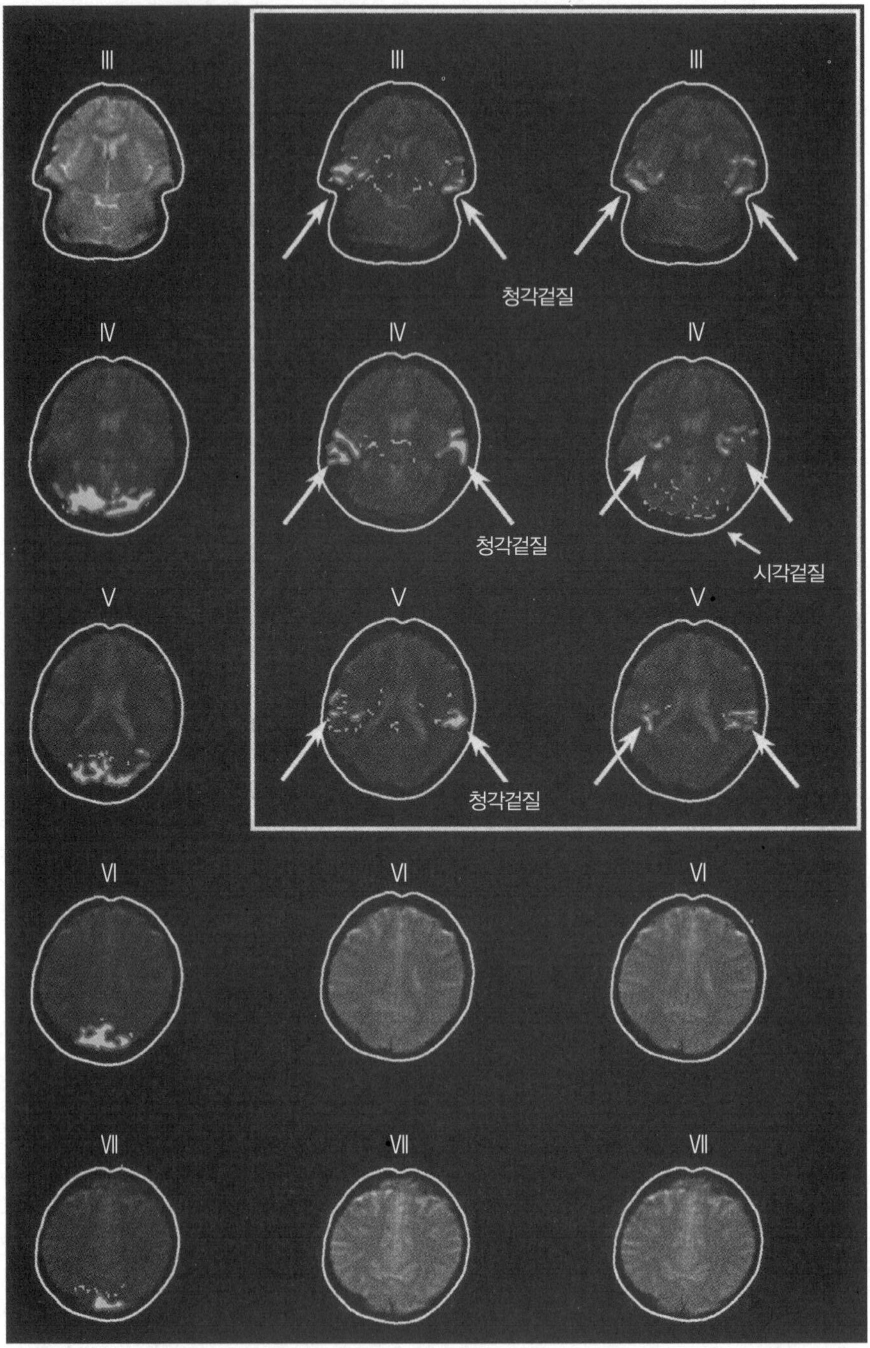

(a) 시각자극(참고치) (b) 청각자극(참고치) (c) 혈위자극(GB43)

[그림 5-5] 청각관련 혈위인 협계(GB43)를 침으로 자극했을 때의 활성화 결과. (a) 섬광, (b) 음악, (c) 협계(GB43) 혈위에 침을 시술했을 때의 겉질 활성화. (c)를 보면 음악을 들을 때의 검사결과(b)와 비슷하게 청각겉질이 1차적으로 활성화되며, 섬광으로 자극할 때의 검사결과(a)와 비슷하게 시각피질도 약간 활성화된다. 협계(GB43)를 눈 관련 질병 치료에도 활용하므로 이 검사소견은 2차적 효과라 생각된다[표 5-1].

술하면[그림 5-3] 역시 fMRI상 시각겉질에 강한 반응이 유발되었다[그림 5-2b, iii]. 광명(GB37) 혈위를 자극한 후의 시각겉질 활성화가 연속 단면영상에서도 보인다[그림 5-4].

이러한 현상을 다른 겉질 영역에서도 탐색해보기 위해 귀 관련 질병을 치료하는 혈위로 가장 유명한 혈위 중 하나인 협계(GB43)를 자극하고 청각겉질의 활성화 여부를 fMRI로 측정했다[그림 5-5]. 이 혈위에 침을 시술하면 흥미롭게도 음악으로 청각 자극을 직접 가할 때와 비슷한 양상으로 청각피질이 강하게 활성화되었으며 시각겉질도 약간 활성화되었다. 침구학 문헌을 보면 일부 혈위는 효능이 특정 분야로 제한되지만 어떤 혈위는 효능이 다양하다는 사실이 경험적으로 관찰되고 기록되어 내려왔다. 경험이 풍부한 침 시술자에 의하면 이러한 1차 반응과 2차 방응은 환자의 건강 상태에 의해 달라지기도 한다.

4. 의미와 가설

침 '신호' 가 뇌의 새겉질 영역으로 전달되어 중앙처리된다고 하는 최초의 과학적 증거를 우리의 연구가 제시했다. 몇몇 혈위를 자극했을 때 '신호' 가 겉질로 전달된다는 사실은 침 효과의 많은 부분이 중추신경계를 통해 일어나리라는 견해의 강력한 근거가 된다. 이처럼 중추신경계가 관련되어 있다는 개념을 뒷받침하는 침진통 분야의 방대한 실험적 증거가 존재하며, 침진통에서는 혈위 자극, 진통 효과의 개시, 뇌·척수·말초순환에서 다양한 호르몬·내인성 아편유사제·신경전달물질의 분비에서의 상관관계가 밝혀졌다(1장, 3장 참조).[11,13,25,26,32]

뇌 감각겉질로 신호가 전달되고 최종적으로 뇌 고위중추가 질병 기관에 영향을 주는 과정은 체내의 다른 기능중추와 보조를 맞추며 진행될 것이다. 이미 잘 알려져 있는 인간 대뇌겉질의 축소인간(homunculus) 부위도 몸순서에 상응하며 작용할 가능성을 잘 보여준다.[28,29] 우리가 예비연구에서 얻은 소견을 바탕으로 제안했듯이 질병 부위와 혈위가 중추신경을 매개로 연결된다는 이론의 근거를 더 마련하려면 체성감각이나 내장기관 계통과 관련된 중요한 혈위 여러 곳의 효과에 대한 연구가 필수적이리라 생각된다.

하지만, 지금까지 관찰한 사항을 토대로 상당히 유용한 여러 가설을 새로이 만나게 된다. 예를 들어 어떤 특정 혈위에 자극을 가했을 때 그에 상응하는 뇌 겉질로 정보가 전달되고 뇌의 고위중추는 내분비계나 자율신경계가 조절하는 기능에 대해 필요한 통제활동을 판단한다는 가설도 가능하다. 이렇게 되려면 시상하부와 편도핵이 함께 둘레엽의 정보를 통합하여 감각신호를 이마앞엽(prefrontal) 겉질로 보내주고 또 이마앞엽으로부터 정보를 다시 받아들이는 과정에서 핵심적 역할을 담당한다고 생각된다. 이렇게 편도핵에서 나온 정보에 기초해서 시상하부가 행동을 취하게 될 것이다. 시상하부에는 구심성 연결이나 원심성 연결이 모두 극히 많아서 이마앞엽(직

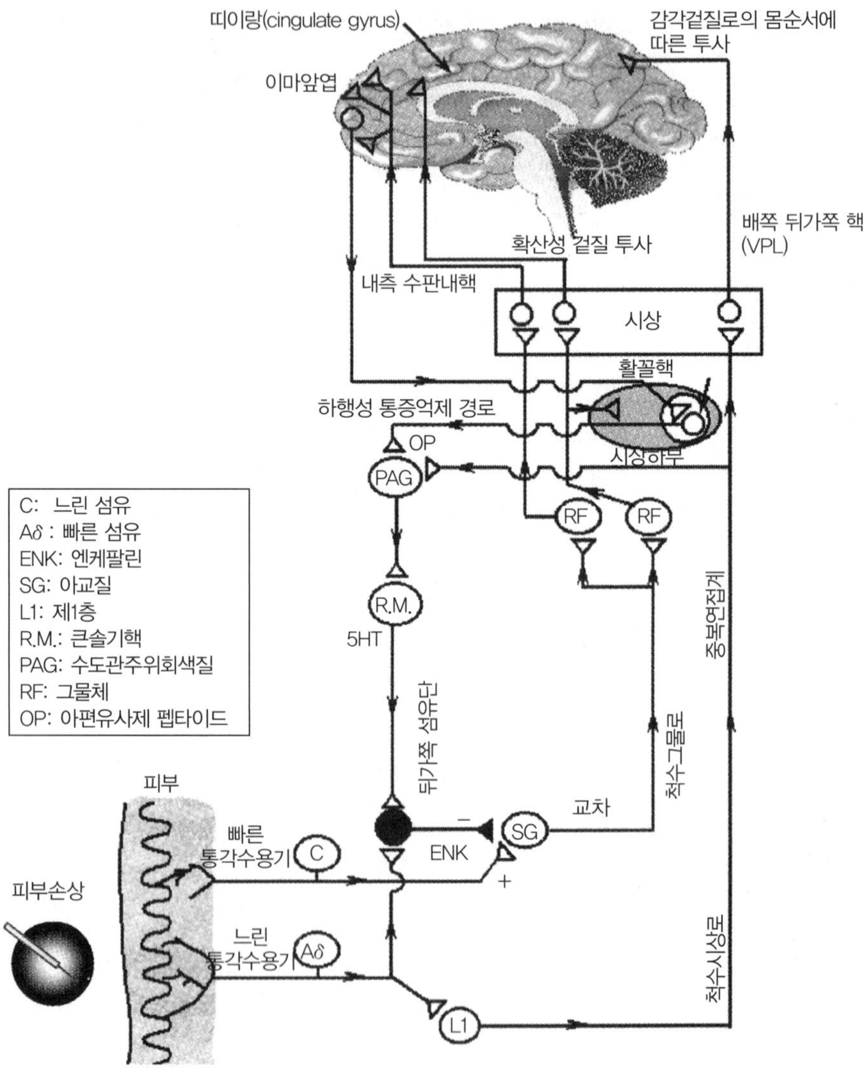

[그림 5-6] 고위 뇌 겉질 영역을 포괄하는 통증해소 가설. 그림을 보면 시상하부나 기타 고위 뇌 겉질 영역이 베타 엔돌핀을 비롯한 여러 아편유사제나 신경전달 물질의 분비를 조절한다. 이 가설에 의하면 감각겉질이나 이마엽 겉질 특히 이마앞엽이나 둘레엽과 같은 고위 뇌 겉질이 담당하는 역할이 있다.[11]

접 혹은 편도핵을 통해) 같은 여러 고위중추, 둘레엽, 뇌줄기, 척수 등과 이어진다.

여기에서의 신경생물학적 기전의 관점에서 침 현상을 설명하기 위해 제시된 가설 중에 베타 엔돌핀 이론으로 알려진 가설이 그림 6에 도식적으로 표시되어 있다.[13,25,32] 이 모형에 의하면 시상하부가 고위 겉질 영역 그중에서도 이마앞엽 겉질과 신호를 주고받는다는 점이 흥미롭다. 침에 관한 이 이론을 더 확장하면 둘레엽-시상하부 즉 거대 둘레엽 계통을 통해 감각 기능의 층차구조가 운동 기능의 층차구조와 결합되는 모습으로 설명된다(그림 7). 이 도식에 따르면 마지막 실행중추인 시상하부를 통해 생존과 관련된 3개 체계 즉 내분비, 자율신경, 신경조절 기능이 통제를 받는다.

이상에서 살펴본 연구결과의 요점은 침 자극이 시각겉질이나 청각겉질과 같은 뇌 고위 영역으로 전달된다는 점이다. 정보는 이 부위로부터 이마앞엽 겉질이나 변연계를 비롯한 다른 핵심 처리영역으로 전해진다. 침 신호가 이

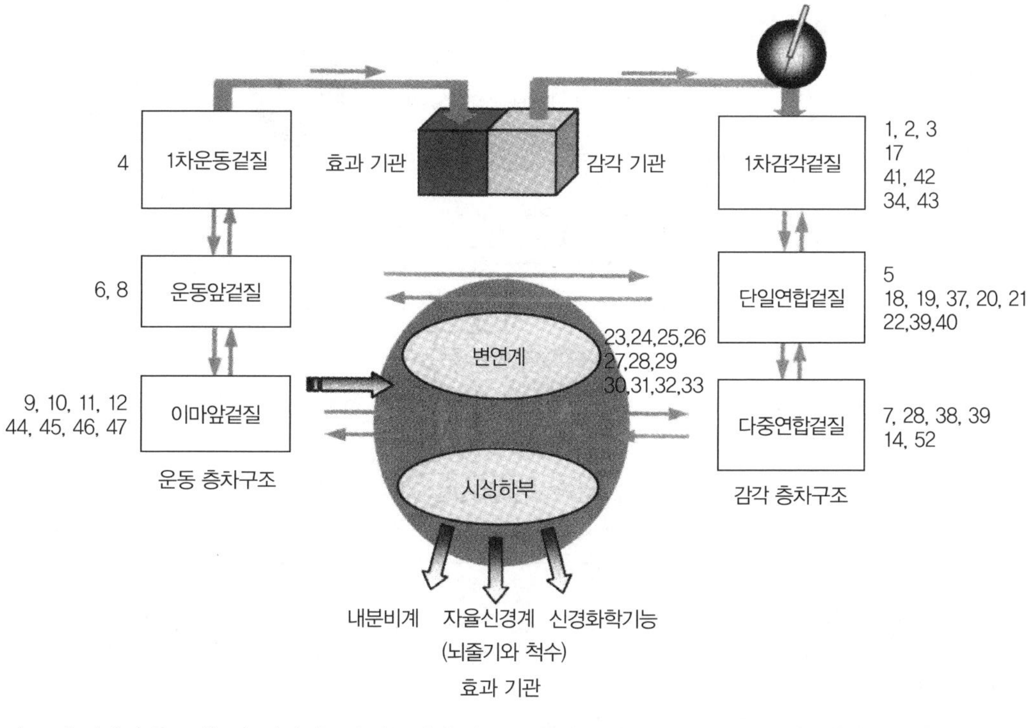

[그림 5-7] 뇌에서 운동기능과 감각기능의 기능적 층차구조. 침의 질병치료 효과에서 어떤 역할을 수행할 가능성을 보이기 위해 변연계가 이마앞엽 겉질과 통합감각 연합겉질 사이의 매개인자로서 표시되었다. 여기에서 우리는 침 신호가 감각겉질에 투사되며 시상하부에서 생존 관련 3개 체계 즉 내분비, 자율신경, 광범위 조절성 신경화학기능 등을 통제한다는 가설을 제시한다.

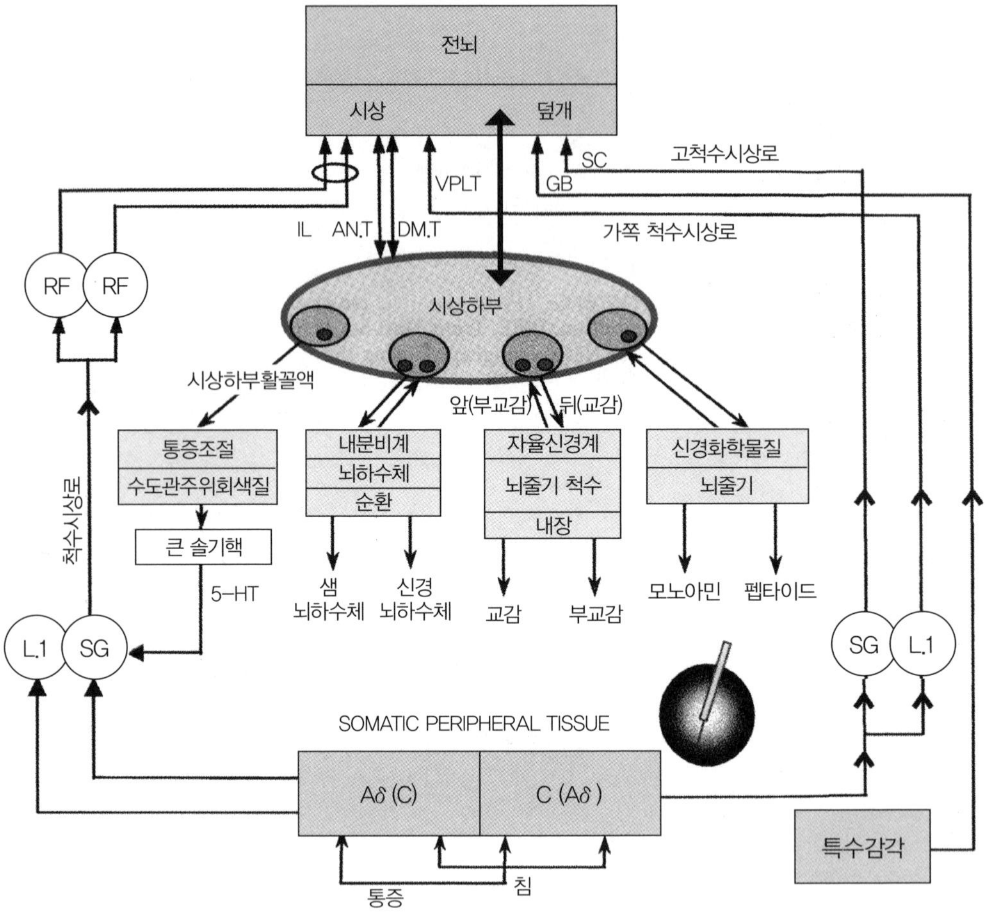

IL: 시상 수판내핵
AN.T: 시상 앞쪽핵
VPL.T: 시상 배쪽 뒤가쪽 핵
L.1: 척수 제1층
SG: 아교질

RF: 그물체
GB: 무릎체
SC: 위둔덕
DM.T: 시상 등쪽안쪽 핵

[그림 5-8] 침진통 치료효과 모형. 그림에 나와 있듯이 침 자극이 뇌 겉질로 전달된다는 사실이 중요한 까닭은 시상하부에 의한 내분비, 자율신경, 신경화학적 조절이 이마앞 겉질이나 변연계와 같은 기타 겉질 고위중추의 활동과 통합될 가능성 때문이다.

들 고위 겉질 부위로 전해진 후 앞서 추정했던 방식대로 통증 조절효과를 일으키며 그 외에도 생존 관련 기능에 효과를 미칠 가능성이 상당히 있다. 생존 관련 기능에 효과를 미치는 기전을 통해 침을 연구하는 많은 사람들이 해결하지 못했던 문제 즉 침으로 통증완화 이상의 여러 질병을 치료하는 기전이 무엇인가 하는 점에 대한 해결방안이 제시될 가능성이 있다. 그림 8에는 오늘날의 엔돌핀 매개 통증조절 이론을 포함하지만 그 수준을 넘어서는 침의 전반적인 질병치료 모형이 표시되었다.

결론적으로 PET나 fMRI와 같은 현대과학의 영상화 기법을 통해 침이라는 수천 년 된 치료법의 이면에 숨어 있는 기초과학적 기전을 규명할 단서를 찾게 될 것으로 보인다. 오늘날 우리가 아는 수백 개의 혈위를 체계적으로 또 신중하게 살펴보고 각각에 상응하는 대뇌겉질의 활성화 양상을 파악해 간다면 서양적 생리학이나 의학으로는 이해되지 않는 동적평형 조절기전에 대한 증거를 찾을 가능성도 충분해 보인다. 또한 더욱 강력한 자기장을 발생시키며 계속 연구해 간다면 아주 미세한 침 신호도 검출할 정도의 시간분해능과 공간분해능도 불가능하지 않을 것이다. 이렇게 연구가 진행되면 침과 같은 대체의학적 치료법의 효과를 보게 될 무수히 많은 사람들에게 더욱 정확하고 신뢰성 있는 치료법을 개발하는 데에도 도움이 되리라 전망한다.

감사의 글

이 연구는 함께 연구한 많은 이들의 아낌없는 지원의 결과물이다. 우리는 MRI 스캐너 장비를 사용하도록 지원해 준 전남대 의대 진단방사선과의 강형근, 정광우 박사에게 특별한 감사를 표한다.

5장 참고문헌

1. Alavi A, LaRiccia P, Sadek H, Lattanand C, Lee L, Reich H, Mozley PD (1996) Objective assessment of the effects of pain and acupuncture on regional brain function with Tc99 mm HMPAO SPECT imaging. J Nucl Med 37 [Suppl 5]:278
2. Bandettini PA, Wong EC, Hinks RS, Tikofsky RS, Hyde JS (1992) Time course EPI of human brain function during task activation. Magn Reson Med 25:390-397
3. Chan SH (1984) What is being stimulated in acupuncture: Evaluation of the existence of a specific substrate. Neurosci Behav Rev 8:25-33

4. Chiang CY, Chang CT, Chu HL, Yang IL (1973) Peripheral afferent pathways for acupuncture analgesia. Sci Sin 16:210-217
5. Cho ZH, Chan JK, Ericksson L (1976) Circular ring transverse axial positron camera for 3D reconstruction of radionuclides distribution. IEEE, Trans Nucl Sci 23:613-622
6. Cho ZH, Ro YM, Lim TH (1992) NMR venography using the susceptibility effect produced by deoxyhemoglobin. Magn Reson Med 28:25-38
7. Cho ZH, Ro YM, Chung SC (1995) Susceptibility effect - enhanced functional MR imaging using tailored RF gradient echo (TRFGE) sequence. Int J Imag Syst Technol 6:164-170
8. Cho ZH, Ro YM, Park ST, Chung SC (1996) NMR functional imaging using a tailored RF gradient echo sequence: A true susceptibility measurement technique. Magn Reson Med 35:1-5
9. Cho ZH, Chung SC, Jones IP, Park JB, Park HJ, Lee HJ, Wong EK, Min BI (1998) New findings of the correlation between acupoints and corresponding brain cortices using functional MRI. Proc Natl Acad Sci, USA 95:2670-2673
10. Cho ZH, Lee SH, Hong IK, Wong EK, Na CS (1999) Further evidence for the correlation between acupuncture stimulation and cortical activation. Proceedings, New Directions in the Scientific Exploration of Acupuncture. University of California, Irvine
11. Filshie J, White A (1998) Medical Acupuncture: A Western scientific approach. Churchill Livingstone, Edinburgh, pp 225-294
12. Gilman S (1998) Imaging the brain. New Engl J Med 338:812-820, 889-896
13. Han JS (1993) Acupuncture and stimulation-produced analgesia. Handbook Exp Pharmacol 104/II:105-125
14. Heine H (1988) Anatomical structure of acupoints. J Trad Chin Med 8:207-212
15. Hennig J, Janz C, Speck O, Ernst T (1995) Functional spectroscopy of brain activation following a single light pulse: Examinations of the mechanism of the fast initial response. Int J Imag Syst Technol 6:203-213
16. Hui KKS, Liu J, Wu M-T, Wang KKK (1996) Functional mapping of the human brain during acupuncture with magnetic resonance imaging. Proc Fourth World Conf Acupunct 4:71
17. Hui KK, Liu J, Makris N, Gollub RL, Chen AJ, Moore CI, Kennedy DN, Rosen BR, Kwong KK (2000) Acupuncture modulates the limbic system and subcortical gray structures of the human brain: evidence from fMRI studies in normal subjects. Human Brain Mapping 9:13-25
18. Kwong KK, Belliveau JW, Chester DA, Goldberg IE, Weisskoff RM et al (1992) Dynamic magnetic resonance imaging of human brain activity during primary sensory stimulation. Proc Natl Acad Sci USA 89:5675-5679
19. Liu G (1996) Acupoints and meridians. Huaxia Publishing House, Huaxia, China

20. Naeser MA, Alexander MP, Stiassny-Eder D, Galler V, Hobbs J, Bachman D (1992) Real vs. sham acupuncture in the treatment of paralysis in acute stroke patients: A CT scan lesion site study. J Neurol Rehab 6:163-173
21. National Institute of Neurological Disorders and Stroke rt-PA Study Group (1995) Tissue plasminogen activator for acute ischemic stroke. New Engl J Med 333:1581-1587
22. Ogawa S, Lee TM, Kay AR, Tank DW (1990) Brain magnetic resonance imaging with contrast dependent on blood oxygenation. Proc Natl Acad Sci USA 87:9868-9872
23. Ogawa S, Tank DW, Menon R, Ellermann JM, Kim SG et al (1992) Intrinsic signal changes accompanying sensory stimulation: Functional brain mapping with magnetic resonance imaging. Proc Natl Acad Sci USA 89:5951-5955
24. Phelps ME, Hoffman EJ, Mullani NA, Ter-Pogossian MM (1975) Application of annihilation coincidence detection to transaxial reconstruction tomography. J Nucl Med 16:210-224
25. Pomeranz B (1987) Scientific basis of acupuncture. In: Stux G, Pomeranz B (eds) Acupuncture. Textbook and atlas. Springer, Berlin, pp 1-34
26. Pomeranz B (1996) Scientific research into acupuncture for the relief of pain. J Alt Compl Med 2:53-60
27. Raichle ME (1998) Behind the scenes of functional brain imaging: A historical and physiological perspective. Proc Natl Acad Sci USA 95:765-772
28. Ramachandran VS (1994) Phantom limbs, neglected syndromes, repressed memories, and Freudian psychology. Int Rev Neurobiol 37:291-333
29. Ramachandran VS (1998) Phantoms in the brain. William Morrow, New York
30. Rohen JW, Yokochi C, Lutjen-Drecoll E (1987) Color atlas of anatomy. Fourth edn. Williams and Wilkins, Baltimore
31. Stux G, Pomeranz B (1987) Acupuncture. Textbook and atlas. Springer, Berlin
32. Takeshige C, Sato T, Mera T, Hisamitsu T, Fang J (1992) Descending pain inhibitory system involved in acupuncture analgesia. Brain Res Bull 29:617-634
33. Wu MT, Hsieh JC, Xiong J, Yang CF, Pan HB et al (1999) Central nervous pathway for acupuncture stimulation: Localization of processing with functional MR imaging of the brain - preliminary experience. Radiol 212:133-141

6장 이침의 신경생리학적 기초

| 올슨 |

1. 서론

침구학의 여러 분야 중 서양식으로 교육받은 과학자들이 받아들이기 가장 힘든 부분 중의 하나가 바로 병소에서 멀리 떨어진 부위의 혈위를 응용한다는 점이다. 귓바퀴의 특정 지점에 침, 전기자극, 압박 자극 등을 시술하는 방법도 이처럼 멀리 떨어진 부위의 혈위를 응용하는 경우에 해당한다. 서양 과학자들은 귓바퀴의 혈위가 마치 위아래가 거꾸로 된 태아와 같은 모양으로 배치된다는 개념에 대해 특히 회의적이다. 귓바퀴위 위쪽 부분은 다리나 발의 병증 개선에 활용되고 중간 부분은 가슴 쪽의 문제나 요통에 활용되며 아래쪽 부분은 두통이나 신경학적 장애 개선에 활용된다. 6장에서는 이침의 역사, 이론, 임상연구, 신경생리학적 연구에 대해 살펴보려 한다. 이침이 임상적으로 유용한 치료법일 뿐만 아니라 귓바퀴 부위의 혈위가 중추신경계와 구체적인 경로를 통해 연결되며 중추신경계 반사를 통해 신체의 다른 여러 부위에 효과가 미치리라는 가능성을 보여주는 과학적 증거가 계속 누적되어 왔다.

2. 이혈의 몸순서 배열

고전적인 침구학 이론에 따르면 만성 통증이나 병리적 질병은 체표면을 따라 뻗은 눈에 보이지 않는 에너지의 통로인 경락을 따라 흐르던 에너지가 막혔기 때문에 생긴다. 동양의학의 고전을 보면 체표면을 따라 뻗은 양경(陽經)의 에너지가 귓바퀴의 혈위에 직접 연결된다고 씌어 있다.[22] 그러나 귀에 대해 위아래가 뒤집힌 태아 모양의 도식으로 프랑스의 의사 Paul Nogier가 처음으로 제시했던 내용[그림 6-1]을 접한 후 중국에서는 1958년에 이침(auricular acupuncture) 활용법을 바꾸었다. 에너지의 관점에서 인체를 바라보는 데에 친숙한 상태이기는 했지만[17] 귓바퀴에서의 공간적 배치에[34] 대한 Nogier의 이론은 기본적으로 귓바퀴의 반사점과 중추신경계가 신경생리학적으로 연결된다는 개념에 1차적 근거를 두었다. 귓바퀴에 몸순서 배열이 존재한다고 제시되었던 그림은 사람의 대뇌겉질에서 확인되는 신경학적 축소인간(homunculus)과 비슷한 방식으로 구성되었다.[43] Nogier가 제시한 귓바퀴 지도와 뇌신경세포의 몸순서 배열이 어떻게 연결되는지 신경생리학적 연구를 통해 밝혀지지 못했지만 앞으로 탐구해볼 가치가 충분한 흥미로운 주제이다.

Nogier는 바깥귀에 3개로 구별되는 구역이 존재하며 각각 신경지배나 발생학적 조직분류가 차이를 보인다고 했다.[35] 바깥귀 그림에 귓바퀴의 여러 해부학적 구조물의 명칭을 표시해 놓은 그림이 [그림 6-2]이며 바깥귀의 기능적 구역을 표시해 놓은 그림이 [그림 6-3]이다. 중앙 귀조가비는 미주신경이 지배하며 내부 장기에서 기원하는 병리변화나 통증을 자율신경 기전으로 조절한다. 주변의 귀맞둘레나 귀맞구슬 능선은 근막통증, 요통, 두통에 대한 체성신경 처리과정에 해당한다. 바깥 귀둘레 꼬리와 귓볼은 척수나 뇌 구역으로서 말초신경병증이나 삼차신경통과 같은 신경병증성 통증

[그림 6-1] 귓바퀴에 표시한 위아래로 뒤집힌 태아 모습

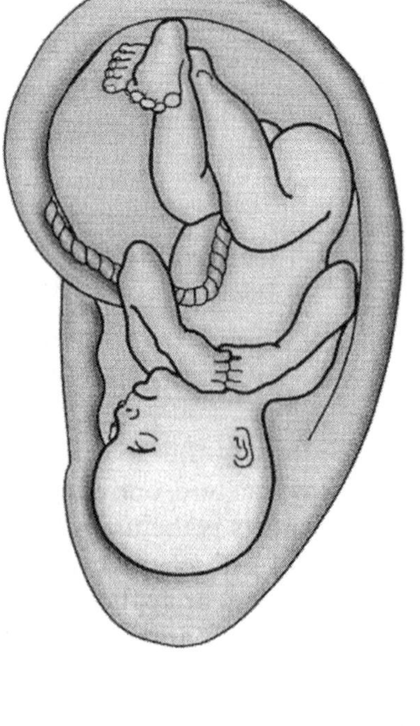

[그림 6-2] 바깥귀의 해부학적 구조 명칭

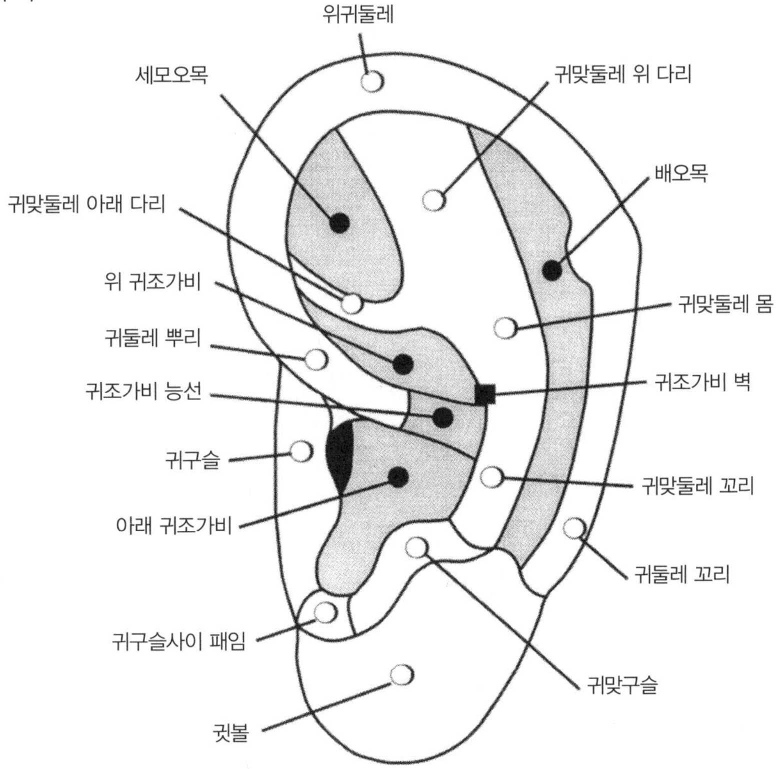

[그림 6-3] 귓바퀴에 표시한 기능대. 내배엽 구역은 중앙 귀조가비 부분에 해당하며 자율신경 장애에 대한 미주신경 조절을 담당한다. 중배엽 구역은 귀맞구슬과 귀맞둘레의 중간 능선에 해당하며 근막통증에 대한 체성신경 조절을 담당한다. 외배엽 구역은 바깥 귀둘레와 귓볼에 해당하며 신경병증성 통증에 대한 중추신경계 조절을 담당한다.

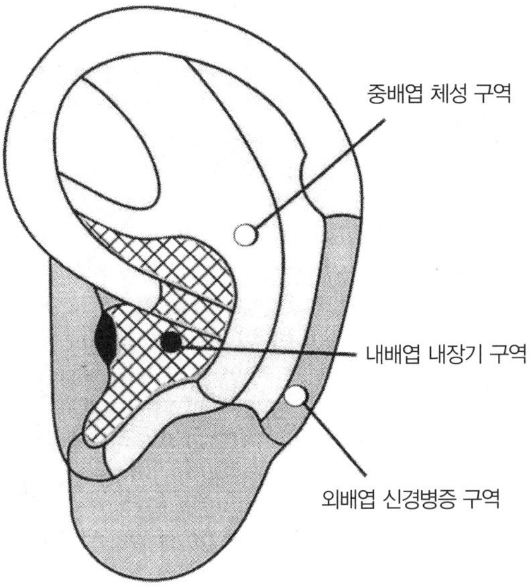

에 효과가 있다. 바깥귀에 신체 기관을 표시해 보면 3개의 동심원 모양으로 보인다. 즉 발생학적으로 내배엽성 기관은 바깥귀의 가장 중앙 부분에서, 체성 근육이 되는 중배엽성 조직은 귓바퀴의 중간 능선을 따라, 피부와 신경계의 외배엽성 조직은 바깥 능선을 따라 관찰된다. 귓바퀴의 이들 3개 구역에 표시되는 신체 기관들은 위아래가 바뀐 몸순서 모양으로 배열된다. 실제 폐, 어깨, 대뇌겉질 등 위쪽 기관들은 귓바퀴의 아래쪽에 해당하고, 실제 내장, 다리, 허리쪽 척수 등 아래쪽 기관들은 귓바퀴의 위쪽에 해당한다[그림 6-4].

Oleson은[36] 이침으로 통증이 완화되는 현상을 가장 잘 이해하려면 자극유발 진통 이론을 통해야 한다고 제안했었다. Liebeskind 등은[30] 뇌신경세포에 전기적 자극을 가한 후 나타나는 통증완화효과를 설명하기 위해 이 이론을 개발했다. 전통적으로 알려져 있는 상행성 통증감각 경로 외에 하행성 통증억제 경로가 존재한다. 하행성 통증억제 경로는 뇌줄기에서 척수쪽으로 이어지며, 척수 뒤뿌리의 통증억제 세포를 활성화한다. Melzack과

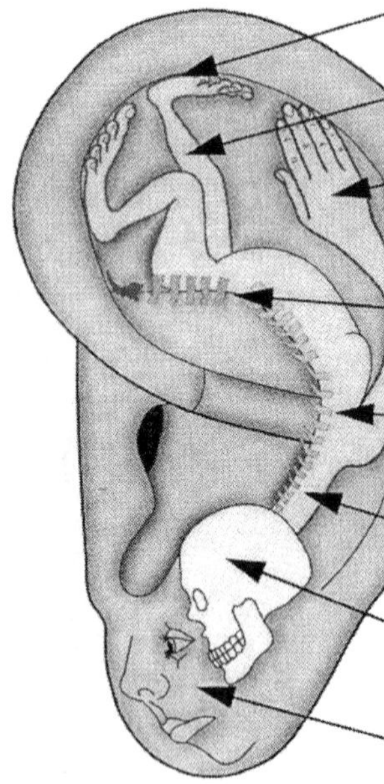

[그림 6-4] 귓바퀴에서의 위아래가 역전된 몸순서 배열에 따라 발과 다리는 바깥귀의 위쪽, 머리는 귀맞구슬과 귓볼 쪽, 나머지는 그 사이에 해당한다.

Wall의[33] 통증의 관문조절이론에서는 통각신경으로부터 오는 통증정보를 억제하는 정보가 촉각 신경세포로부터 척수의 사이신경세포를 통해 들어온다고 했다. 그리고 척수상위 관문이 뇌에 존재하고 상행성 통증신호를 하행성으로 억제하기도 한다는 사실을 인정했다.

Basbaum과 Fields는[4] 척수의 하행성 후외측로를 파괴하면 행동실험상 뇌 심부자극의 진통효과가 차단되었다고 보고했다. 중추신경계에는 하행성 통증촉진계통과 하행성 통증억제계통이 모두 존재한다. 세로토닌성 하행성 솔기핵 경로와 노르아드레날린성 하행성 청반 경로를 모두 파괴하면 척수의 통각수용신경세포 활동성이 증가하는 변화가 fos 단백의 증가를 통해 측정되며 이것은 통증억제 경로가 파괴되었음을 의미한다.[55] 반대로, 하행성 그물체 거대세포 경로를 파괴하면 척수의 통각수용신경세포 활동성이 감소하며, 이것은 척수의 해당 경로를 파괴함으로써 통증촉진계통이 변화되었다는 뜻이다.

Liebeskind 등은[30] 통증 신호를 받아들이는 뇌 부위가 통증 신호를 억제하는 기능에도 관여함을 발견했다. 뇌 심부자극을 통해 척수의 통각수용 신경세포가 억제되더라도 감각 신경세포는 억제되지 않았고, 가벼운 촉각자극에만 반응을 보였다. 수도관주위회색질을 활성화하면 흰쥐에 유해자극을 가했을 때 유발되는 중간뇌와 시상의 다중단위 반응 역시 감소되지만, 유해하지 않은 자극으로서 공기를 뿜어주어 유발시킨 신경반응은 뇌자극 후에도 변화가 없었다.[40] 흰쥐에서 자극 유발 진통효과를 얻으려 할 때 가장 강력한 부위는 유해자극에 특이적으로 반응하는 신경세포가 존재하는 중간뇌 수도관주위회색질이다. 영장류에서의 연구에 의하면[37] 고등영장류에서는 뇌 심부자극을 겉질밑 시상 부위에 했을 때 자극 유발 진통효과가 더 강했다고 한다. 사람에서 자극 유발 진통효과를 측정했을 때에도 비슷한 결과가 나왔다.[19] PET 검사상 통각 신호에 의해 수도관주위회색질, 시상하부, 체성감각겉질, 이마앞엽 겉질 등의[21] 활성이 올라가는 현상이 인체를 대상으로 한 연구에서 확인되었으며, 이들 활성화 부위에는 통각신호를 억제하는 뇌줄기나 시상 부위도 포함되어 있었다. 이러한 뇌 통각억제 경로가 이혈과 직접 연결되는지는 아직 연구된 바 없지만 체침 혈위에 대한 신경생리학적 연구결과를 참고해 보면 통증억제에 관여하는 뇌 부위가 혈위 자극시에도 영향을 받으리라 생각된다.

3. 침과 미세침 체계의 신경생리 이론

Ralph Anan Dale의 표현을 빌면[12] 홀로그램 식으로 바깥귀 부위에 그려지는 축소인간 모습은 인체의 말초 부위와 중추신경계가 연결되는 여러 미세침 체계 중 하나에 해당한다. Dale은 이혈이 중추신경계의 신경경로를 통해 멀리 떨어진 인체 부위와 반사 기전으로 연결된다고 본다. 미세체계에 이면의 신체 병소가 반영되도록 하는 내장피부 반사와 미세침 자극으로 병리상태가 치유되도록 하는 피부내장 반사가 모두 존재한다는 의견을 제시했었다. 미세침 체계의 다른 사례로 발 반사요법, 수침(手鍼), 두침(頭鍼) 등이 있으며 뇌라는 중앙 컴퓨터의 말단 입출력 기관에 해당한다.[36]

Lee는[28,29] 혈위와 뇌의 반사 연결을 설명하는 시상 신경 가설을 세운 바 있다. 이 가설에 의하면 말초 조직에서의 병리적 변화는 뇌와 척수상 대응되는 신경계 미세 회로에 신경충동의 기능이상을 초래한다. 말초신경과 중추신경계가 조직적으로 연결되는 과정은 일종의 축소인간 모양을 하고 있는 시상의 감각신호 담당부위에서 조절한다. 중추신경계는 신경계의 회로에 문제가 생겼을 때 정상으로 회복시키기 위한 조치를 취하지만, 환경으로부터의 스트레스 자극이나 감정변동이 너무 크면 중추신경계의 회로가 오동작을 한다. 이렇게 신경계 회로에 잘못된 적응 프로그램이 학습된 탓으로 질병이나 통증이 자리를 잡는다. 몸이나 귀의 혈위를 자극하면 이렇게 병리적 상태로 변한 뇌 신경회로가 다시 조직화되도록 유도하는 역할을 한다. 신경계 회로가 시상 부위에 축소인간 모양으로 자리한 공간 배치 때문에 말초 쪽의 경락 노선모양이 나오게 된다고 한다. 눈에 보이지 않는 경락이 신체 표면에 자리하는 이유가 사실은 신경 경로가 시상 부위의 신경 회로로 투사되기 때문일지도 모른다. 이침의 경우 귓바퀴 표면 피부에서의 몸순서 배열이 더 뚜렷하다.

위와 같은 신경생리학 이론을 검증하기 위한 연구를 설계할 때 제기되었던 중요한 질문이 4가지 있다.

1. 전기생리학적 측정을 통해 몸이나 귀의 침 반사점이 존재한다는 증거를 확보할 수 있는가?
2. 뇌에서 자극 유발 진통을 처리하는 부위가 혈위 자극에도 반응하는가?
3. 귀나 몸에 침을 시술했을 때의 진통효과가 엔돌핀이나 엔케팔린과 같은 체내 아편제의 변화를 통해 신뢰성있게 설명되는가?
4. 귓바퀴의 몸순서 배열이 뇌의 각 부위별 신경활동상 변화와 특이적으로

연관된다는 증거가 있는가?

4. 혈위에 대한 피부전기 측정

이침 혈위의 생체전기 특성이 신체 상응부위의 질병이나 기능이상에 따라 변하는지 여부는 큰 관심을 갖고 확인해 보고자 했던 주제였다. 귓바퀴의 반사점이 몸순서대로 배열되었는지 과학적으로 확인해 보려는 최초의 이중맹검 연구를 Oleson 등이 진행했다.[39] 특정한 근골격계 통증장애를 겪는 40명의 대상자를 의사나 간호사가 먼저 평가하여 신체의 통증 부위가 정확히 어디인지 조사했다. 이어서 몸을 천으로 덮고 바깥귀만 노출시켰다. 목발이나 부목 등 몸 상태에 대한 정보를 주는 물건은 방에서 치웠다. 이침에 대해 잘 교육받은 두 번째 의사가 환자 한 사람씩 귀를 조사했다. 두 번째 의사는 환자가 이전에 어떤 진단을 받았는지 알지 못했으며 환자와 대화를 나누는 것이 금지되었다. 귀에 대한 진찰은 탐침으로 눌렀을 때의 압통을 숫자로 기록하고 피부 전기 전도도를 정량적으로 기록했다. 몸 근골격계의 여러 부위와 상응하는 귓바퀴상 특정 부위를 진찰했다. 촉진상 압통을 보이고 전기전도도가 50μA 이상이어서 반응을 보인다고 판단되는 이혈이 몸의 근골격계 통증 부위와 양의 상관관계를 보였다. 통계적으로 유의성이 인정되면서 전반적으로 정확하게 탐지된 비율은 75.2%였다. 통증이 몸의 한 쪽에만 자리한 경우는 같은쪽 귀의 전기전도도가 반대쪽 귀의 전기전도도보다 유의하게 높았다. 이상의 결과는 귀의 특정 부위가 몸의 특정 부위와 상응한다는 개념을 뒷받침한다.

심장 병증과 관련된 이혈을 이중맹검법으로 검증하는 연구를 일본의 Saku 등이 진행했다.[48] 귓바퀴 피부에서 전기전도도가 50μA이상이고 피부저항이 상대적으로 낮은 곳을 귀의 전기투과성 반응점으로 정했다. 심근경색증이나 협심증을 앓는 환자의 귀구슬(59%)과 아래 조가비(84%) 부위의 중국식 심장 혈위에 비해 건강 대조군은(11%) 귀의 반응점이 나타나는 빈도가 유의하게 낮았다. 심장과 관련 없는 이혈에서는 심장동맥 심장병 환자군과 대조군 사이에 전기적 반응성에 차이가 없었다. 콩팥(5%), 위장(6%), 간장(10%), 팔꿈치(11%), 눈(3%)에 상응하는 이혈에서 전기투과성 반응을 보이는 빈도는 심장동맥 심장병 환자나 그렇지 않은 사람들 사이에 차이가 없었다. Nogier의 중배엽성 귀맞둘레 구역이 근골격계 통증에 상응한다는 개념에 대해 Oleson 등이[39] 지지한 반면, Saku 등은 귀조가비의 내배엽성 구역 중 특정 혈위가 심장병 같은 내장질환에 상응한다고 보았다.

피부의 전기적 특성을 정량적으로 측정함으로써 혈위의 과학적 타당성을 입증하는 가장 객관적인 결과가 제시되었다.[5,6,38,45] 주변 피부에 비해 혈위는 피부전도도가 높거나 피부저항이 낮다는 소견을 1950년대에 처음 보고했던 사람은 일본의 Nakatani와 프랑스의 Niboyet였다. 1970년대에 Matsumoto는 혈위 중 80%에서 저항이 낮은 특성을 측정했다. 혈위의 전기저항은 100에서 900kOhm 정도로 관찰되었지만 비경혈에서의 전기저항은 1,100에서 11,700kOhm 범위를 보였다. 측정용 탐침이 피부에 접촉할 때의 압력 때문에 전기저항이 변하지 않도록 극히 조심하면서 Reichmanis 등이[45] 전신을 조사한 결과 혈위의 피부전기저항이 주변 조직보다 유의하게 낮다는 사실을 확인했다. 또한 관련된 장기가 질병 상태이면 경혈의 전기저항이 훨씬 낮았다. 예를 들어 호흡기 장애를 앓는 사람은 폐경의 피부전기저항이 낮으며, 간에 병증이 있으면 간경의 피부저항이 낮다. 몸의 어느 한 쪽에 질병이 있으면 혈위의 전기저항이 양쪽 대칭이라는 정상적인 상태가 흔들린다. 몸이 불편한 쪽의 혈위가 몸 반대쪽의 상응하는 경맥의 혈위보다 전기저항이 낮다. Oleson 등은[39] 이혈에도 비슷한 양상이 존재한다고 관찰했다.

중국의 Xianglong 등은 피부저항이 낮은 지점을 컴퓨터를 이용해 그리려고 건강한 성인 68명을 검사했다.[58] 체표면 몸 전체에서 은 전극의 위치를 계속 이동시키고 참조전극은 손에 고정했다. 연구자들은 팔다리 끝에서 시작해 경락이라고 알려진 부위를 따라 전극을 이동시켰다. 피부 임피던스가 낮은 지점에서의 저항값은 약 50kOhm이었지만 그렇지 않은 지점에서의 저항값은 보통 500kOhm이었다. 피부 임피던스가 낮은 지점은 주로 14경맥을 따라 전신에 존재했다. 피부 임피던스가 낮은 지점의 64%가 정확히 경맥 노선상에 위치했고 83%는 경맥과 거리 3mm 이내에 있었다. 몇몇 경우에만 피부 임피던스가 낮은 지점이 경맥이 아닌 곳에서 관찰되었다. 피부 임피던스가 낮은 지점이 끊김 없는 연속적인 선 모양을 보이지는 않았지만 전기적 활성을 보이는 여러 지점이 경맥 노선을 따라 분포했다. 자연 상태에서 피부 임피던스 측정치에 변동은 크지 않았으며 피부 임피던스가 낮은 지점의 위치분포도 측정일과 그 다음 날에 비교적 일정하게 재현성이 있었다.

Chiou 등은[8] 흰쥐에서 피부저항이 낮은 지점의 분포도를 연구했다. 이

동하면서 탐색하는 전극으로 쓰기 위해 침을 연마해 피부를 뚫지 않을 정도의 일정한 압력으로 누르며 사용했고, 참조전극은 꼬리 부위에 자입한 침을 사용했다. 피부저항이 낮은 개별 지점들이 면도한 흰쥐의 배, 등, 외측면 양쪽에 대칭으로 분포했다. 피부저항이 낮은 지점의 분포 형태는 사람의 경락 모양이었으며 전기전도도가 높을수록 해당 지점 속의 신경이나 혈관 요소가 높은, 자율신경이 밀집된 구역에 해당한다는 가설이 제시되었다. 흰쥐가 사망하고 30분이 지나자 피부저항이 낮은 지점이 점차 사라졌다.

Chan 등은[7] 개 4마리를 마취한 후 피부와 근육 조직 표본을 채취했다. 피부저항이 낮은 지점을 혈위라고 했을 때 전기전도도가 낮은 대조 지점과 비교했다. 해당 지점에는 나중에 조직학적 검사를 하기 위해 표시를 해 두었다. P 물질 농도는 혈위쪽 피부가(3.33ng/g) 피부저항이 높았던 대조 지점 피부보다(2.63ng/g) 유의하게 높았다. 또한 근육 조직 표본(1.81ng/g)보다 피부 조직 표본(3.33ng/g)에서 농도가 유의하게 높았다. P 물질은 구심성 통각 C 섬유에서 관찰되는 척수의 신경전달물질로 알려져 있다. P 물질은 통증신호를 전달하며 자율신경성 민무늬근육을 수축시키고 피하에서 히스타민 분비를 유도하며 말초혈관을 확장시키고 감각신경을 과민하게 만든다. 특정 혈위가 전기적으로 활성화된 상태이면서 또 촉진시 압통을 보인다는 임상관찰 소견의 원인이 되는 체성자율신경성 반사를 이 신경전달물질이 활성화하는 듯하다.

Kawakita 등은[25] 실험적으로 흰쥐 귓바퀴의 반사점에 변화를 유도할 수 있는지를 연구했다. 흰쥐를 마취하고 위장 점막하 조직을 노출한 후 아세트산이나 식염수를 위장 조직 속으로 주사했다. 정전압 네모파 펄스를 이용해 귓바퀴 피부에서 임피던스를 측정했다. 은으로 구형의 탐색 전극을 흰쥐의 귀 표면을 따라 움직였고 참조전극으로서 침 하나를 피하조직 속으로 자입했다. 아세트산을 주입하면 흰쥐 귀의 중앙과 귓바퀴 부분의 여러 지점 즉 사람 귀의 경우 장과 위에 해당하는 부위에서 피부저항이 점차 낮아졌다. 수술 전에는 정상 흰쥐와 실험군 흰쥐의 귓바퀴 피부에서 임피던스가 낮은 지점이 거의 발견되지 않았다. 실험적으로 복막염을 유발하면 임피던스가 낮은 지점(0~100kOhm)과 임피던스가 중간인 지점(100~500kOhm)이 늘어나고 임피던스가 높은 지점(〉500kOhm)은 줄어들었다. 이상의 결과를 보면 실험적으로 내장 기관의 자극상태를 유발하면 그와 관련된 이혈에서 피부전기저항이 낮아지는 반응이 나타난다는 사실이 확인되었다. 조직학적 검사를 해도 흰쥐 귓바퀴 피부에서 땀샘이 발견되지는 않았다. 연구자들은 임피던스가 낮은 지점은 사실 교감신경으로 조절되는 혈관과 관련된다고 보았다. Chan 등이 몸의 혈위에 대해 수행했던 연구처럼,[7] 귓바퀴에서 저항이 낮은 지점에서 P 물질의 농도를 더 조사해 보았더라면 흥미로운 결과를 얻었으리라 생각된다. Kawakita의 연구는 귓바퀴의 혈위에 관련 내부장기의 질병에 대한 반응으로서 저항이 낮아지는 현상이 나타난다는 Dale의 내장피부 반사 개념을[12] 지지하는 객관적인 증거이다.

5. 비만 이침 처치 후 뇌 활동의 변화

이침의 흥미로운 활용분야 중에 체중조절용으로 임상에서 응용하는 방법이 있다. Sun 등은[54] 이침 자극을 활용해 과체중인 환자들을 치료했다. 연구가 진행되던 3개월 동안 환자 모두에게 체침도 시술했다. 이상체중에 비해 20% 이상 체중이 많이 나간다고 확인된 110명의 환자들이 침 처치군이었다. 체중조절용 경구약물을 복용한 51명의 대조군 비만 환자들과 침 처치군 환자들을 비교했다. 전기적 혈위 탐측기를 활용해 입, 식도, 위, 복부, 배고픔(飢), 신문(神門), 허파, 내분비에 해당하는 혈위를 찾았다. 양쪽 귀에서 선택한 여러 혈위를 왕불류행(王不留行) 씨로 압박했다. 체침 혈위 중에는 천추(天樞·ST25), 족삼리(足三里·ST36), 풍륭(豐隆·ST40), 삼음교(三陰交·SP6), 내관(內關·PC6) 등에 침을 시술했다. 침 처치군에서 체중이 평균 5kg 감량되어 체중이 평균 2kg 감량된 대조군보다 감량 폭이 유의하게 컸다. 체지방 백분율 감소량은 침 처치군에서 3%였고 대조군에서 1.54%였으며, 혈중 중성지방 수치는 침 처치군에서 67이 감소하고 대조군에서 38이 감소했다.

Richards 등이[47] 수행한 무작위 대조 시험에서는 이침 처치군 여성에서 대조군보다 체중이 유의하게 많이 감소되었다. 이침 처치군 여성들은 이혈 중 위, 신문 지점에 표피 전기자극을 받았고 대조군 여성들은 엄지손가락의 첫째 관절에 경피적 전기자극술을 받았다. 이침은 미주신경의 귓바퀴 가지를 자극해 세로토닌 분비량이 높아지고 이 두 가지 요인으로 위벽 민무늬근의 긴장도가 높아지는 기전으로 식욕을 억제한다고 설명되었다. 체중 측정치의 변화량을 조사하는 방법 대신 Choy 등은 자원자 13명의 귀구슬에 클립을 꽂고 위장 연동운동이 어떻게 변하는지 관찰했다.[9] 귀구슬에 클립을 꽂기 전과 후에 연동파 1회에 걸리는 시간을 측정했다. 귀에 클립을 꽂으면 연동 빈도가 3분의 2로 줄어들었다가 클립을 빼면 정상으로 회복되었다. 귀에 클립을 끼우면 미주신경 활성이 억제되어 위배출에 걸리는 시간이 길어지고 그 결과 그득한 느낌이 들고 포만감이 일찍 든다고 했다. 동물에서의 신경생리학적 연구가 이상과 같은 사람에서의 비만 연구를 뒷받침해줄 가능성이 있다.

전통적으로 뇌에서 체중조절과 관련된 부분으로 시상의 두 구역을 이야기한다. 배쪽안쪽 시상하부를 포만중추라 불러왔다. 배쪽안쪽 시상하부를 파괴한 동물은 음식 섭취를 절제하지 못한다. 반면 가쪽 시상하부를 섭식중추라 하는 까닭은 가쪽 시상하부에 자극을 받으면 동물이 음식을 섭취하기 시작하기 때문이다. Asamoto 등은[3] 흰쥐에 이침을 시술했을 때 시상하부 포만중추가 선택적으로 활성화되는 현상을 연구했다. 흰쥐 귀 안쪽의 소화관에 대응되는 부위에 전기적 자극을 가하면 배쪽안쪽 시상하부의 섭식중추에 유발전위가 나타나고 가쪽 시상하부의 섭식중추에는 유발전위가 나타나지 않았다. 흰쥐에서 좀 더 귀 주변부 쪽으로 자극을 가했을 때에는 시상하부에 유발전위가 나타나지 않아 이혈 자극에 선택성이 존재한다고 생각되었다. 귓바퀴에서 몸순서 배열을 따라 위에 해당하는 구역 인근에서만 이러한 특이적인 뇌 반응이 나타났다. 곧이어 배쪽안쪽 시상하부에 유발전위를 일으켰던 귓바퀴 지점 그 자리에 침을 자입했다. 16일 후 흰쥐의 체중을 재어 보니 이침 처치군이 침처치를 받지 않은 대조군보다 유의하게 낮았다. 시상하부 포만중추와 관련된 유발전위를 일으켰던 이침 혈위를 통해 음식섭취 행동양식이 변한 것이다. 그리고 양쪽 배쪽안쪽 시상하부를 파괴한 흰쥐는 이침이 아무런 효과가 없었다. 이상의 결과를 보면 이침이 섭식 행동에 대한 신경생리적 조절기전과 관련된 뇌 부위와 관련이 깊다고 생각된다. 시상하부는 자율신경 중 미주신경이 담당하는 내장 활동도 조절한다.

이전의 유발전위 연구를 뒷받침하는 연구로서 Shiraishi 등은[49] 흰쥐의 배쪽안쪽 시상하부와 가쪽 시상하부에서 단일단위 신경세포 신호방출율을 측정했다. 흰쥐 귀의 특정 지점 여러 곳에 전기자극을 가할 때 시상하부 신경세포에서의 신경충동을 측정했다. 자극을 가할 때 특히 관심을 기울였던 아래 귀조가비의 저항이 작은 구역은 귓바퀴 중 미주신경 지배영역에 해당하며 또한 사람의 이혈 배치도상 위에 해당한다. 귓바퀴에 자극을 가하면 배쪽안쪽 시상하부의 신경세포에서 신호방출이 증가하며 가쪽 시상하부에서는 신경세포의 반응이 억제되는 경향이 보였다. 배쪽안쪽 시상하부 신경 162곳에서 측정한 결과를 보면 귓바퀴에 자극을 가했을 때 44.4%는 신경 신호방출율이 증가했고 3.7%는 활동성이 감소했으며 51.9%에서는 변화가 없었다. 흰쥐 21마리에서 가쪽 시상하부 섭식중추 부위의 신경세포 224곳을 측정한 결과 귓바퀴 자극시 22.8%는 억제되었고 7.1%는 흥분되었으며 70.1%는 변화가 없었다. 행동검사상 이침 자극에 반응을 보였던 흰쥐 12마리만을 분석해 보면 귓바퀴를 자극했을 때 가쪽 시상하부 측정단위의 49.5%가 억제되었고 15.5%가 흥분되었으며 35.0%는 변화가 없었다. 다른 흰쥐를 준비해서 배쪽안쪽 시상하부를 파괴하면 체중이 유의하게 증가했다. 시상하부 원인으로 비만해진 이 흰쥐에서는 가쪽 시상하부 신경세포 11곳 중 이침 자극시 53.2%가 억제되었고 1.8%가 활동성이 증가했으며 45%는 변화가 없었다. 이상의 신경생리학적 연구결과를 보면 이침을 통해 뇌 시상하부의 활동성을 선택적으로 변화시킬 수 있으며 가쪽 시상하부의 섭식중추를 억제하는 측면보다 배쪽안쪽 시상하부의 포만중추를 자극하는 측면의 자극일 가능성이 더 높아 보인다.

6. 이침 자극의 신경생리학적 통각 반응 감소효과

침 치료에 대한 신경생리학적 연구는 통증에 대한 신경반응이 어떻게 변하는지를 관찰하는 데에 초점이 맞추어져 왔다. 앞서 언급했듯이 수도관주위회색질의 심부뇌자극을 통해 흰쥐, 고양이, 원숭이, 사람에서[30] 관찰되는 통증감소 효과는 아편대항제인 날록손으로 무효화된다. 이렇게 뇌에 삽입한 전극을 통한 자극 유발 진통효과에서는 동물과[42] 사람 환자의[2,19] 혈장과 뇌척수액의 엔돌핀 농도가 직접 상승된다.

Pert 등의 연구에 따르면[44] 흰쥐의 귀조가비에 침을 자입하고 전기자극을 7Hz로 가했을 때 열판자극에 견디는 통각역치가 상승되었으며 이 효과는 날록손으로 무효화되었다. 귓바퀴를 전기적으로 자극했을 때 행동실험상 진통효과가 관찰된 한편 뇌척수액에서 엔돌핀의 방사수용체 활성은 60% 증가되었는데 대조군 흰쥐에서의 측정치보다 유의하게 높은 수치였다. 뇌척수액에서의 변화 외에 귓바퀴 전침자극을 통해 배쪽안쪽 시상하부와 안쪽 시상에서 베타 엔돌핀의 방사수용체 활성이 사라지고 수도관주위회색질에서는 사라지지 않는 소견도 관찰되었다. 이상의 소견을 뒷받침하는 연구결과를 Clement-Jones 등이[11] 사람 요통 환자에 대한 연구를 통해 얻었다. 대상자 10명 모두에서 귀조가비 부위에 전침으로 저빈도 전기자극을 가하자 20분 이내에 통증이 감소되고 뇌척수액의 베타 엔돌핀 활성이 증가되었다. Abbate 등은[1] 흉부 수술을 받는 환자 12명에서 엔돌핀 농도를 측정했다. 6명의 환자들에게는 귓바퀴에 50Hz 전침 자극을 가하면서 50% 아산화질소를 투여했고 대조군 6명의 환자들에게는 침 자극 없이 70% 아산화질소를 투여하며 수술했다. 이침 처치군 환자들은 대조군 환자들에 비해 아산화질소 투여량이 적었을 뿐만 아니라 베타 엔돌핀 면역반응성이 유의하게 증가되는 현상이 관찰되었다.

Kho 등은[26] 신경생리학 연구논문을 고찰한 후 경험적으로 침진통에서 시상 부위의 역할을 지지하는 소견을 제시했다. 침 자극의 구심성 신호에 의해 통각억제 경로가 활성화되고 몇몇 특정 신경전달물질이 선택적으로 영향을 받는다고 생각된다. Gao 등은[16] 흰쥐의 족삼리(ST36) 혈위에 전침을 4Hz로 시술하면 꼬리핵, 사이막핵, 안쪽시각로앞핵, 편도핵, 수도관주위회색질, 큰솔기핵 등 뇌 부위와 경추부 척수, 요추부 척수 뒤뿌리 등에서 뮤엔케팔린의 자가방사 수용체 결합지점이 유의하게 증가되는 소견을 관찰했다.

Kalyuzhnyi 등은[24] 토끼를 대상으로 사람의 경우 턱과 치아에 상응하는 부위인 귓볼 쪽에 전기자극을 15Hz로 가했다. 치수를 자극했을 때 대뇌겉질에서 체성감각 유발전위와 행동검사상 반사를 측정했다. 귓바퀴에 전침자극을 가하면 치아를 전기적으로 자극했을 때 나타나는 대뇌겉질의 유발전위와 행동검사상 반사가 유의하게 감소되었다. 아편대항제인 날록손을 주사하면 대부분의 동물에서 행동검사상 변화나 신경생리학적 효과가 사라지는 현상으로 보아 엔돌핀 기전이 관여한다고 생각되었다. 하지만 몇몇 토끼에서는 이침 자극을 가해도 날록손을 무효화되었던 효과가 나타나지 않고 오히려 날록손을 주사했을 때 진통효과가 보였다. 연구자들은 해당 개체에서 항아편유사제가 억제되어서 이런 역설적인 현상이 나타난다는 설명이 가능하다고 보았다. Fedoseeva 등은[15] 토끼 귓볼의 혈위 중 삼차신경에 상응하는 지점에 전침으로 자극하는 연구도 했다. 전침으로 귓바퀴를 자극하면 치수 자극에 의해 유발된 대뇌겉질의 체성감각 유발전위의 진폭이 감소했다. 아편유사제 대항제인 날록손을 정맥주사하면 15Hz 전침자극의 진통효과가 감소하는 반면 100Hz 전침자극의 진통효과는 감소하지 않았다. 한편 안지오텐신 II의 대항제(saralasin)를 주사하면 100Hz 이침의 진통효과가 차단되는 반면 15Hz 이침의 진통효과는 차단되지 않았다. 삼차신경에 해당하는 이혈 부위를 자극해도 뒷발 쪽에 전기자극을 가했을 때의 대뇌겉질 유발전위는 진폭이 줄어들지 않았다.

체침을 시술한 후 뇌에서의 변화를 관찰하는 연구가 다수 진행되었으며, 체침 혈위중 합곡(LI4)이나 정강이 쪽의 족삼리(ST36)에 상응하는 동물 체표지점에 침을 자입하는 방법이 많이 활용되었다. 체침 혈위를 자극하면 동물과[41] 인체에서[32] 통각역치가 상승된다. Li 등은[31] 뇌를 연구한 결과 흰쥐의 거대세포 그물핵(nucleus reticularis gigantocellularis)에 전기자극을 가하면 꼬리흔들기 반응시간 행동검사상 족삼리(ST36) 혈위에 전침을 시술했을 때의 진통효과가 더 강해지는 결과를 관찰했다. 뇌줄기의 거대세포 그물핵을 파괴하면 침진통 효과가 줄어드는 반면 같은 지점에 날록손을 미세주사하면 침진통 효과가 부분적으로 차단되었다. 거대세포 그물핵에서 분비되는 아편유사제 펩타이드를 방사면역측정법으로 검사하면 침으로 자극했을 때 류엔케팔린과 베타-엔돌핀 농도가 증가하는 반면 대조군에서는 아편유사제 펩타이드의 농도에 변화가 없었다. Wu 등의 비슷한 연구에서도[57] 토끼의 합곡(LI4) 부위에 전침자극을 가하면 통각역치가 올라가고 아울러 시각교차앞 구역에서 류엔케팔린과 베타 엔돌핀 농도가 상승되었다. 시각교차앞 구역의 노르에피네프린 분비량은 침 자극시 감소하고 날록손을 관류시켰을 때 원상회복되었다. 전침으로 자극하면 통각에 의한 시각로앞핵 신경세포에서의 유발전위도 감소하며 시각교차앞 구역에 날록손을 미세주사하면 마찬가지로 그 효과가 사라졌다.

Renhua 등은[46] 토끼 24개체를 우레탄으로 마취하고 양쪽 족삼리(ST36) 혈위를 침으로 자극해 보았다. 침은 손으로 돌리는 방법(수기침)과 전기자극을 가하는 방법 중 하나로 시술했다. 대뇌 연질막 부위의 미세순환 혈액량이 전침 자극 후 62%, 수기침 자극 후 18% 증가했다. Sonoda 등의 연구를 보면[52] 뇌줄기 수도관주위회색질를 활성화하는 방법으로 손바닥 피부전기반사(galvanic skin reflex)가 억제되어, 통각억제 경로에 의해 자율신경계 각성이 어떤 영향을 받는지를 관찰했다. 날록손을 정맥주사했을 때 피부전기반사 억제현상이 소실되었다는 결과를 보면 침 자극시 피부전기활동성이 자율신경성 기전으로 감소하고 혈액순환이 자율신경성으로 상승되는 변화에 엔돌핀 기전이 어떤 역할을 하리라 생각된다.

Simons 등은[50] 급성통증을 유발한 후 이침의 진통효과가 날록손으로 억제되는지를 연구했다. 자원자 40명에 대해 한 명도 빠짐없이 치수 검사기로 치통 역치를 측정했다. 이침 시술 전과 후의 치통 정도를 측정했고 날록손이나 속임약을 이중맹검 상태에서 주입한 후 다시 측정했다. 각 대상자는 진짜 이침 전기자극 후 날록손을 투여한 군, 진짜 이침 전기자극 후 식염수를 주사한 군, 귓바퀴에 거짓 자극 후 날록손을 투여한 군, 귓바퀴에 거짓 자극 후 식염수를 투여한 군 등 넷 중 하나의 군으로 배정되었다. 치통에 해당하는 이혈에 이침 전기자극을 가하면 치통 역치가 유의하게 상승되었다. 적절한 이혈이 아닌 곳에 거짓 자극을 가한 경우에는 통각역치에 변화가 없었다. 이침 전기자극을 받은 대상자들에게 날록손을 투여하면 치통 역치가 약간 감소되는 반면, 이침 전기자극을 받은 대상자들에게 식염수를 투여하면 통각 역치가 더 상승했다. 거짓 이침 자극을 받은 군에게서 치통 역치가 약간 변했으나 식염수나 날록손을 투여한 후 유의한 변화는 없었다. Sjolund 등과[51] Simons 등의 연구 모두 날록손을 투여해도 통각역치가 완전히 원상회복되지는 않아서, 뇌의 엔돌핀 아편유사제 기전뿐만 아니라 다른 기전이 존재하리라 생각된다

Hsieh 등은 건강한 남성 13명의 족삼리(ST36) 혈위에 수기침 자극을 가한 경우와 전침 2Hz 자극을 가한 경우를 비교했다.[20] 오른쪽 손목 부위에서 정중신경에 전기충격을 가했을 때 자율신경 각성반응 정도를 양쪽 손바닥의 피부전기반응을 통해 측정했다. 왼쪽 체성감각 겉질의 손 상응부위에서 기록한 체성겉질 유발전위에는 잠복기가 짧은 음파(N13과 N20)와 잠복기가 긴 양파(P25)가 관찰되었다. 유발된 피부전기 반응이 전침자극으로는 50% 감소하고 수기침 자극으로는 31% 감소했다. 피부전기반응이 좌우측에서는 차이를 보이지 않아서 교감신경계 반응이 전반적으로 억제되었다고 판단되었다. 체성감각 유발전위에서 N13과 N20의 평균진폭은 침 자극으로 변화되지 않은 반면 P25의 진폭은 전침 자극시 13% 상승되고 수기침 자극시 6% 상승되었다. 이상의 결과는 말초 자극에 의한 겉질 활성화의 증폭과 교감신경성 각성 정도의 감소를 뜻하는 변화였다.

각성을 유도하는 자극에 대한 놀람반사시 동반되는 자율신경성 피부전기 반응을 이침이 억제한다는 사실도 보고되었다. Young 등은[59] 38명의 건강한 자원자를 대상으로 대조군 임상시험을 진행했다. 교감신경에 해당하는 이혈 부위에 침을 자입했을 때 다양한 자극에 대한 아래팔 부위의 피부전기 반응을 기록했다. 다른 군의 대상자들에서는 교감신경 조절과 관련 없는 거짓 이혈에 침을 자입하고 피부전기반응을 기록했다. 침을 교감신경 이혈에 자입한 경우보다 거짓 이혈에 자입한 경우가 유발된 피부전기반응 활동성이 일정하게 높았다. 즉, 이혈에 자극할 때 대응관계가 있는 지점에 하거나 대응관계가 없는 지점에 하는지에 따라 피부전기반응이 선택적으로 달라지며, 이침 요법으로 자율신경성 놀람반사가 완화된다는 소견이었다.

7. 이침의 아편제제 금단 기전

이침을 통해 마약금단이 빨라진다는 Wen의 보고[56] 이후 임상적으로 물질남용에 이침을 활용했을 때에 대한 연구들이 다수 진행되었다.[13,53] 전침으로 이침을 시술하면 마약중독자에서 멧엔케팔린 측정치가 올라가고[10] 모르핀 금단 상태의 생쥐에서 베타 엔돌핀 측정치가 상승된다고[18] 보고되었다.

Kroening 등이 연구했던[27] 만성통증환자 14명은 각자가 이전에 복용하던 경구투여 진통제 대신 비슷한 용량의 메타돈(methadone) 경구투여제로 바꾸어 복용했으며 보통 하루 80mg 정도였다. 피부전기 혈위탐측기를 활용해 폐, 신문 지점에 해당하는 피부 저저항점을 찾았다. 양쪽 귀의 이혈 두 곳에 침을 자입하고 두 혈위를 연결해 전기자극을 가했다. 입원중이었던 환자들에게 전침을 45분간 시술한 후 날록손을 소량(15분마다 0.04mg씩) 주기적으로 주입했다. 메타돈 투여량을 매일 절반으로 줄였으나 유해한 금단증상이 나타나지 않았다. 14명의 환자들 모두 2~7일 이내, 평균 4.5일에 메타돈을 끊었다. 부작용은 소수의 환자 몇 명만이 약한 오심, 초초 등의 증상을 최소한도로 경험했다. 아편제가 아편 수용체를 점유하면 자연 엔돌핀 활성이 억제되는 반면 이침을 시술하면 억제된 상태이던 엔돌핀 분비가 촉진되면서 마약류를 끊는 데에 도움이 되는 듯하다고 연구자들이 추정했다. 이침 시술 후의 날록손 투여량을 조금씩 점차 올리는 방법으로 아편수용체 부위가 정상 상태를 회복하게 된다는 이론이 제시되었다.

이침 시술시 생화학적 측면에서 기타 변화도 일어난다. Debrecini는[14] 건강한 여성 20명에 대해 귓바퀴의 부신 혈위에 침을 자입하고 전침을 20Hz로 자극했을 때 혈장에서 부신겉질자극호르몬과 성장호르몬의 변화를 연구했다. 전침 후에 성장호르몬 분비량이 증가한 반면 부신겉질자극호르몬은 변화가 없었다. Jaung-Geng 등은[23] 이혈 중 간, 폐, 삼초(三焦), 내분비, 시상(피질하) 부위를 왕불류행 씨로 압박하고 젖산 농도를 측정했다. 같은 대상자 내에서의 변화를 비교한 연구에서는, 왕불류행 씨를 동일한 혈위에 붙이되 압박을 가하지 않은 경우에 비해 이혈에 압박자극을 가한 경우가 트레드밀 검사상 육체운동 후 젖산 측정치가 유의하게 낮았다. 이혈 부위를 실제로 지압해 자극을 가하면 대조군에 비해 젖산 독소가 쌓이는 정도를 줄여 주며 그 기전은 아마도 말초 혈액순환 개선 때문일 것이라고 추정되었다.

8. 결론

더 깊은 수준의 과학적 연구를 통해 이론적 기전을 확증할 필요성은 여러 연구 분야에서 누구나 느낄 테지만 이침을 신경생리학적으로 연구할 때에 특히 그러하다. 하지만 지금까지 진행된 연구에 의해 본 장의 서두에서 제시했던 모든 이론적 문제점에 대해 근거가 이미 어느 정도 마련되었다. 이혈 진단에 관한 대조군 연구 두 편[39,48] 모두에서 귓바퀴의 특정 지점이 신체의 특정 영역과 관련된다는 가설을 지지하는 결과가 나왔다. 침 자극이 통각억제 계통에 관련된 뇌 신경경로에 연결된다는 신경생리적 증거는 이침보다 체침에 대해 더 잘 정립되어 있으며, 체침 혈위와 이침 혈위 모두 엔돌핀이나 엔케팔린 분비와 연관이 있다. 흰쥐와 토끼에서의 연구를 통해 중앙 귀조가비 부위에 침을 자입해 미주신경을 자극하면 체중조절과 관련된 시상하부 신경이 선택적으로 활성화되며,[3,49] 반면 귓볼 부위의 삼차신경 상응 지점을 자극하면 치아 충격에 따른 대뇌겉질의 유발전위가 줄어든다.[15,24] 이상의 동물연구를 보면 이혈을 자극함으로써 부위특이적으로 통각역치가 상승하는 듯 보이지만, 사람의 뇌에서 특정 구역이 귓바퀴의 몸순서 배열에 따른 혈위와 관련된다는 문제는 앞으로 규명되어야 할 것이다.

6장 참고문헌

1. Abbate D, Santamaria A, Brambilla A, Panerai A, DiGuilio A (1980) Beta-endorphin and electroacupuncture. Lancet 3:1309

2. Akil H, Richardson D, Hughes I, Barachas J (1978) Enkephalin-like material elevated in ventricular cerebrospinal fluid of pain patients after analgetic focal stimulation. Science 209:463-465
3. Asamoto S, Takeshige C (1992) Activation of the satiety center by auricular acupuncture point stimulation. Brain Res Bull 29:157-164
4. Basbaum A, Fields H (1979) Endogenous pain control systems: Brainstem spinal pathway and endorphin circuitry. Annual Rev Neurosci 7:513-532
5. Becker R, Reichmanis M, Marino A, Spadaro J (1976) Electrophysiological correlates of acupuncture and meridians. Psychoenergetic Systems 1:105-112
6. Bergsmann O, Hart A (1973) Differences in electrical skin conductivity between acupuncture points and adjacent skin areas. Am J Acupunct 1:27-32
7. Chan W, Weissensteiner H, Rausch W, Chen K, Wu L, Lin J (1998) Comparison of substance P concentration in acupuncture points in different tissues in dogs. Am J Chin Med 26:13-18
8. Chiou S, Chao C, Yang Y (1998) Topography of low skin resistance points (LSRP) in rats. Am J Chin Med 26:19-27
9. Choy D, Eidenschenk E (1998) Effect of tragus clips on gastric peristalsis: A pilot study. J Altern Complement Med 4:399-403
10. Clement-Jones V, McLoughlin L, Lowery P, Besser G, Rees L, Wen H (1979) Acupuncture in heroin addicts: Changes in met-enkephalin and beta-endorphin in blood and cerebrospinal fluid. Lancet 2:380-383
11. Clement-Jones V, McLoughlin L, Tomlin S, Besser G, Rees L, Wen H (1980) Increased beta-endorphin but not met-enkephalin levels in human cerebrospinal fluid after acupuncture for recurrent pain. Lancet 3:946-948
12. Dale R (1976) The microacupuncture system. Am J Acupunct 4:7-24
13. Dale R (1993) Addictions and acupuncture: The treatment methods, formulae, effectiveness, and limitations. Am J Acupunct 21:247-266
14. Debrecini L (1991) The effect of electrical stimulation of the ear points on the plasma ACTH and GH level in humans. Acupunct Electrother Res 16:45-51
15. Fedoseeva O, Kalyuzhnyi L, Sudakov K (1990) New peptide mechanisms of auriculoacupuncture electroanalgesia: Role of angiotensin II. Acupunct Electrother Res 15:1-8
16. Gao M, Wang M, Li K, He L (1997) Change of mu opioid receptor binding sites in rat brain following electroacupuncture. Acupunct Electrother Res 22:161-166
17. Helms J (1995) Acupuncture energetics: A clinical approach for physicians. Medical Acupuncture Publishers, Berkeley
18. Ho W, Wen H, Lam S, Li A (1978) The influence of electroacupuncture on naloxone-induced morphine withdrawal in mice: Elevation of brain opiate-like activity. Eur J Pharmacol 49:197-199
19. Hosobuchi Y, Rossier J, Bloom FE, Guillemin R (1979) Stimulation of human

periaqueductal gray for pain relief increases immunoreactive beta-endorphin in ventricular fluid. Science 203:279-281
20. Hsieh C (1998) Modulation of cerebral cortex in acupuncture stimulation: A study using sympathetic skin response and somatosensory evoked potentials. Am J Chin Med 26:1-11
21. Hsieh J, Stahle-Backdahl M, Hagermark O, Stone-Elander S (1995) Traumatic nociceptive pain activates the hypothalamus and the periaqueductal gray: A positron emission tomography study. Pain 64:303-314
22. Huang H (1974) Ear acupuncture. Rodale Press, New York
23. Jaung-Geng L, Salahin H, Jung-Chang L (1995) Investigation on the effects of ear acupressure on exercise-induced lactic acid levels and the implications for athletic training. Am J Acupunct 23:309-313
24. Kalyuzhnyi L (1990) Analgetic naloxone's effect on acupuncture-resistant, acupuncture-tolerant, and acupuncture-sensitive rabbits. Acupunct Electrother Res 15:259
25. Kawakita K, Kawamura H, Keino H, Hongo T, Kitakohji H (1991) Development of the low impedance points in the auricular skin of experimental peritonitis rats. Am J Chin Med 19:199-205
26. Kho H, Robertson E (1997) The mechanisms of acupuncture analgesia: Review and update. Am J Acupunct 25:261-281
27. Kroening R, Oleson T (1985) Rapid narcotic detoxification in chronic pain patients treated with auricular electroacupuncture and naloxone. Int J Addictions 20(9):1347-1360
28. Lee TN (1977) Thalamic neuron theory: A hypothesis concerning pain and acupuncture. Med Hypotheses 3:113-121
29. Lee TN (1994) Thalamic neuron theory: Theoretical basis for the role played by the central nervous system (CNS) in the causes and cures of all disease. Med Hypotheses 43:285-302
30. Liebeskind J, Mayer D, Akil H (1995) Central mechanisms of pain inhibition: Studies of analgesia from focal brain stimulation. In: JJ Bonica (ed) Advances in neurology, vol 4. Raven Press, New York
31. Li Z, Gen-Cheng W, Xiao-Ding C (1995) Role of opioid peptides of rat's nucleus reticularis paragigantocellularis lateralis in acupuncture analgesia. Acupunct Electrother Res 20:89-100
32. Mayer D, Price D, Rafii A (1977) Antagonism of acupuncture analgesia in man by the narcotic antagonist naloxone. Brain Res. 121:368-372
33. Melzack R, Wall P (1965) Pain mechanisms: A new theory. Science 150:197
34. Nogier P (1972) Treatise of auriculotherapy. Maisonneuve, Moulins-les-Metz
35. Nogier P (1983) From auriculotherapy to auriculomedicine. Maisonneuve, Moulins-les-Metz

36. Oleson T (1996) Auriculotherapy manual: Chinese and Western systems of ear acupuncture, 2nd edn. Health Care Alternatives, Los Angeles
37. Oleson T, Kirkpatrick D, Goodman S (1980) Elevation of pain threshold to tooth shock by brain stimulation in primates. Brain Res 194:79-95
38. Oleson T, Kroening R (1983) Electroacupuncture and auricular electrical stimulation. IEEE Eng Med Biol Mag 2:22-26
39. Oleson T, Kroening R, Bresler D (1980) An experimental evaluation of auricular diagnosis: The somatotopic mapping of musculoskeletal pain at ear acupuncture points. Pain 8:217-229
40. Oleson T, Liebeskind J (1978) Effect of pain-attenuating brain stimulation and morphine on electrical activity in the raphe nuclei of the awake rat. Pain 4:211-230
41. Pomeranz B, Chiu D (1976) Naloxone blockade of acupuncture analgesia: Endorphin implicated. Life Sci 19:1757-1763
42. Pomeranz B (1996) Scientific research into acupuncture for the relief of pain. J Compl Alt Med 2:53-60
43. Penfield W, Rasmussen T (1950) The cerebral cortex of man. Macmillan, New York
44. Pert A, Dionne R, Ng L, Bragin E, Moody T, Pert C (1981) Alterations in rat central nervous system endorphins following transauricular electroacupuncture. Brain Res 224:83-93
45. Reichmanis M, Marino A, Becker R (1975) Electrical correlates of acupuncture. IEEE Trans Biomed Eng 22:533-535
46. Renhua S, Guangchen J, Luming Z, Shijun W (1998) Effects of electroacupuncture and twirling reinforcing-reducing manipulations on volume of microcirculatory blood flow in cerebral pia mater. J Trad Chin Med 18:220-224
47. Richards D, Marley J (1998) Stimulation of auricular acupuncture points in weight loss. Anstr Fam Physician 27 [Suppl 2]:S73-S77
48. Saku K, Mukaino Y, Ying H, Arakwa K (1993) Characteristics of reactive electropermeable points on the auricles of coronary heart disease patients. Clin Cardiol 16:415-419
49. Shiraishi T, Onoe M, Kojima T, Sameshima Y, Kageyama T (1995) Effects of auricular stimulation on feeding-related hypothalamic neuronal activity in normal and obese rats. Brain Res Bull 36:141-148
50. Simmons M, Oleson T (1993) Auricular electrical stimulation and dental pain threshold. Anesthesia Progress 40:14-19
51. Sjolund B, Eriksson M (1976) Electroacupuncture and endogenous morphines. Lancet 2:1985
52. Sonoda H, Ikenoue K, Yokota T (1986) Periaqueductal gray inhibition of viscerointercostal and galvanic skin reflexes. Brain Res. 369:91-102
53. Smith M (1988) Acupuncture treatment for crack: Clinical survey of 1500 patients

treated. Am J Acupunct 16:241-246
54. Sun Q, Xu Y (1993) Simple obesity and obesity hyperlipema treated with otoacupoint pressure and body acupuncture. J Trad Chin Med 13:22-26
55. Wei F, Dubner R, Ren K (1999) Nucleus reticularis gigantocellularis and nucleus raphe magnus in the brain stem exert opposite effects on behavioral hyperalgia and spinal fos protein expression after peripheral inflammation. Pain 80:127-141
56. Wen H, Cheung S (1973) Treatment of drug addiction by acupuncture and electrical stimulation. Am J Acupunct 1:71-75
57. Wu G, Zhu J, Cao X (1995) Involvement of opioid peptides of the preoptic area during electroacupuncture analgesia. Acupunct Electrother Res 20:1-6
58. Xianglong H, Baohua W, Xiaoqing H, Jinsen X (1992) Computerized plotting of low skin impedance points. J Trad Chin Med 12:277-282
59. Young M, McCarthy P (1998) Effect of acupuncture stimulation of the auricular sympathetic point on evoked sudomotor response. J Altern Complement Med 4:29-38

추천문헌

· Chen B-Y (1997) Acupuncture normalizes dysfunction of hypothalamic-pituitary-ovarian axis. Acupunct Electrother Res 22:97-108
· Chen H (1993) Recent studies on auriculoacupuncture and its mechanism. J Tradit Chin Med 13:129-143
· Hyvarinen J, Karlsson M (1977) Low skin resistance skin points that may coincide with acupuncture loci. Med Biol 55:88-94
· Ionescu-Tirgoviste C, Pruan S, Bajenaru P (1991) The participation of the autonomic nervous system in the mechanism of action of acupuncture. Am J Acupunct 19:21-28
· Kashiba H, Ueda Y (1991) Acupuncture to the skin induces release of substance P and calcitonin gene-related peptide from peripheral terminals of primary sensory neurons in the rat. Am J Chin Med 19:189-197
· Kumar A, Tandon O, Bhattacharya A, Gupta R, Dhar D (1995) Somatosensory evoked potential changes following electroacupuncture therapy in chronic pain patients. Anaesthesia 50:411-414
· Lin X, Liang J, Ren J, Mu F, Zhang M, Chen J (1997) Electrical stimulation of acupuncture points enhances gastric myoelectrical activity in humans. Am J Gastroenterol 92:1527-1530
· Ng L, Douthitt T, Thoa N, Albert C (1975) Modification of morphine withdrawal in rats following transauricular electrostimulation: An experimental paradigm for auricular electroacupuncture. Biol Psychiatr 10:575-580
· Ng L (1996) Auricular acupuncture in animals: Effects of opiate withdrawal and

involvement of endorphins. J Compl Alt Med 2:61-64
· Reichmanis M, Marino A, Becker R (1976) D. C. skin conductive variation at acupuncture loci. Am J Chin Med 4:69-72
· Sjolund B, Terenius L, Eriksson M (1977) Increased cerebrospinal fluid levels of endorphins after electroacupuncture. Acta Physiol Scand 100:382-384
· Takeshige C, Sato T, Mera T, Hisamitu T, Fang J (1992) Descending pain inhibitory system involved in acupuncture analgesia. Brain Res Bull 29:617-634
· Wang Y, Wang S, Zhang W (1991) Effects of naloxone on the changes of pain threshold and contents of monoamine neurotransmitters in rat brain induced by electroacupuncture. J Trad Chin Med 11:286-290
· Wen H, Ho K, Ling N, Ma L, Choa G (1979) The influence of electroacupuncture on naloxone-induced morphine withdrawal. II. Elevation of immunoassayable beta-endorphin activity in the brain but not the blood. Am J Chin Med 7:237-240
· Wheeler A, Beitz D, Swift C (1976) Mapping of acupuncture points of the goat. Am J Acupunct 4:57-65
· Zhu Z (1981) Research advances in the electrical specificity of meridians and acupuncture points. Am J Acupunct 9:203-213

7장 침의 임상효과: 침에 대한 체계적 고찰의 연구성과

| 에조 외 |

1. 서론

7장에서는 침 효과의 임상의학적 증거를 요약해 본다. 치료효과란 엄격한 방법론에 따라 설계한 비교연구를 통해 속임약이나 기타 치료법에 비해 차별화되는 효과가 관찰된다는 의미이다. 효과를 평가할 때에는 이중맹검 대조시험법(a double blind controlled trial design)을 사용하는 경우가 많다.[1] 본 책의 일부 장에서는 동물연구를 주로 다루었지만 임상효과라는 문제는 오직 인체를 대상으로 한 연구를 통해 검토해야 한다. 따라서 7장에서는 주로 사람을 대상으로 한 침 임상시험에서 제시된 증거를 요약적으로 살펴보고자 한다. 주로 두 부분으로 나누어 설명할 예정이다. 첫째 부분에서는 근거중심의학(evidence–based medicine)의 개요를 살펴보고 아울러 효과판정시 체계적 고찰이 가장 신뢰할 만하고 타당한 방법론인 까닭을 설명한다. 둘째 부분에서는 체계적 고찰을 통해 침의 특정 병증에 대한 효과의 근거를 요약하고, 가능하다면 체계적 고찰 각각의 내용에 후속으로 출판된 임상시험 결과를 제시한다.

2. 근거중심의학에서의 체계적 고찰

여러 가지 실험연구 방법이 가능하겠지만 대규모의 잘 설계된 무작위 대조 시험(RCT)과 체계적 고찰[표 7–1]이 효과를 판정하는 최선의 방법이 되는[2] 까닭은 기타 연구 방법에 비해 잘못된 결과가 나올 가능성이 적기 때문이다.[3] 현재 침 임상시험은 그 숫자가 매우 적으며[4–6] 대규모의 무작위 대조 시험이라고 할 만한 연구는 거의 없다. 따라서 침 효과를 가장 종합적으로 평가한 연구를 찾아보려면 침 효과에 대한 체계적 고찰 연구를 살펴야 한다.

1990년대 중반까지는 '체계적 고찰'이라는 용어와 '메타 분석(meta–

analysis)' 이라는 용어가 혼용되었다. 그래서 ter Riet 등의 고찰도[4] '메타 분석' 이라 했다. 근래 들어서면서 두 용어의 뜻을 명확하게 설정했는데, 체계적 고찰이 자료검색방법, 시험의 질 평가, 분석 등을 통해 종합적 근거를 마련하는 전 과정을 말하는 반면 메타 분석이란 자료를 혼합(data pooling)하는 특정 통계기법을 뜻한다. 오늘날의 정의대로라면 ter Riet 등의 만성통증에 대한 고찰은 실제로는 메타 분석법이 사용되지 않은 하나의 체계적 고찰 연구이다. 침에 대해 메타 분석법을 사용한 체계적 고찰 연구에는 Patel 등의 만성 통증에 대한 고찰과[30] White 등의 금연에 대한 고찰이 있다.[31]

근거중심의학은 '각 환자를 돌보는 과정에서 현존하는 최상의 근거를 양심적이고 명시적으로 그리고 신중하게 활용해 판단하는' 방법을 말한다.[2] 이를 위해 임상가는 입수 가능한 가장 체계적으로 연구된 임상적 증거를 최상의 임상적 경험이나 지혜에 결합해 활용해야만 한다. 일부에서 제기하듯이[7] 이 말이 임상가의 경험이나 상식을 무시할 정도로 추상적인 임상 증거에만 의지한다는 뜻은 아니다. 임상가는 본질적으로 자신의 최상의 임상 경험을 응용하는 한편 새로운 연구를 습득하려고 항상 노력해 왔으며, 그렇기 때문에 근거중심의학이 '오래된 술에 붙은 새 상표' 라 불리기도 했다.[8]

근거중심의학에서 새로운 측면인 체계적 고찰법은 증거를 요약하고 종합하는 하나의 명확한 연구방법론이다.[3] 과거에는 일반적으로 비체계적 고찰(narrative review)이라 하는 전통적인 문헌 고찰로 증거를 요약했다. 비체

[표 7-1] 효과판정 근거의 종류와 설득력[2]

1. 잘 설계된 무작위 대조 시험 여러 개를 검토한 체계적 고찰 1개 이상으로부터 얻는 강한 근거
2. 올바르게 설계된 무작위 대조 시험이 적절한 수의 대상자에 대해 수행된 연구 1개 이상으로부터 얻는 강한 근거.
3. 무작위 할당되지 않았지만 잘 설계된 임상시험, 단일군 전후비교 연구, 코호트 연구, 시간별분석연구, 짝지은 시험군-대조군 연구 등에서 얻는 근거.
4. 2곳 이상의 연구소나 연구진이 수행한 잘 설계된 비실험적 연구로부터 얻는 근거.
5. 임상적 증거, 기술연구나 전문가 위원회의 보고서에 바탕을 둔 명망높은 권위자의 견해

계적 고찰과 체계적 고찰의 중요한 차이점을 하나 든다면 체계적 고찰법의 경우 시험의 결과가 어떻든 특정 요건을 갖춘 시험이라면 하나도 빠짐없이 해당 고찰 속에 포함되어야 한다는 필수 사항이 있다. 반면 비체계적 고찰의 경우 저자의 관점과 다른 견해를 보이는 연구가 배제되기도 하고 단순히 주의를 다하지 못한 채 무심코 연구를 진행하고 포괄적으로 분석하지 못한 까닭으로 한쪽으로 치우친 결론에 이르기 쉬웠다.[9] 비체계적 고찰을 보면 효과가 좋을 듯 보이는 치료법이 체계적 고찰법으로 검토했을 때 그다지 유망해 보이지 않기도 한다는 사실이 경험으로 확인되었다.[10] 체계적 고찰에서는 치우침을 최소화하기 위해 명확한 방법론을 준수하므로 시간이 갈수록 비체계적 고찰에 비해 더욱 호응을 얻는 추세이다. 정책 담당자들의 예를 보아도 증거를 요약하는 하나의 방법으로 체계적 고찰을 점점 더 선호한다.[11] 또한 정보의 홍수 속에서 임상가들은 새로운 정보를 습득하는 원천으로 고찰을 가장 선호하고[12] 개별 무작위 대조시험을 선호도상 거의 최하위로 둔다. 소비자들도 건강 관련 문제를 판단할 때 고찰을 활용하기도 한다.[13]

끝으로, 체계적 고찰에 이미 진행되었던 연구들이 종합적으로 요약되므로 앞으로의 임상연구를 설계할 때 지침으로서 유용하게 활용하는 도구가 된다. 체계적 고찰을 통해 자칫 이미 진행된 연구를 중복되게 진행하는 경우를 방지하고 지식체계상 공백을 쉽게 발견하며 장래의 연구에 쓸 가설을 세운다. 위와 같은 이유 때문에 임상시험 연구자들이 임상시험을 계획할 때 체계적 고찰과 메타 분석을 선호하고,[14,15] 연구비 지원기관에서는 연구비 지원요청 분야에 대한 체계적 고찰 연구가 수행되었는지 여부를 연구과제 응모자에게 질의하는 경우가 점점 많아지고 있다.[16]

| 1 | 연구설계의 타당성 : 체계적 고찰에서의 치우침 방지

체계적 고찰이라는 자료분석 방법을 통해 어떻게 치우친 결론을 방지하는지 제대로 이해하려면 체계적 고찰의 진행과정을 파악하는 것이 중요하다. McQuay 등은[2] 근거의 수집, 평가, 종합이 모든 체계적 고찰의 핵심 단계라고 설명한다. 치우침은 어떤 치료법의 효과가 실제보다 좋거나 나쁘다고 보이게 하는 계통오차이며 분석과정의 어느 단계에서도 발생할 가능성이 있다. 여기에서 침구학 관련 사례를 살펴보기는 하지만 아래에 설명한 여러 가지 치우침이 나타날 가능성은 어느 병증의 어떤 치료법에 대한 체계적 고찰에든 마찬가지로 존재한다.

1 | 근거 수집

체계적 고찰과 비체계적 고찰의 가장 분명한 차이점 중 하나가 바로 유관한 시험결과를 포괄적으로 검색한다는 점이다. 시험결과를 포괄적으로 그리고 재현 가능하도록 검색한다. 연구할 침 임상시험 내용을 찾아볼 때 가장 먼저 시작할 곳은 단연 메드라인(MEDLINE) 데이터베이스일 테지만 메드라인만 찾아보고 검색을 멈추어서는 안된다. 메드라인 민감도 즉 알려진 해당 분야 임상시험 중 메드라인에서 검색되는 무작위 대조시험의 비율은 침 연구의 경우 58% 정도에 불과하다고 추산된다.[17] 메드라인에서 검색되지 않는 침 임상시험도 분명 나름대로 하나의 세계를 이루며 존재한다. 메드라인 외에 검색해 볼 곳으로는 다른 전자 데이테베이스,[18] 데이터베이스에 색인되지 않는 학술지 논문, 전문이 출판되지 않는 회의 초록, 임상시험은 이미 종료되었지만 아직 인쇄되지 않고 연구자의 책상이나 디스켓에 들어 있는 자료 등이 있다.[19]

출판 치우침이란 '연구내용의 방향이나 설득력을 근거로 하여 연구자, 검토자, 편집자가 출판시 차이를 보이는 경향' 을 말한다.[20] 이러한 이유로, 이미 출판되어서 가장 쉽게 찾아보게 된 논문이 실제 수행된 모든 임상시험의 결과를 대표하지는 못하는 경우가 발생한다. 출판되지 않은 연구를 내버려둔 채 체계적 고찰을 수행하면 출판 치우침이 존재하는 정도만큼 치료효과를 과대평가할 위험성이 있다. 치우침은 연구자가 학술지에 논문을 제출하는 단계에서도[21] 그리고 편집자가 논문게재를 수락하는 단계에서도[22] 존재한다고 확인되었다.

Egger 등의 최근 연구에서는[23] 영문으로 씌어 출판된 임상시험이 입수 가능한 임상시험을 대표하는지에 대해 문제를 제기했다. 독일어와 영어 2개 국어로 출판하는 연구자들에서도 유의성이 없는 결과를 독일어로 그리고 유의성이 인정되는 결과를 영어로 출판하는 경향이 보였다. 이것을 보면 출판되지 않은 문헌뿐만 아니라 영어 외의 언어로 된 문헌까지 반드시 검색해야 한다고 생각된다.

2 | 근거 평가

임상시험이 유효한 한도 내에서 그 임상시험을 참고해 마련한 근거도 유효하리라는 개념에는 이론의 여지가 없어 보이지만 체계적 고찰에서 검토한 시험의 방법론적 우수성을 평가하는 개념은 비교적 최근에 생긴 변화이다. 타당성이 입증되고 사용하기에 편리한 방법론적 우수성 평가척도(Jadad scale)가 1996년에야 제시되었다[표 7–2].[24] 이런 이유로 개별 임상시험의 우수성을 염두에 두지 않은 채 치료 유효성에 대한 결론을 내리는 고찰이 다수 존재한다. 이 척도에는 이중맹검(환자와 결과평가자의 눈가림법을 뜻함)에 관한 질문 두 가지가 포함되었다. 대부분의 침 임상시험에서는 환자에게 눈가림법을 적용하기 불가능하므로 일부 고찰에서는 (1) 환자에게 눈가림법이 적용되었는지 그리고 (2) 결과 평가자에게 눈가림법이 적용되었는지를 나누어 묻는 식으로 척도를 조금 변형해 사용했다.[6] 하지만 이중맹검을 하지 못하더라도 임상시험이 다른 측면에서 우수하다면 본 척도상 높은 점수를 받기 불가능하지는 않다.

임상시험의 질을 고려하고 살펴보면, 여러 무작위 대조시험에 질적 차등이 존재하고 일반적으로 낮은 수준의 무작위 대조시험 때문에 치료효과의 긍정적인 면이 과장되는 쪽으로 임상시험의 결과가 왜곡될 가능성이 확인된다.[25,26] 특히 침 연구에 있어서는 질이 낮은 여러 건의 대조군 임상시험에서 침이 만성 통증,[4,27] 천식,[5] 담배중독[28] 등에 유효하다는 결과가 제시되었다.

과거에는 영어로 출판되지 않은 무작위 대조시험이 영어 논문에 비해 방법론적으로 질이 떨어진다고 많은 사람들이 생각했으며 그렇기 때문에 비영어권 연구를 제외한 채 체계적 고찰을 진행하는 경우가 많았다. Moher

[표 7–2] 타당성이 입증된 임상시험 우수성 평가척도(Jadad scale)[24]

1. 무작위 배정되었다고 명시된 연구인가?
2. 무작위 방법이 명시되어 있고 또 적절했는가?
3. 이중맹검법이 적용되었다고 명시된 연구인가?
4. 이중맹검법이 적절했는가?
5. 중도탈락자와 중도포기자가 명시되었는가?

등이[29] 입증했듯이 근래에는 프랑스어, 독일어, 스페인어, 이탈리아어로 씌어진 연구가 영어권 연구에 필적할 수준을 보여 주며, 그렇기 때문에 이들 언어권의 임상시험을 빠뜨린 채 수행한 체계적 고찰은 인정받지 못한다.

3 | 근거 종합

자료를 얻을 수 있다면 결과를 통계적으로 혼합하는 메타 분석이 여러 임상시험에서 얻어진 자료를 종합하는 바람직한 방법이다.[2] 자료를 혼합하기 어려운 상황에서는 대신 최우수 근거 종합(best evidence synthesis)이라는 방법을 써서[32] 질 높은 시험에 가중치를 더하고 질 낮은 시험에 가중치를 낮추는 편이 단순히 시험 하나에 한 표를 주는 식보다 바람직하다. 질 낮은 시험과 질 높은 시험의 가중치를 동일하게 주어서는 안되므로 시험 하나에 한 표를 주는 방식은 사용하지 않는 편이 낫다. Tulder 등의[33] 요통의 침 효과에 대한 고찰과 Berman 등의[27] 침의 만성통증에 대한 고찰에 이 내용이 나타나 있다.

앞서 설명한 것처럼 질이 높은 연구를 질이 낮은 연구와 뒤섞으면 치우침이 발생한다. 질이 낮은 연구 때문에 결과의 치우침 현상이 나타나는지 여부를 평가하려면 민감도 분석이 하나의 방법이다. 민감도 분석에서는 질이 높은 시험과 질이 낮은 시험의 결과를 혼합한 후 질이 높은 시험으로부터 얻은 결과와 비교한다. 만약 질이 낮은 시험과 높은 시험을 혼합했을 때의 결과가 질이 높은 시험만을 분석해 얻은 결과보다 더 긍정적이라면 치우침이 발생했을 가능성이 있다.

고찰할 때 부주의로 동일한 시험의 결과를 중복해 계산해도(중복 치우침) 치우침이 발생할 가능성이 있다. 겉보기에 상당히 다른 논문처럼 보여서 실제로 동일한 임상시험 내용이라는 사실을 검토자가 알아채지 못하는 경우 중복 치우침이 발생한다. 2중으로 계산된 시험의 결과가 긍정적이었다면 긍정적인 쪽으로 치우친 결과를 얻게 되고, 부정적이거나 유의성이 인정되지 않는 결과였다면 긍정적이지 못한 쪽으로 치우친 결과를 얻게 된다. 체계적 고찰에서는 중복 치우침이 결코 작은 문제가 아니며 치료효과가 많게는 20%까지 과장되기도 한다.[34]

|2|
침 시술법의 타당성 : 침 처치의 질 평가

임상시험의 타당성과 관련해 지금까지 논의한 내용은 주로 임상시험 설계 방법론상 우수성 여부에 따라 임상시험 결과에 치우침이 발생할 가능성이 있다는 측면이었다. 하지만 침 처치가 부적절한 경우에도 임상시험의 타당성이 흔들리고 치우친 결과가 나올 가능성이 있다. 침 처치법이 부적절하거나 부족했을 때를 근거로 침 효과에 대해 결론짓는다면 마치 약물 임상시험에서 용량이 부적절할 경우를 근거로 하여 해당 약물의 효과에 대해 결론짓는 것과 다를 바 없다. 오심구토와 같은 일부 병증에 대해서는 명확하고 일반적으로 인정되는 침 처치법 즉 내관(PC6) 자극법이 존재하지만 만성 통증과 같은 기타 병증에 대해서는 처치법이 매우 다양하다. 그렇기 때문에 어떤 병증에서는 침 처치의 적합성 문제가 다른 병증에 비해 더욱 절실하다. 코호트 연구나 무작위 대조시험과 같은 1차 연구를 통해 다루고 한정지어야 할 문제이기는 하지만 체계적 고찰에서도 처치가 기본적인 요건을 갖추어 시행되었는지 여부를 평가할 방법이 필요하다. 침 처치의 적합성을 후향적으로 평가하는 방법 세 가지가 활용되었다.

침 처치의 적합성을 고찰자가 후향적으로 평가하는 방법을 처음 제시한 연구진은 Linde 등이었다.[6] 침 시술자에게 논문에서의 침 처치법과 포함 범위를 제시하되 해당 시험의 결과는 모르도록 한 상태에서 연구대상 병증을 치료하는 침 처치의 적합성에 관해 다음의 다섯 가지 측면에서 점수를 매기도록 했는데, (1) 혈위 선정, (2) 총 처치 횟수, (3) 환자가 주당 처치 받은 횟수, (4) 매 1회 처치의 소요시간, (5) '득기' 반응의 유발 여부 등이었다.

침 처치의 질을 후향적으로 평가하는 두 번째 방법은 인정할 만한 최소한의 처치를 특정 짓는 것이다. Molsberger 등이 적용했던[35] 이 방법에서는 적합한 침 처치의 최소한도를 적어도 10회의 총 치료 횟수에 각 처치에서의 소요 시간이 적어도 15분이고 선정 혈위가 명시된 경우로 정했다. 근골격계 병증이나 신경학적 병증을 연구한 88편의 연구 중 16편만이 최소한의 요건을 충족시켰고 그 중 두 편의 연구만이 대조시험이었다. 이 방법을 적용해 보니 인정할 만한 침 처치의 최소한의 요건도 충족하지 못하는 연구가 대부분임이 드러났다.

셋째 방법은 침 처치법의 여러 측면 중 침의 긍정적 효과와 관련된 요소를 확인해 보는 것으로, 침 처치를 정량적으로 평가하기에 다소 부족한 방법이다. 처치의 적합성 여부에 대한 답을 이 방법으로 얻지 못할 수도 있겠으나 차후 임상시험의 방향을 설정하는 데에 중요한 정보를 얻게 된다. Patel 등은[30] 혼합 자료(pooled data)에 대해 이 방법을 적용했다. 모든 환자들이 동일한 처치를 받게 되는 기정 처방식 접근법은 침의 긍정적인 효과가 떨어졌으나 개인별로 처치법을 달리하면 침의 효과가 유의하게 긍정적이었다는 사실에 주목했다. 개인별 침처치 방법이 요리책처럼 기정처방을 적용하는 방법보다 효과가 좋은 듯하나 이 소견은 시험 방법론적 문제 때문에 영향을 받았을 가능성도 생각된다고 했다.

침과 만성통증에 대한 최근의 한 고찰에서도 위의 셋째 방법을 적용했다.[27] 한 박사학위 논문의 소견을 기초로 가설을 세워 양호한 치료효과와 관련된 요소라고 생각되는 침 처치상 구체적 조건들을 정했다.[36] 참고한 논문에서는 일부 통증 질환 치료시 일반적으로 적용할 지침을 도출하기 위해 중국, 일본, 한국의 교재에 등장하는 여러 침 처치법을 분석했다. 개별 혈위에 대해 일반적 권장사항을 제시하기가 불가능했던 이유는 교재마다 내용이 너무도 달랐기 때문이다. 반면 침 개수나 침 시술횟수에 대해서는 일반적 권장사항을 제시할 만 해서, 매 회 치료때 6개 혈위 정도면 적절하고 10개 혈위가 더 바람직하며, 총 치료회수가 6회면 적절하고 10회면 더 바람직했다. 이상의 가설을 만성 통증에 대한 고찰 연구시 적용해 보니[27] 사용한 혈위 숫자와 양호한 효과 사이에 아무런 연관성이 관찰되지 않았지만 총 치료 횟수와 효과 사이에는 통계적으로 유의한 연관관계($p<0.05$)가 보였고 이것은 시험방법의 질이라는 요인을 통제했을 때에도 마찬가지였다. 양호한 효과가 관찰된 시험 중 치료회수 5회 이하인 시험이 사실상 전혀 없었다는 사실이 흥미롭다.

개인별 치료에 대한 Patel의 언급처럼 위에서 말한 유의한 소견도 치료회수 6회 이상인 경우와 양호한 효과 사이의 어떤 인과관계가 아니라 연관관계만을 의미하지만 앞으로의 연구방향을 제시하는 바가 있다. 침 처치의 적절성에 어떤 요소가 존재하는지 정보가 부족한 상태이므로 작은 규모의 예비실험을 통해 다양한 침 처치법의 효과를 비교해 양호한 처치법을 확정한 후 대규모의 무작위 대조 시험으로 옮겨가는 순서가 바람직하다. 후향성 연구를 통해 침 처치법을 확정하려 할 때 부딪치는 공통의 문제점 하나는 침 처치법의 적절성을 평가하기에 충분한 만큼의 정보를 명시한 시험이 거의 없다는 점이다. 예를 들면 한 만성 통증에 대한 고찰연구를 보면[27] 침 처치상 다양한 요소에 대한 자료를 추출하려고 보니 어떤 평가를 하기에는 자료가 부족했다. 역시 정보가 부족하다는 문제에 부딪쳤던 ter Riet 등의 연구에서는[4] 연구논문에 침 시술자의 교육이나 경험 정도가 명시되었는지를 통해 침 처치의 적절성을 간접적으로 평가하려 했다. 이상과 같은 연구를 통해 얻은 교훈은 임상시험에서 침 처치법을 기술하는 방법을 개선해야 한다는 점이다.

| 3 | 요약

결국, 증거를 요약하는 과정은 마치 맹인과 코끼리라는 이솝 우화와 비슷하다.

맹인 5명에게 각자 한 마리의 코끼리를 만져 보고 그 동물이 어떤 모양인지 설명해 보라 했다. 한 맹인은 꼬리를 만지고는 이 동물이 마치 동아줄처럼 길고 가늘다 했다. 다른 맹인은 코끼리의 다리를 만지고는 이 동물이 마치 나무 몸통처럼 둥글고 두껍고 단단하다고 주장했다. 다른 맹인도 각자의 주장을 했다.

우리는 어렸을 때 이 이야기를 들으면서 작은 규모의 연구 하나를 근거로 하여 코끼리에 대한 하나의 견해를 형성한 사람들의 어리석음에 웃음을 참지 못했었다. 오늘날 우리 연구자와 임상가들은 작은 규모의 연구 하나가 진실 전체를 대변한다는 잘못된 추측을 뛰어넘어야 하는 어려움에 직면해 있다. 오늘날 침 임상시험의 주종을 이루는 작은 규모의 대조군 임상 시험

[표 7-3] 체계적 고찰 방법을 사용해야 하는 8가지 이유[9]

1. 대량의 정보는 다루기 편리할 정도의 작은 조각으로 크기를 줄여야 한다.
2. 많은 정책결정권자들이 현존하는 생의학적 연구결과에서 핵심 내용을 습득해야 한다.
3. 효율적이면서도 과학적인 하나의 기법이다.
4. 과학연구 결과를 일반적으로 적용할 가능성을 알게 된다.
5. 상관관계의 일관성 여부를 평가하게 된다.
6. 여러 자료 사이의 불일치와 모순을 점검하게 된다.
7. 메타분석을 통한다면 검정력과 정밀도가 높아진다.
8. 기존의 고찰 방법보다 실제를 더 잘 반영하는 결과를 얻는다.

을 통해서는 침 효과라는 문제에 대한 명확한 대답을 얻지 못한다. 임상시험의 검정력이 부족해 실제 존재하는 차이를 찾아내지 못할지도 모르며(2형 즉 위음성 오차), 치우침이 존재할지도 모르고, 해당 결과를 적용할 만한 범위가 특정 환자나 대상자에 불과할지도 모른다. 체계적 고찰 방법을 활용하면 많은 면에서 도움이 된다[표 7-3]. 간단하게 표현하면, 체계적 고찰이야말로 '코끼리' 에 대해 기술하는 가장 종합적인 방법이다.

3. 침 분야의 체계적 고찰 요약

여기에서는 침에 대한 체계적 고찰연구의 결과를 요약해 본다. 앞쪽 부분에서는 통증 질환을 분석했던 체계적 고찰을 요약할 것이다. 뒤쪽에서는 오심구토, 천식 등 기타 질환에 대한 체계적 고찰연구의 결과를 요약할 것이다[표 7-4].

| 1 | 통증질환의 침 치료

1 | 만성 통증에 침이 유효한가?

Patel 등이[30] 보고한 만성 통증에 대한 최초의 체계적 고찰 논문을 보면 분석 대상으로 포함된 14편의 침 임상시험 중 통계적으로 유의한 결과를 보인 연구는 거의 없었다. 하지만 자료를 혼합하자 침 효과를 긍정하는 결론이 나왔다. 그리고 통증 부위별로 분석해 보니 요통과 머리·목 통증에 대한 침 치료가 유의하게 긍정적이었다. 그리고 자료를 통계적으로 혼합하는 과정에서 알게 된 또 하나의 흥미로운 소견으로, 환자나 평가자나 어느 정도 맹검법을 적용해 진행한 임상시험과 맹검법을 적용하지 않은 임상시험을 비교해 보면 맹검법을 적용한 임상시험과 달리 맹검법을 적용하지 않은 임상시험에서는 침 효과에 대해 유의하게 긍정적인 결론이 나왔다. 맹검법을 적용하지 않았기 때문에 침 효과를 긍정하는 쪽으로 치우침이 생겼으리라는 해석이 가능하다. 기타 방법론적 결함도 발견되었고, 엄격한 방법론에 따른 임상시험일수록 부정적인 결론이 나오는 경향이 보였다. 비록 혼합 자료를 통계적으로 검토해 보면 침 효과를 긍정하는 유의한 소견이 나오는 듯하지만 침 효과를 긍정한다는 명확한 결론을 내리기에는 위의 이유 등 여러 치우침 때문에 곤란하다는 Patel 등의 지적이 있었다.

Ter Riet 등이[4] 이듬해에 발표했던 만성 통증에 대한 더욱 광범위한 체계적 고찰을 보면 광범위 검색방법과 임상시험 방법론을 점수화하는 기법이 명시되어 있다. 결론에 대해서는 유보적인 태도를 취하면서 높은 수준의 연구가 전혀 없어서 명확하게 결론을 내리기가 불가능하다고 했다.

Ter Riet 등이 고찰을 발표하고 몇 년 후 타당성이 검증된 질 평가 척도가 개발되었고[표 7-2][24] 만성 통증에 대해 발표된 질 높은 연구의 수가 확연히 늘었으며 코크런 연합(Cochrane Collaboration)이 결성되어[52] 체계적 고찰이라는 방법론이 더욱 널리 인식되었다. 그 결과 최근 발표된 체계적 고찰에서는 최우수 근거 종합법을 써서[표 7-5] 만성통증에 대한 침 치료라는 문제가 다시 다루어졌다.[27] 이 연구에서는 침 임상시험 하나마다 비교군이 어떤지에 따라 효과를 검증하고자 하는 질문이 조금씩 다르다고 보았다. 최우수 근거 종합법을 활용한 이 고찰은[27] 연구 질문의 유사성을 기준으로 비교 군을 몇 개의 범주로 묶었다. 비교 군의 유형에 따라 구분해 본 결과, 치료를 받지 않는 경우(대기자)에 비해 침 치료를 받은 경우가 효과가 좋은지에 대한 제한적 증거와, 비활성 속임 처치(거짓 경피적 전기신경자극 혹은 속임약), 거짓침, 표준 의학처치에 비해 침 치료가 효과가 좋은지에 대한 유보적 증거가 인정되었다.

2 | 요통 치료에 침이 유효한가?

Patel 등은[30] 메타 분석 결과 침이 요통에 효과가 있다고 했지만, 연구 설계상 결함 때문에 연구 결과 해석에 신중해야 한다고 경고했다. Tulder 등은[33] 침이 만성 요통에 효과가 있는지에 대해 최우수 근거 종합법[표 7-5]을 이용해 다시 연구했다. 분석대상인 11개 임상시험 중 9개가 연구의

[표 7-5] 최우수 근거 종합법에서의 증거 등급.[33] 여러 연구 중 4분의 3 이상에서 긍정적이거나 부정적인 어느 한 쪽으로 나와야 일관성을 갖춘 결과라고 보통 인정한다.

강한 근거	높은 수준의 유관한 무작위 대조시험이 다수 존재하며 결과가 전체적으로 일관됨
중등도 근거	높은 수준의 유관한 무작위 대조시험이 하나 이상 존재하며 낮은 수준의 유관한 무작위 대조시험에서 결과가 전체적으로 일관됨
제한된 근거	높은 수준의 유관한 무작위 대조시험이 하나 존재하거나 낮은 수준의 유관한 무작위 대조시험이 다수 존재하고 결과가 전체적으로 일관됨
근거 없음	낮은 수준의 유관한 무작위 대조시험이 단 하나 존재하며 높은 수준의 유관한 무작위 대조시험은 없거나 혹은 여러 무작위 대조시험의 결과에 일관성이 없음

[표 7-4] 침에 대한 체계적 고찰 요약

제1저자	병증	연구목적	분석대상 선정기준	대상연구 갯수	주요 효과	결론
Patel 1989[30]	만성통증	임상시험이 개별적으로는 결과가 불확실하지만 결과자료를 혼합하면 명확한 결론이 나오는지 여부	1970년 이후 의학색인(Index Medicus)에 수록되고 영어로 기록되어 출판된 모든 무작위 대조 시험	14	통증 완화	유보적
ter Riet 1990[4]	만성통증	만성 통증에 대한 침의 유효성 평가	침을 활용하고, 제목이나 초록에서 '만성' 이라 명기되었거나 환자선정기준에서 통증이 6개월 이상 지속된 경우라 명기되고, 참조군이 존재.	51	통증 완화	유보적
Ezzo 2000[27]	만성통증	만성 통증에 대한 침의 유효성 평가	통증이 3개월 이상 지속되고, 영문으로 출판된 무작위 대조 시험	51	통증 완화	대기자에 비해 침이 효과가 좋다는 제한적 증거와, 속임침 · 거짓침 · 표준처치와 비교했을 때 침 효과에 대한 유보적 증거
Tulder 1999[33]	요통	급만성 요통에 대한 침의 효과 평가	급성, 만성 요통의 침 치료에 대한 무작위 대조 시험	11	통증 완화	유보적
Ernst 1997[39]	골관절염	골관절염에 대한 침의 효과 평가	골관절염 증상을 보이는 환자에 대한 대조 시험	13	통증 완화	유보적
Berman 1999[42]	섬유근육통	섬유근육통의 침 치료의 유효성을 평가하고 유해효과를 기록하며 앞으로의 연구에 활용할 가설을 설정.	섬유근육통 환자에 침 치료를 시행한 무작위 대조 시험이나 코호트 연구 모두	7	통증감소, 통증역치 상승, 수면의 질, 우울증, 아침뻣뻣함	조건부 긍정적
Ernst 1997[45]	급성 치통	치통 침 치료의 유효성 평가	인간 치통에 대한 침 치료효과를 평가하는 대조시험	16	통증	긍정적

제1저자	병증	연구목적	분석대상 선정기준	대상연구 갯수	주요 효과	결론
Melchart 1999[47]	두통	침의 재발성 두통 완화효과 평가	어떤 치료든 다른 치료 대조군과 침 치료군을 비교하는 유사 무작위 혹은 무작위 시험	22	통증과 연관된 임상증상 하나 (통증강도, 전반적 평가 등)	진짜침과 거짓침 비교에서는 긍정적 경향, 진짜침과 기타치료 비교에서는 유보적
Vickers 1996[50]	오심구토	약물치료, 임신, 수술시 오심구토에 대한 내관(PC6) 혈위 자극 치료의 유효성 평가	내관(PC6) 혈위에 대한 침, 지압, 전기자극 방법을 무처치, 속임약, 침 이외의 치료와 비교한 임상시험	33	구토 횟수와 기간, 증상없는 날짜 수, 오심 점수	유보적
White 1997[31]	담배중독	금연에서 침이 속임약 이상의 특이적 유효성이 있는지에 대한 평가	어떤 한 가지 침 치료를 거짓침, 기타 치료, 무처치 군과 비교한 무작위 대조 시험 모두	16	최초 치료 후 그리고 6개월과 12개월 시점에서 완전 금연	부정적
Kleijnen 1991[5]	천식	방법론상 기준에 따라 최대한 많은 연구를 분석함으로써 명확하게 결론내릴 수 있는지에 대한 확인	무작위 대조 시험이 아닌 경우까지 포함하여 비교 군과 침 처치군이 활용된 임상시험	13	주관적 호전도, 폐용량(강제날숨량, 강제폐활량, 최고날숨속도) 측정치	유보적
Linde 1996[6]	천식	기관지천식에 대한 침 치료효과 평가	천식이나 천식 유사증상에 대한 침치료 무작위 대조시험	7	폐용량(강제날숨량, 강제폐활량, 최고날숨속도) 측정치 등 객관적 평가와 호전도, 전반적 점수, 삶의 질 등 주관적 평가	유보적
Ham-merschlag 1997[51]	다양함	표준적 의학처치와 침 치료를 비교한 임상시험의 설계와 보고 내용에 대한 조사	표준적 의학처치와 침을 비교한 모든 임상시험	23	방법론적 질 평가점수	적절한 수준의 점수는 3개 연구만이 해당됨

* 결론에서 긍정적이란 침 치료효과의 유의성을 긍정함, 유보적이란 현 상태에서 결론을 내리지 못함, 부정적이란 침 처치의 효과가 없다는 강한 증거, 제한적 증거란 질이 낮은 수준의 임상시험 몇 편에 의한 판단을 각각 의미한다.

질이 낮았으며 대상자 수가 적었다. 연구결과가 서로 일치되지 않고 질높은 무작위 대조시험이 거의 없다는 이유 때문에 Tulder 등은 4등급[표 7-5] 즉 만성 요통 치료에 침이 유효하다는 증거가 없다고 결론을 내렸다.

이 체계적 고찰이 발표된 이후 Molsberger 등은[38] 엄격한 방법론을 준수한 대규모의 임상시험을 통해 (1) 요통에 대한 전통적인 관리법에서 침이 하나의 보조 치료법으로 유용한가 그리고 (2) 거짓침보다 진짜 침이 더 나은가라는 두 가지 연구 질문에 대한 답을 찾으려 했다. 3군 평행 설계법을 적용해 요통이 6주 이상 되었고 통증 강도가 시각적 상사척도(VAS)상 50 이상인 환자 186명을 세 군 중 한 군으로 무작위 배정했다. 모든 군의 환자에 대해 기초 치료로서 전통적인 정형외과적 치료를 매일 시행했다.

첫째 군은 기초 치료에 추가적으로 진짜 침 치료를 30분씩 12회 받았다. 둘째 군은 기초 치료에 추가적으로 가짜 침 치료를 30분씩 12회 받았다. 셋째 군은 기초 치료만을 받았다. 진짜 침 군과 가짜 침 군의 환자들은 군 배당 내용을 알지 못했고 모든 군의 결과 평가자들도 군 배당 내용을 몰랐다. 주요 결과지표는 치료 종료 후 3개월 시점에 시각적 상사척도상 통증이 50% 이상 감소하는지였다. 중도탈락자 포함 분석결과(intention to treat analysis) 각 군에서 주요 결과 성취도는 진짜 침 군 76.6%, 거짓침 군 29.3%, 보존적 정형외과 치료 군 13.9%였다. 또한 5년 이상 된 요통 환자에서 통증이 50% 이상 감소할 상대확률은 가짜 침에 비해 진짜 침에서 10배 더 높았다. Molsberger 등은 만성 요통 관리시 진짜 침은 하나의 중요한 보조요법이라는 결론을 내렸다.

3 | 골관절염 치료에 침이 유효한가?

최근의 한 체계적 고찰에서는 분석한[39] 13개 임상시험 중 7개에서 긍정적인 결과가 나오고 6개에서 유의하지 않은 결과를 보고해 명확한 결론을 내리지 못했다. 긍정적인 소견을 제시한 임상시험의 연구설계상 결함으로 속임약 효과를 통제하지 못하고 무작위 배당이 이루어지지 못했다. 무작위 대조시험을 별도로 분석해 보아도 5개 임상시험은 긍정적인 소견을, 다른 5개 임상시험은 유의하지 않은 소견이어서 명확한 결론이 나오지 않았다. Ernst는 진짜 침과 거짓침을 비교한 임상시험 5개 중 4개에서 유의하지 않은 소견이 나왔다고 했다.

위의 체계적 고찰 연구에는 긍정적인 소견을 제시한 대규모 임상시험 두 개가 빠졌다.[40,41] Molsberger 등이[40] 진짜 침과 거짓침을 비교한 결과(n=97) 침 치료 종료 3개월 시점의 통증 감소 정도에서 진짜 침이 거짓 침보다 효과가 좋았다(p<0.05). 하지만 기능개선 정도는 군 간에 유의한 차이가 없었다.

침 치료를 표준적 의학치료의 보조요법으로 활용한 경우와 표준적인 의학 치료만을 시행한 경우를 비교한 두 번째 임상시험 연구에서는[41] 통증 감소와 기능개선 두 측면 모두에서 침 군의 효과가 유의하게 좋다는 소견이 나왔다(p<0.05). 4주, 8주 후 시점 모두에서 이러한 유의한 효과가 관찰되었다.

이상의 두 연구는 체계적 고찰 연구에 포함된 여러 임상시험보다 그 규모가 상당히 커서, 앞선 연구에서 관찰된 비특이적 효과가 두 치료방법에 차이가 없는 이유 때문이라기보다는 대상자 수가 적었기 때문(2형 오차)이 아닐까 하는 의문이 든다.

4 | 섬유근육통 치료에 침이 유효한가?

섬유근육통 증후군에 대한 침 치료를 다룬 최근의 한 체계적 고찰 연구에서는 무작위 대조시험과 코호트 연구 모두를 분석했다.[42] 연역적 판단을 통해 질이 낮은 무작위 대조시험과 코호트 연구를 활용해 가설을 생성하고 질이 높은 무작위 대조시험을 이용해 가설(효과) 검정을 실시했다. 연구의 질을 평가해 보니 질이 높은 무작위 대조시험은 한 건으로 나타났다. 질이 높은 무작위 대조시험 한 편은 질 평가점수가 만점이었고[43] 통증 감소, 통증역치 상승, 전반적 평가 개선 등의 측면에서 거짓침보다 진짜 침의 효과가 좋다는 소견이었다. 하지만 장시간의 추적 조사가 시행되지 않았기 때문에 침 치료기간 종료 후에 효과가 지속되는 시간은 판단하지 못했다.

가설 생성에 활용한 연구에서의 결과를 참고해 중요한 연구 질문 3가지가 제시되었다.

1. 침 반응자에서 추가치료를 통해 치료효과를 지속시키는 것이 가능한가? 일반적인 치료가 종료된 후 주기적으로 추가적 침 치료를 시행하는 것이 침 반응자의 효과를 지속시키는 효과적인 방법이라는 경험이 코호트 연구 두 편에 나오지만, 무작위 대조시험을 통해 앞으로 검증해보아

야 한다.

2. 섬유근육통 증후군에 대한 최적의 침 치료는 어떻게 해야 하는가? 질이 높은 무작위 대조군 시험에서 활용한 저빈도 전기자극과 고빈도 전기자극 배합 방법은 침진통 문헌상 최적의 통증 감소법으로 생각되는 저빈도(2~4Hz) 자극과 고빈도(50~100Hz) 자극의 배합 방법과 일치한다.[43] 하지만 앞으로 동일한 섬유근육통 환자를 대상으로 위와 같은 배합 방법과 기타 치료법을 비교 검증해 보아야 한다.
3. 침이 항우울제와 상승효과를 일으키는가? 한 연구에 따르면 침과 항우울제를 함께 사용하면 통증, 우울증, 수면 등에 있어서 침 단독이나 항우울제 단독에 비해 전반적으로 효과가 좋아서 침과 약물의 상승효과가 있는 듯 보인다.[44] 하지만 이 연구의 방법론적 결함을 생각하면 이러한 상승효과는 더욱 엄격한 방법론에 따라 앞으로 검증해 보아야 한다.

5 | 급성 치통 치료에 침이 유효한가?

Ernst 등은[45] 한 체계적 고찰 연구에서 침이 치과 수술중 혹은 수술 후 통증을 경감시키는 효과가 있다고 결론을 내렸다. 이 결론은 미국 국립보건원 합의 위원회에서 "수술후 치통에 대한 유효성 증거가 존재한다" 고[1] 했던 견해와 일치된다. 진통효과의 작용기전은 엔돌핀 분비, 구심성 경로 차단, 혹은 원심성 경로 억제 등으로 생각된다. Ernst 등은 여러 연구에서 방법론적 세부 사항이나 질에 차이가 존재해서 결론을 일반화하는 데에 한계가 있다고 했다. 무작위 배정을 하지 않은 점, 속임약 효과에 대한 통제를 실시하지 않은 점, 표본의 크기가 작다는 점 등이 가장 흔히 관찰되는 방법론적 결함으로서 인용되었다. 침법이 매우 다양하여 어느 치료법이 우수한지에 대한 결과를 일반화하기 힘들었다.

이 체계적 고찰이 발표된 후 진짜 침과 거짓침을 비교하는 무작위 대조시험(n=39)이 또 하나 발표되어 치통에 침이 효과가 있다는 소견에 더욱 힘을 실어 주었다.[46] 통증이 약해질 때까지 소요된 시간, 약물을 투여하기까지 경과된 시간, 총 통증 감소량, 통증 절반 감소, 7일간 총 통증약 투여량을 환자가 스스로 보고한 내용 등이 결과관찰 사항이었다. 결과를 보면 거짓침 군에 비해 침 처치군은 수술 후에 통증이 없는 시간이 유의하게 길었고($p=0.01$) 통증이 약해지기까지의 시간도 유의하게 길었다($p=0.008$). 약물을 투여하기까지 경과된 시간이 침 처치군에서 유의하게 길었다($p=0.01$).

위의 무작위 대조시험 연구는 침의 치통 치료효과에 대한 증거를 추가적으로 확보했을 뿐만 아니라 다른 세 가지 중요한 소견을 제시했다.

1. 통증이 시작되기 전에 통증을 예방하는 작용은 거짓침보다 침이 유의하게 우수했으나 통증이 약해진 후에는 침이 거짓침보다 효과가 뛰어나지 않았다. 이에 비추어 보면 침은 통증이 일단 시작되고 나서보다는 미리 시술하는 경우에 더욱 효과가 뛰어날 가능성이 있다.
2. 진짜 침에 비해 거짓침을 시술하면 발치와 직접 연관된 불량반응이 나타날 가능성이 더 높았다. 이 점을 생각하면 진짜 침은 수술의 불량반응을 어느 정도 예방하는 효과가 있어 보인다.
3. 이 연구에서 활용한 치통 기법은 진통제를 평가할 때 사용하는 일반적인 급성 통증 모델의 하나이다. 이 모델에서 침 효과가 긍정적이었다는 점을 보면 치통 외에 다른 유형의 통증에서도 침이 효과를 보이리라 추정된다.

6 | 두통 치료에 침이 유효한가?

Melchart 등은[47] 체계적 고찰 연구를 통해 긴장성 두통과 편두통 치료에 대한 침의 유효성을 평가했다. 적어도 두 명의 검토자가 임상시험마다 (1) 침 군보다 대조군이 유의하게 효과가 좋은 경우, (2) 대조군의 효과가 좋은 경향, (3) 침 군과 대조군의 차이가 없음, (4) 침 군의 효과가 좋은 경향, (5) 침 군의 대조군보다 유의하게 효과가 좋은 경우 등 다섯 가지로 점수를 매김으로써 분석 대상 임상시험 결과의 점수를 산정했다.

이 방법으로 편두통과 긴장성 두통 환자에서 진짜 침과 거짓침의 효과를 비교해본 결과 전체적인 결론은 진짜 침의 효과를 긍정하는 경향으로 나왔다. 대부분의 임상시험이 대상자 수가 적고 방법론적으로나 보고방법상 결함이 있어서 어떤 더욱 명확한 결론을 이야기하기가 불가능했다. 그리고 환자, 임상시험의 질, 활용한 침법 등의 차이 때문에 최적의 침 처치법을 구성하는 요소에 어떤 것들이 있는지 다루어지지 못했다. 침이 표준적 의학 처치만큼 효과가 있는지 평가하기에는 두통에 대한 기타 치료법과 침 처리를 비교한 임상시험의 근거가 부족했다.

검토 결과 재발성 두통에 대해 침이 유효할 가능성이 있다고 결론을 내리면서 침 치료의 위험성이 전혀 없지는 않지만 적절하게 교육을 받은 임상가가 시술한다면 전반적으로 안전하기 때문에 두통 환자가 침 치료를 시도해 보려 할 때 막을 이유는 없다고 했다. 또한 자료가 부족하여 침 치료를 추천하거나 두통에 어떤 종류의 침법이 가장 효과적이라고 단정할 수 없다고도 했다.

| 2 | 기타 질환의 침 치료

1 | 천식 치료에 침이 유효한가?

천식에 침 치료가 작용하는 기전의 하나로 뇌하수체에서 분비된 부신겉질자극호르몬이 천연 소염제 부신 겉질스테로이드 분비를 일으키는 과정이 제시된 바 있다. 1991년에 Kleijnen 등은[5] 무작위 배정 임상시험과 비무작위 배정 임상시험을 고찰하며 임상증거를 처음으로 탐색했다. 이 때의 결론은 유보적이었으며 1996년에 Linde 등은[6] 이 문제에 다시 눈을 돌려 무작위 대조시험만을 고찰했다. 두 고찰에서 전체적인 경향은 비슷했다. 여러 연구에서 천식 발작에 침이 도움을 주는지 소견이 일치되지 않았다. 장기간 추적조사하며 평가한 효과는 폐기능이 객관적으로 호전되는 점에 대한 평가라기보다는 주관적으로 개선 정도를 보고하는 방식에 치우쳐 있었다.

소견은 비슷했으나 그에 대한 해석은 차이를 보였다. Linde 등은 "지금까지는 침의 천식 치료효과와 효율성을 신뢰성 있게 평가할 만한 무작위 임상시험 자료가 부족하다" 고 했다.[6] Jobst는 비체계적 고찰에서 더욱 관대한 해석을 하면서 "기관지 천식과 만성 폐색성 폐질환 환자에서 침이 유효할 가능성을 보이는 안전한 치료법이라는 데에 대해 제지할 이유가 없다" 고 했다.[48]

Linde 등의 고찰에서 제기했던 가장 중요한 논점은 표준적 처치에 대한 보조 요법으로서 표준적인 처치와 침을 비교한 임상시험이 단 하나라는 사실이다. 연구자들은 거짓침과 진짜 침을 비교하는 임상시험은 임상적으로 의미가 없으며 실제 현장에서 활용되는 침에 대한 평가가 아니라는 사실을 강조했다. 표준적인 치료가 이미 천식에 대해 상당히 효과적인 치료이므로 침 치료를 받고자 하는 경우 표준적인 처치를 대체하기 보다는 표준적인 처치에 대한 보조 요법으로 활용되어야 한다. 전통적인 처치를 거부하고 침 처치를 받고자 했던 환자가 결국 불가피하지 않은 죽음을 맞이해야 했던 실제 사례가 보고되었다.[49] 현존하는 증거를 근거로 삼아 제안하는 최선의 권고안은 미국 국립보건원 합의 위원회의 "천식에 대한 침 치료는 포괄적인 관리 프로그램의 한 부분으로 활용되어야 한다"는 문구이다.[1] 포괄적인 천식 치료 프로그램의 한 부분으로서 침이 얼마간의 보조적 치료효과를 지니는지 여부는 앞으로 확인해 보아야 한다. 분명한 것은 거짓침이나 속임약과 진짜 침을 비교하는 임상시험이 실질적인 임상과 거의 관련이 없다는 사실이다. 또한 효과적인 표준적 치료법이 존재하는데도 치료를 받지 않는다면 윤리적으로도 맞지 않는다.

2 | 오심구토 치료에 침이 유효한가?

침 효과 중 가장 강력하고 일관된 증거는 분명 오심구토 치료에 대한 증거이다.[50] 환자가 마취 상태가 아니라 완전히 의식이 든 상태에서 침을 시술했던 29개 임상시험 중 27개 연구에서 침 효과에 긍정적인 결과가 나왔다. 방법론적으로 가장 질이 높은 임상시험만을 조사해 보면 거의 2000명의 환자를 대상으로 한 12개 연구 중 11개 연구에서 긍정적인 결과가 나왔다. 질이 높은 여러 임상시험이 연구자, 환자, 내관(內關·PC6) 혈위에 침으로 자극하는 방법 등에서 차이가 있었음에도 불구하고 놀라울 정도의 일관성을 보이면서 침 효과를 긍정하는 결과였다. 미국 국립보건원 합의 위원회의 "성인의 수술후·화학요법시 오심구토에 대해 분명하게 그리고 임신시 오심에 대해 상당히 높은 가능성으로 침이 유효하다는 명확한 증거가 존재한다"는 긍정적 언급에 기존의 여러 연구결과가 요약되어 있다.[1]

흥미롭게도 마취상태의 환자에게 내관(PC6) 혈위를 자극한 4개 임상시험 모두 오심구토를 예방하는 데에 침이 효과가 없다는 결과가 나왔다. 왜 그런지는 분명치가 않다. 한편 Vickers는[50] (1) 내관(PC6) 혈위 자극의 작용 방식이 전통적인 진토제와 비슷하여 구토자극이 발생하기 이전에 미리 투여해야만 하거나, (2) 작용기전상 신경계가 온전해야만 하거나, (3) 심리적 기전을 통해 침이 작용하거나 등의 세 가지 가능성을 제기했다. 하지만 환자가 진짜 혈위라고 믿는 거짓 혈위를 자극한 경우 내관(PC6) 혈위를 자극한 경우보다 항상 진토 효과가 떨어지므로 세 번째는 가능성이 없어 보인다. 내관(PC6) 혈위에 지나치게 강한 자극을 가하면 오심구토가 심해지기도 한다는 사실을 보아도 내관(PC6) 혈위의 효과가 순전히 심리적 현상이라는 관점은 설득력이 떨어진다.

3 | 금연에 침이 유효한가?

한 체계적 고찰 연구에서[31] 분석한 16개 연구는 무작위 배정 방법의 상세한 내용을 거의 기술하지 않고 금연에 대한 자기 보고를 확인할 만한 생화학적 지표를 거의 사용하지 않았다는 점에서 방법론상 적절성이 떨어졌다. 임상시험의 질이 일정치 못해 어떤 한 가지 방식의 침 치료가(예를 들면 이침과 체침) 더 효과가 좋은지에 대해 확실히 말하기가 어렵다.

연구결과를 혼합해 보면 6주 미만, 6개월, 혹은 12개월 등 어느 시점에서든 거짓침이나 기타 금연 치료법에 비해 진짜 침이 통계적으로 유의한 효과를 보이지는 않는다. 이 점은 "침이 금연에 효과를 보이지 **않는다**는 증거가 존재한다" 는 미국 국립보건원 합의 위원회의 견해와[1] 일치된다. 단기적으로는 아무것도 하지 않는 것에 비해 침 처치의 효과가 좋아 보였다. 하지만 시간이 지남에 따라 이 효과는 약해지다가 추적관찰 6개월 시점에 사라졌다. 이 고찰에서의 부정적인 결론을 생각하면 침이 금연을 장기간 유지하는 효과가 있다기보다는 급성 금단시 부작용 증상을 완화해주는 작용이 있는지 여부에 초점을 맞추어야 할 듯하다. 침 처치를 지속하면 금연 효과가 장기간 지속되는지 여부는 위의 고찰에서 검토하지 않은 문제이다.

4 | 표준적인 의학 처치와 침 효과를 비교한 임상시험의 성과는 무엇인가?

일반적으로 체계적 고찰에서는 특정한 임상적 문제를 논한다. 하지만 체계적 고찰 방법론을 활용해 방법론적 질문에 대한 답을 찾아내려는 노력도 가능하다. 예를 들면 표준적인 의학 처치와 침이 어떻게 비교되는지는 과학계의 흥미를 크게 끄는 주제이다. Hammerschlag 등은 최근에 이런 식의 중요한 임상시험이 얼마나 잘 수행되고 보고되었는지를 조사했다.[51] Hammerschlag 등은 표준적인 처치를 인용했거나 컴퓨터 검색상 무작위 대조시험에서 과거에 속임약을 능가했던 사실이 확인된 임상시험만을 분석 대상으로 했다. 임상시험 선택시 결과는 고려하지 않았다. 23개 연구 중 3개만이 평가지표의 60% 이상에서 적절하다고 평가되었다. 임상시험의 가장 중요한 구성요소 중 두 가지에서 점수 차이가 매우 컸는데, 무작위 배정을 명기한 임상시험이 20개(87%)였던 반면 결과 평가자 맹검을 명기한 연구는 4개(17%)였다.

Hammerschlag 등은 요약 부분에서 질이 높은 연구를 통해 얻는 교훈도 강조해 놓았다. "각 평가지표상 적절하다는 점수를 받은 연구를 검토함으로써 유용한 정보를 담은 사례를 수집하게 된다. 콩팥 산통을 완화하는 데에 있어서 아바포르탄(Avafortan)(33)보다 진통효과 개시시간이 빠르고, 물리요법에 보조치료로 활용하면 물리요법만을 단독으로 시술한 경우보다 요통 환자 중 원래의 업무나 그에 동등한 업무로 복귀하는 비율이 유의하게 높아지며, 두통에 대한 전반적인 효과에 있어서 메토프롤롤보다 효과가 떨어진다고 환자가 평가한 점을 제외하고는 편두통 발작의 지속시간과 빈도를 줄이는 데에 베타 차단제인 메토프롤롤(metoprolol) 못지않은 등의 효과를 침이 지니지만 부작용이 거의 없다." [51]

4. 미래에 대한 전망 : 체계적 고찰의 수집보존에서 코크런 연합의 역할

코크런 연합은 보건 관련 모든 분야의 체계적 고찰 연구를 수행하고 보존하며 보급하고자 하는 명확하고도 유일한 목적을 띠고 1993년에 결성되었다.[52] 체계적 고찰이 사용자에게 최대한의 가치를 제공해 주려면 고찰이 널리 보급되고 또 새로운 정보가 나올 때마나 그 내용을 수용하면서 정기적으로 갱신되어야 한다. 증거를 만들어 내고 근거중심 의학을 달성하는 한 방법으로서 체계적 문헌고찰에 대한 수요가 커지는 데에 부응하고자 코크런 고찰은 명확하고 투명한 방법론을 채택하고, 동료 검토를 받으며, 정기적 갱신에 편리한 전자문서 형식을 활용하고, 가독성 여부를 확인하기 위해 소비자 검토를 받으며, 1999년을 기해 메드라인 데이터베이스에서 초록 검색을 제공했다. 그 결과 코크런 연합은 보건 분야에서 국제적·다학제적 협력의 장을 제공하고 빠르고 접근성이 양호하게 증거가 전파되는 중요한 통로가 되었다.

코크런 연합의 보완의학 분야는[53,54] 침을 비롯한 보완의학 분야에 대한 체계적 고찰을 전문적으로 생산한다. 미래에는 코크런 연합이 침의 임상효과에 대한 빠르고 포괄적인 요약 정보를 원하는 임상가, 소비자, 연구자, 정책 담당자들이 활용하는 가장 중요한 도구가 되리라 믿는다.(34)

(33) Avafortan: 진경제의 일종. – 역주.

감사의 글

본 원고를 준비하는 데에 도움을 아끼지 않은 Victoria Hadhazy, MA에게 감사를 표한다.

7장 참고문헌

1. NIH Consensus Conference (1998) Acupuncture. JAMA 280:1518-1524
2. McQuay H, Moore A (1998) An evidence-based resource for pain relief. Oxford Medical Publications, Oxford, p 3
3. Sackett DL, Richardson WS, Rosenberg W, Haynes RB (1997) Evidence-based medicine: How to practice and teach EBM. Churchill Livingstone, NewYork, pp 4-5
4. ter Riet G, Kleijnen J, Knipschild P (1990) Acupuncture and chronic pain: A criteria-based meta-analysis. J Clin Epidemiol 43:1191-1199
5. Kleijnen J, ter Riet G, Knipschild P (1991) Acupuncture and asthma: A review of controlled trials. Thorax 46:799-802
6. Linde K, Worku F, Stor W, Wiesner-Zechmeister M, Pothmann R, Weinschutz T, Melchart D (1996) Randomized clinical trials of acupuncture for asthma - a systematic review. Forsch Komplementarmed 3:1 48-155
7. Jacobson LD, Edwards AG, Granier SK, Butler CC (1997) Evidence-based medicine and general practice. Br J Gen Pract 47:449-452
8. Rangachari PK (1997) Evidence-based medicine: Old French wine with a new Canadian label? J R Soc Med 90:280-284
9. Mulrow C (1994) Rationale for systematic reviews. BMJ 309:597-599
10. Knipschild P (1994) Systematic reviews: Some examples. BMJ 309:719-721
11. Dickersin K, Manheimer E (1998) The Cochrane Collaboration: Evaluation of health care and services using systematic reviews of the results of randomized controlled trials. Clin Obstetr Gynecol 41:315-331
12. Lehmann HP, Goodman SN (1995) Specifications for formalizing clinical significance. Med Decision Making 15:424
13. Bero LA, Jadad AR (1997) How consumers and policymakers can use systematic reviews for decision making. Ann Intern Med 127:37-42
14. Baussell RB (1993) After the meta-analytic revolution. Evaluation and the Health Profession 1993;16:2-12
15. Meinert C (1989) Meta-analysis: Science or religion. Controlled Clin Trials 10:257S-263S
16. O'Toole LB (1998) Using systematically synthesized evidence to inform the funding of new clinical trials - the UK Medical Research Council approach. Paper

(34) 코크런 연합 라이브러리 구독신청 연락처: Update Software(936 La Rueda, Vista CA 92084, USA)

presented at Sixth International Cochrane Colloquium, Baltimore

17. Dickersin K, Scherer L, Lefevbre C (1997) Identifying relevant studies for systematic reviews. In: Chalmers I and Altman D (eds) Systematic reviews. BMJ Press, London
18. Hofmans EA (1990) Acupuncture and MEDLINE. Lancet 336:357
19. Knipschild P (1993) Searching for alternatives: Loser pays. Lancet 341:1135-1136
20. Cook DJ, Guyatt GH, Ryan G et al (1993) Should unpublished data be included in meta-analyses? JAMA 269:2749-2753
21. Dickersin K, Min Y, Meinert CL (1992) Factors influencing publication of research results. JAMA 267:374-378
22. Callaham ML, Wears RL, Weber EJ, Barton C, Young G (1998) Positive-outcome bias and other limitations in the outcome of research abstracts submitted to a scientific meeting. JAMA 280:254-257
23. Egger M, Zellweger-Zahner T, Schneider M, Junker C, Lengeler C, Antes G (1997) Language bias in randomized controlled trials published in English and German. Lancet 350:326-329
24. Jadad AR (1996) Blind assessment of the quality of trial reports. Controlled Clin Trials 17:1-12
25. Schultz KF, Chalmers I, Hayes RJ, Altman DG (1995) Empirical evidence of bias: Dimensions of methodological quality associated with estimate of treatment effects in controlled trials. JAMA 273:408-412
26. Khan KS, Daya S, Jadad A (1996) The importance of quality of primary studies in producing unbiased systematic reviews. Arch Intern Med 156:661-666
27. Ezzo J, Berman 13, Hadhazy V, Jadad A, Lao L, Singh B (2000) Is acupuncture effective for the treatment of chronic pain? A systematic review. Pain 86:217-225
28. ter Riet G, Kleijnen J, Knipschild P (1990) A meta-analysis of studies into the effect of acupuncture on addiction. Br J Gen Pract 40:379-382
29. Moher D, Fortin P, Jadad AR, Jüni P, Klassen T, Le Lorier J, Liberati A, Linde K, Penna A (1996) Completeness of reporting of trials published in languages other than English. Lancet 347:363-366
30. Patel M, Gutzwiller F, Paccaud F, Marazzi A (1989) A meta-analysis of acupuncture for chronic pain. Int J Epidemiol 18:900-906
31. White AR, Rampes H (1998) Acupuncture for smoking cessation (Cochrane review). In: The Cochrane Library, Issue 3. Update Software, Oxford
32. Slavin R (1995) Best evidence synthesis: An intelligent alternative to meta-analysis. J Clin Epidemiol 48:9-18
33. van Tulder MW, Cherkin DC, Berman B, Lao L, Koes BW (1999) The effectiveness of acupuncture in the treatment of low back pain (Cochrane review). In: The Cochrane Library, Issue 1. Update Software, Oxford
34. Tramer MR, Reynolds DJ, Moore RA, McQuay HJ (1997) Impact of covert

duplicate publication on meta-analysis: A case study. BMJ 315:635-640
35. Molsberger A, Bowing G (1997) Acupuncture for pain in locomotive disorders. Critical analysis of clinical studies with respect to the quality of acupuncture in particular. Der Schmerz 11:24-29
36. Birch S (1997) An exploration with proposed solutions of the problems and issues in conducting clinical research in acupuncture. University of Exeter; Exeter
37. Chalmers I, Altman D (eds) (1997) Systematic reviews. BMJ Press, London
38. Molsberger A (1998) Acupuncture in chronic low back pain. Paper presented at the International Society for the Study of the Lumbar Spine, Brussels
39. Ernst E (1997) Acupuncture as a symptomatic treatment of osteoarthritis: A systematic review. Scand J Rheumatol 26:444-447
40. Molsberger A, Bowing G, Jensen KU, Lorek M (1994) Schmerztherapie mit Akupunktur bei Gonarthrose: eine kontrollierte Studie zur analgetischen Wirkung der Akupunktur bei Gonarthrose. Der Schmerz 8:37-42
41. Berman B, Singh BB, Lao L, Langenberg P, Li H, Hadhazy V, Bareta J, Hochberg M (1999) A randomized trial of acupuncture as an adjunctive therapy in osteoarthritis of the knee. Rheumatol 39:346-354
42. Berman B, Ezzo J, Hadhazy V, Swyers J (1999) Is acupuncture an effective treatment for fibromyalgia? A clinical review. J Fam Pract 48:213-218
43. Deluze C, Bosia L, Zirbs A, Chantraine A, Vischer TL (1992) Electroacupuncture in fibromyalgia: Results of a controlled trial. BMJ 305:1249-1252
44. Cassisi G, Roncaglione A, Ceccherelli F, Donolato C, Gagliardi G, Todesco S (1995) Trattamento agopunturale dell fibromyalgia primaria. Confronto con mianserena. G Ital Reflessot Agopunt 7:33-36
45. Ernst E, Pittler MH (1998) The effectiveness of acupuncture in treating acute dental pain: A systematic review. Br Dent J 184:443-447
46. Lao L, Bergman S, Hamilton GR, Langenberg P, Berman B (1999) Evaluation of acupuncture for pain control after oral surgery: A placebo-controlled trial. Arch Otolaryngol Head Neck Surg 125:567-572
47. Melchart K, Linde K, Fischer P, Berman B, White A, Vickers A, Allais G (1999) Acupuncture for recurrent headaches (Cochrane review). In: The Cochrane Library, Issue 3. Update Software, Oxford
48. Jobst KA (1995) A critical analysis of acupuncture in pulmonary disease: Efficacy and safety of the acupuncture needle. J Altern Comp Med 1:57-84
49. O'Mathuna DP (1998) Acupuncture for quick relief of asthmatic exacerbation. Alternative Med Alert 1:109-113
50. Vickers AJ (1996) Can acupuncture have specific effects on health? A systematic review of acupuncture antiemesis trials. J R Soc Med 89:303-311
51. Hammerschlag R, Morris MM (1997) Clinical trials comparing acupuncture with biomedical standard care: A criteria-based evaluation of research design and

reporting. Complement Ther Med 5:133-140

52. Bero L, Rennie D (1995) The Cochrane Collaboration: preparing, maintaining, and disseminating systematic reviews of the effects of health care. JAMA 274(24):1935-1938
53. (1998) The complementary medicine field module. The Cochrane Library [database on disk and CD-ROM]. Vol. 4 Update Software, Oxford
54. Ezzo J, Berman B, Vickers A, Linde K (1998) Complementary medicine and the Cochrane Collaboration. JAMA 280:1628-1630

8장 뇌중풍, 중독, 기타 질환의 침 치료 개요

| 버치 |

1. 서론

침은 다양한 건강문제에 대해 활용되고 검증되어 왔다.[16] 구체적인 어떤 분야에 대한 연구가 하나나 둘 정도밖에 없어서 지금까지 체계적 고찰 연구가 불가능했던 경우가 많다. 8장에서는 대조군 임상시험 둘 이상 혹은 무대조군 임상시험 한 편과 대조군 임상시험 한 편 이상이 존재하는 몇 분야를 집중적으로 살펴보려한다. 체계적 고찰이 아니라 이들 분야 임상시험의 질을 개괄적으로 살펴보는 내용이다. 상세한 고찰을 진행할 뜻은 없으며 오히려 지금까지 제한적인 연구가 진행된 중요한 여러 분야를 소개하고 개괄적으로 살펴보는 내용이 되고자 했다. 따라서 8장에서는 침이 활용되고 앞으로 임상연구나 과학연구가 집중적으로 진행되어야 하며 잠재적으로 가능성이 큰 분야를 개괄적으로 살펴볼 것이다.

8장에서 연구의 질을 중심 주제로 선택하기까지는 각 분야마다 침의 효과에 관해 명확한 결론을 내릴 만큼 연구가 충분히 존재하지 않다는 이유가 일부 작용했고 침 임상시험에 광범위한 방법론적 문제들이 존재한다고 고찰 연구자들이 지적해 왔다는 이유도 일부 작용했다.[2,4,14,15,19,27,31,34,35,37,38,49,50,52,55,58,60,76,81,83-85] 우리가 보기에 표본 크기, 처치법, 대조 처치법, 추적 관찰, 비특이적 효과에 대한 통제, 부작용 보고 등의 부적절함과 몇몇 연구에서의 결과재현 실패 등이 핵심적인 문제점이다. 이상의 문제점들 때문에 8장에서 다루는 분야를 비롯해 침이 검증되어 온 대부분의 분야에서 침의 효과에 대해 명확한 결론을 내리기가 매우 어렵다. 양호한 결과나 매우 전망이 밝다는 결과를 분명히 보여주는 연구가 일부 존재하지만[1,22,43,70] 더욱 질이 높은 연구가 필요하다.[4] 최근에 미국 국립보건원의 침에 대한 합의 도출 위원회에서는 뇌중풍 재활과 중독을 '연구상 강력한 증거에 미치지 못하지만 긍정적인 임상시험이 일부 존재하는' 여러 임상질환 중 일부로서 열거한 바 있다.[4] 논의를 진행할 정도의 양호한 연구가 충분히 존재하지만 명확한 결론을 내릴 정도로 충분하지는 못했다.

2. 예비 분석

이 분야 연구에서는 다양한 대조군이 활용되어 왔다. 대조 침 처치(control acupuncture), 표준적인 처치, 거짓침, 속임 경피적 전기신경자극(TENS), 무처치, 여타 연구에서의 결과와 후향적으로 비교하는 역사적 대조 등 다양한 대조군을 침 처치군과 비교했다.

연구 형태가 이렇게 다양하기 때문에 체계적 고찰이나 메타 분석 연구를 설계하고 수행하기가 더욱 어렵다. 예를 들면 표준적인 처치보다 침이 효과가 뛰어나지 않다는 점이 반드시 부정적인 결과는 아니다. 비용이 비슷하거나 적게 들고 부작용이 동일하거나 더 적다면 여전히 유용한 치료법이며 따라서 긍정적인 결과로 해석된다. 하지만 대조 침 처치에 비해 침의 효과가 유의하게 우수하지 않다면 침이 효과가 없다고 하는 소견에 가깝다. 위의 두 가지 연구방법을 직접 비교하기는 쉽지 않다. 또한 출산시 통증이나 편안함과 같은 측면에서 침의 효과를 조사한 연구 등의 경우라면 임상적으로 유의한 결과를 관찰하려고 장기적으로 평가할 필요가 없다. 하지만 기타 연구에서는 임상적으로 유의한 결과를 얻으려면 반드시 장기적인 효과를 조사해야 한다. 즉 추적조사 기간이라는 지표도 모든 연구에 동등하게 적용되지 않는다.

전반적으로 보면, 침 연구시 시술되는 치료의 부적절함이 큰 문제의 하나이다.[15,73] 만약 대조 침 방식으로 연구했다면 대조 치료가 적절한지가 중요하다. 연구에서 검증하고자 하는 침 치료법만큼 유효한 침 처치법은 대조군으로 활용하기에 적절하지 못하다.[15] 일부 연구자들이 지적해 왔듯이 대조 침이나 거짓침 대조군을 두도록 설계한 연구에서는 단순히 거짓침 대조군을 둔 연구라고 언급하면 충분하지 못하며 예를 들면 신뢰성 지표(credibility scale)를[14,82,84] 활용해 반드시 비특이적 효과를 평가해야 한다. 거짓침이나 대조 침을 이용한 연구에서 비특이적 효과를 평가하지 않으면 그 결과를 해석하기 쉽지 않다. 치료법도 제대로 기술되지 않아서 해당 연구가 생산적이지 못하고 따라서 유용성이 떨어지는 경우가 많다.[15] 그리고 표준적인 처치와 침을 비교하는 연구에서 치우침을 방지하기 위해 표본의 크기가 커야 하는 까닭은 표본이 작으면 치료 효과가 비슷하게 나타날 가능성이 높기 때문이다. 몇몇 연구에서는 시간이 지나면서 침 연구의 질이 향상된다는 분석결과를 내 놓았으며,[38] 따라서 초기 연구보다 후기 연구가 더 나은지 여부도 고려해볼 필요가 있다. 여기에서 다루는 분야를 살펴볼 때 위에서 말한 전반적인 요소들이 모두 중요하다.

8장에서는 미리 정한 연구 방법론을 사용하지 않으려 한다. 침 연구에 활용되어 온 연구 모형이 다양하며,[4,37,50] 각각 장점과 단점이 있다. 각 모형별로 답변을 추구하는 연구 질문이 다르며 연구 설계상 필수적인 부분이 존재한다. 그러한 필수적인 부분 중 일부는 연구 설계의 영향을 받고 일부는 연구 설계와 상관이 없다. 예를 들면 침 치료는 연구 설계와 상관없이 적절하게 시술되어야 한다. 처치의 적절성이 떨어지거나 전혀 부적절한 경우가 많다는 점이 침 연구의 주요 문제점이라고 여러 연구자들이 지적한 바 있다.[14,15,73] 독자들이 어떤 처치가 행해졌는지 가늠할 수 있도록 처치법도 제대로 기술해야 한다. 이 점도 자주 발견되는 문제점이다.[15]

여러 종설 연구에서 임상시험의 질에 대해 점수를 매기고 평가하려 다양한 지표를 활용했다.[27,34,38,50,52,60,65,68,76] 8장 역시 침 임상시험의 질을 평가해 보려는 목적의 고찰인 만큼 필자는 다음과 같은 연구설계 평가지표를 설정했다.

3. 주요 평가 지표

33개 연구를 조사할 때 다음의 지표를 적용했다.

1. 연구에 무작위 배정법이 사용되었는가?
2. 침 치료법을 적절하게 설명했는가? (예/아니오)
3. 침 치료법이 적절했는가? (예/아마도/아니오/모르겠음)
4. 침 시술자의 교육 정도가 명기되었는가? (예/아니오/해당없음)
5. 대조 치료법이 적절하게 설명되었는가? (예/아니오/해당없음)
6. 대조 치료법이 적절했는가? (예/아니오/모르겠음/해당없음)
7. 표본 크기 계산법이 제시되었는가? (예/아니오/해당없음)
8. 평가자에게 군 배당내용 정보를 숨겼는가? (예/아니오/해당없음)
9. 추적관찰이 3개월 이상 시행되었는가? (예/아니오/해당없음)
10. 부작용을 감시하고 명기했는가? (예/아니오)

2번에서 6번 항목은 침 대조시험 연구 설계에서 중요한 문제이다. 7번에서 10번과 1번 항목은 실질적으로 모든 대조 임상시험에 해당된다.

4. 일반 소견

표 8-1에서 표 8-8까지를 보면 다음의 내용을 알 수 있다. 33개 연구는 모두 1985년에서 1999년 사이에 출판되었다. 대부분의 연구에서(26/33) 적극적(비활성이 아닌) 대조 치료를 전향성으로 시행했다. 전체적으로 29개 연구에서 침 효과를 긍정하는 결과가 나왔다. 대상 연구를 절반으로 나누면 16개가 1985년에서 1993년 사이에 출판되었고 17개가 1994년에서 1999년 사이에 출판되었다. 이렇게 나름대로 나누어 놓고 보면 전체적으로 대조 침 모형을 채택하는 연구가 줄어들고 표준 처치 모형을 채택하는 연구가 늘어나는 경향이 드러난다. 1994년에서 1999년 시기의 임상연구에서는 이전 시기인 1985년에서 1993년의 연구에 비해 대상자의 수가 16~100명에서 24~878명으로, 중앙값은 35명에서 49명으로, 평균값은 41.8명에서 129.2명으로 상당히 늘었다.

표 8-9에서 표 8-11을 보면 33개 논문을 하나하나 분석한 결과가 나타나 있다. 표 12에는 10개 평가지표에 비추어 논문의 결과를 요약했다. 침 임상시험의 측면에서 특히 관련성이 높은 내용을 살펴보면 다음과 같다. 대부분의 연구에서(31편) 치료법을 적절하게 기술했다. 적절한 치료법이 사용되었다는 점이 명확한 연구는 17편에 불과했다. 침 시술자의 자격사항을 명기한 연구는 8편뿐이었다. 대조 치료법이 설명되었어야 하는 연구 중 대부분의 연구에서 적절하게 설명을 해 놓았다(20/27). 대부분의 연구에서 적절한 대조 치료법을 채택했다고 생각된다(17/28). 전반적인 연구 설계의 측면으로는 대부분의 연구에서 무작위 배정법을 사용했고(25/30) 평가자 맹검법을 적용했으며(19/28) 25편 중 13편의 연구에서만 3개월 이상 추적조사를 했고 33편 중 16편에서만 부작용을 기술했다.

표 8-12에는 1985년에서 1993년에 출판된 16개 연구와 1994년에서 1999년에 출판된 17개 연구의 결과를 요약비교한 내용을 정리했다. 두 시기의 연구가 모든 평가지표상 비슷함을 알 수 있다. 한 가지 놀라운 사실은, 앞쪽 시기에 출판된 중요한 종설 논문 여러 편에서 제시된 방법론상의 권고 사항을 따르지 않은 뒤쪽 시기의 연구가 여러 건이라는 점이다.[55,60,65,68,76,81,83,85] 예를 들면 17편 중 5편의 연구에서만 침 시술자의 자격 요건을 명기했고, 17편 중 8편의 연구에서만 부작용을 기술했으며 15편 중 9

편에서만 평가자 맹검법을 적용했다. 또한 부적절한 침 치료법을 적용했음이 명백한 연구가 2편, 그랬을 가능성이 생각되는 연구가 17편 이상이었다. 하지만 뒤쪽 시기의 연구에서는 대상자의 수가 늘어나고 추적조사 기간이 늘어나는 경향이 보였다.

5. 침의 효용 전망

본 고찰에서 분석한 주요 분야를 하나씩 간략히 살펴보면 도움이 될 것이다. 뇌중풍 재활이나 중독 치료는 미국 국립보건원 합의도출회의에서 검토해 최종 보고서를 통해 언급한 바가 있으므로[4] 이 분야부터 시작해야 좋으리라 생각된다.

|1| 뇌중풍 재활

표 8-1과 표 8-9에 뇌중풍 재활시 보조적 침 처치에 대한 4개의 상당히 잘 설계된 연구를 요약했다. 여러 연구결과를 보면 표준 처치법에 침을 추

[표 8-1] 뇌중풍 재활에 대한 대조 임상시험

병증	대상자 수	침 처치	대조 처치	주요 평가항목	결과
최근 3개월 이내의 뇌중풍[62]	16	수기 침, 전침, 표준 처치를 1개월간 20회 시술	거짓침, 표준 처치를 1개월간 20회 시술	맹검된 평가자의 치료 전후 관절운동범위 평가, CT 촬영	손상 범위가 운동경로의 절반 이하인 환자에서 침 처치가 대조 처치보다 유의하게 양호함
최근 10일 이내의 뇌중풍[43]	78	수기 침, 전침, 표준 처치를 10주간 20회 시술	표준 처치만 시행	ADL, 운동기능, QOL을 치료 전과 1, 3, 6, 12개월 시점에서 추적조사	침 처치군이 대조 처치군보다 유의하게 양호하고 회복 속도가 빠르며 더욱 온전한 회복을 보임. 환자당 비용은 침 처치가 대조 처치보다 $26,000 적게 소요됨
최근 36시간 이내의 뇌중풍[42]	30	수기 침, 전침, 표준 처치. 침 처치는 14회 시술.	표준 처치만 시행	신경학적 평가와 기능 평가를 발병 후 7, 14, 21, 28, 90일 시점에 시행	기초 측정치 점수가 낮았던 환자의 28일, 90일 시점 측정치에서 침 처치가 대조 처치보다 신경학적 평가와 기능 평가상 유의하게 양호함.
최근 15~71일 이내의 뇌중풍[71]	49	수기 침, 전침, 표준 처치. 침 처치는 6주간 18~24회 시술.	6주간 표준 처치만 시행.	운동기능 ADL과 QOL을 치료 전후에 평가	QOL은 침 처치만 유의하게 개선되었고, 운동기능과 ADL은 침 처치와 표준 처치 모두 유의하게 개선되었으나 침 처치가 대조 처치보다 유의하게 양호함.

ADL 일상생활활동 평가, QOL 삶의 질 평가

가하면 표준 처치법만을 시행한 경우보다 유의하게 양호한 결과가 나오며 때로는 비용도 유의하게 절감된다는 면에서 일관성이 보인다. 이에 비추어 보면 뇌중풍 환자의 재활시 보조적 침 처치가 활용될 여지가 있다. 뇌중풍 재활시 침 활용에 대한 여러 고찰의 결론도 일반적으로 이러한 내용과 일치된다.[33,41,61] 다른 연구도 참고할 수 있다.[63,64]

| 2 |
중독, 약물의존성

표 8-2와 표 8-9에 중독 치료시 보조적 침 처치에 대한 4개의 상당히 잘 설계된 연구를 요약했다. 분석 대상 연구의 초점은 술, 코카인, 아편 의존성이다. 이들 3개 초점에 대한 연구결과가 편차를 보이며 모두 의견의 불일치가 존재한다. 하지만 약물의존성 치료는 거대하고 또한 매우 복잡한 문제이다. 오늘날까지도 이들 중독성에 대해 효과적인 표준 처치법이 거의 없

[표 8-2] 중독에 대한 대조 임상시험

병증	대상자 수	침 처치	대조 처치	주요 평가항목	결과
심각한 재발성 알코올 중독[22]	80	수기 침과 표준 처치. 침 처치는 5주간 15회	거짓침, 표준 처치. 대조 처치는 5주간 15회	치료 완료 여부와 치료 후 1, 3, 6개월 시점에서의 면담과 중독센터 재입원 여부	치료 완료자는 침 처치 환자가 대조 처치 환자보다 유의하게 많았으며, 3, 6개월 추적 조사시 금주자가 침 처치군에서 대조 처치군보다 유의하게 많았고, 재입원율이 침 처치군에서 유의하게 낮았음
메타돈 지속투여 환자의 코카인 중독[57]	32	수기 침, 표준 처치. 침 처치는 8주간 최대 40회	역사적 대조로서 2개 약물과 속임약	소변에서 코카인 대사물 측정, 중단율, 코카인 갈망, 연구 완료율, 정신사회적 측정	50%가 연구를 완료하고 이 중 88%가 연구 완료 시점까지 약물사용을 중지함. 우울증과 갈망이 유의하게 적음. 침 처치군이 아만티딘(amantidine), 데시프라민(desipramine), 속임약에 비해 중지 성공률이 유의하게 양호함.
정제(crack) 코카인 중독[53]	192	수기 침(상담은 시행하지 않음). 침 처치는 최대 30회	거짓침(상담은 시행하지 않음). 대조 처치는 최대 30회	소변에서 코카인 대사물 측정. 갈망 증상과 연구 완료 비율	초기 2주간 코카인 사용 감소. 이후 코카인 사용자 비율은 대조 처치군이 침 처치군보다 높았음.
헤로인 금단증상[86]	100	수기 침과 표준 처치. 침 처치는 최대 21회.	거짓침과 표준 처치. 대조 처치는 최대 21회	소변에서 약물검사, 금단증상, 치료 출석율, 약물사용에 대한 자기보고	치료 출석율은 침 처치군이 대조 처치군보다 우수. 소변검사상 침 처치군과 대조 처치군 유사함. 자기보고상 약물 사용율은 침 처치군보다 대조 처치군에서 높음.

기 때문에 미국과 유럽의 여러 약물중독 재활 프로그램에서 침 처치를 보조적으로 활용할 만하다.[16,20] 또한 미국에서 대규모의 연구도 여러 건이 진행중이거나 거의 완료되었다. 필자는 예일 대학에서 메타돈 장기투여 환자의 코카인 중독에 대한 대규모의 연구에 참여했고 컬럼비아 대학을 통해 코카인 중독에 관한 대규모의 6개 기관 공동연구에서 과학 자문 역할을 담당했다.[59] 예일 대학 연구의 예비 결과는 매우 가능성이 높아 보인다(Arthur Margolin과의 개인 서신). 현재까지의 증거를 살펴보면 알코올 의존증에 대해서는 상당히 좋은 가능성이, 코카인과 아편 의존증에 대해서는 논란이 있으나 어느 정도의 가능성이 보이는 증거가 존재한다. 여러 연구결과를 통해 약물 재활 프로그램에서 침이 활용될 가능성이 보이지만 더 연구해 보아야 한다. 다른 연구도 참고할 수 있다.[7,21,46,47,67,87,88] 침 단독으로는 약물의존증 치료에 효과적이지 못하다는 중요한 사실을 염두에 두어야 한다. 개인 혹은 집단 상담으로 진행되는 표준적 약물 재활 프로그램에서 침은 항상 보조적으로 활용되어야 한다.[20] 중독 치료가 대단히 어려운 분야라는 사실도 인식해야 한다. 여러 가지 문제를 해결해야 연구가 성공적으로 진행될 수 있다.[27]

|3| 협심증

[표 8-3]과 [표 8-9]에 협심증 치료시 침 처치에 대한 4개의 대조 연구를 요약했다. 앞쪽 두 연구는 결과가 상충되지만[9,13] 첫째 연구에서 가능성이 언급된 효과는 Richter 등의 연구에서 추가적인 증거가 제시되었다.[69] 대규모인 넷째 연구에서의 결과가 가장 흥미롭게 생각된다.[10] 이 연구에서는 협심증 환자에 대한 새로운 치료계획에 침을 추가했다. 비교군으로서 역사적 대조(비슷한 환자군에 대해 이미 발표된 연구결과와 후향성으로 비교하는 방법)만을 적용해서 비특이적 효과가 전혀 통제되지 않았는데도 유의한 효과가 관찰된 것을 보면 협심증 환자 치료시 적당한 비특이적 효과 대조군만을 적용하는 대조시험 방법이 바람직하지 못하거나 혹은 불필요해 보인다. 비용절감 외에 주관적인, 객관적인 호전 항목에서도 상당히 유의성이 있었다. 협심증 치료시 전반적인 치료계획, 특히 연구에서 권장했던 방법인 혈위지압, 스트레스 감소 기법, 이완유도법, 운동처방, 식사처방 등을 자기도움 기법으로서 활용하는 치료계획의 일부로서 침을 활용하는 방법이 가장 좋을 것이다. 여러 연구결과에 비추어 보면 협심증 치료시 침 치

료법이 보조적으로 활용할 만한 가능성이 보인다. 기타 연구도 참고할 수 있다.[11,12]

| 4 | 비뇨기 질환

표 8-4와 표 8-10에 하부요로감염, 콩팥 돌 통증, 노년층의 요실금, 야뇨와 빈뇨를 동반한 절박 요실금 등 다양한 비뇨기계 질환 치료시 침 처치에 대한 4개의 대조 연구를 요약했다. 방광 기능이나 비뇨기 질환에 대해 침의 효과를 긍정하는 무대조 연구도 여러 편 발표되었다.[26,66] 비뇨기계 질환에서의 침 효과에 대해 명확한 결론을 내릴 만큼의 자료는 없지만 이 분야의 소수의 대조시험 연구를 살펴보면 비뇨기 분야에서, 심지어는 병원

[표 8-3] 협심증에 대한 대조 임상시험

병증	대상자수	침 처치	대조 처치	주요 평가항목	결과
협심증[9]	26	수기 침, 3주간 7회	거짓침, 3주간 7회	일기, 운동검사, 주관적 평가	협심증 발작을 제외하고 운동검사상 몇몇 지표가 침 처치군이 대조 처치군보다 유의하게 양호했음. 주관적 평가상 개선되었다는 항목이 대조 처치에 비해 침 처치가 많았음
협심증[13]	49	수기 침, 3주간 10회	거짓침, 3주간 10회	일기, 운동검사, 주관적 평가	침 처치군이 운동내성과 통증 발현까지의 경과시간 항목에서 유의하게 개선되었으나 두 군 사이에 유의한 차이는 없었음
협심증[69]	21	수기 침, 4주간 12회	4주간 속임약 투여	운동검사, 삶의 질 평가 설문, 협심증 발작 횟수	협심증 발작 횟수는 침 처치군이 속임약 투여군보다 유의하게 낮았음. 운동검사상 지표 몇 가지가 침 처치군에서 유의하게 양호. 주관적 평가 항목 몇 가지가 침 처치군에서 유의하게 양호
협심증[10]	105	수기 침, 4주간 12회, 자기관리 교육	약물요법, 수술요법, 인구조사 연구와 후향성 비교.	5년 추적조사 기간동안의 심장발작과 사망 횟수, 운동검사, 약물투여 필요 여부, 소요 비용.	침 처치가 다른 군에 비해 우수했음. 침 처치 환자 1인당 약 $32,000 절약. 운동검사, 약물사용, 심장 위험도, QOL 등이 침 처치군에서 양호했음.

QOL 삶의 질 평가

응급실을 방문하게 되는 가장 통증이 심한 질병 중 하나인 콩팥 돌 통증과 재발성 하부요로감염 등에서도 침이 긍정적인 효과를 보일 가능성이 있다. 두 편의 연구에서는 표준 처치와 침 처치를 비교한 결과 침이 전체적으로는 비슷하고 다소 더 양호한 치료효과를 보이면서도 표준 약물 처치군에 비해 부작용이 훨씬 적었다.[45,48] 어떤 결론을 내리려면 분명 연구를 더 많이 해야 하겠지만 현재로서는 빈뇨, 요실금, 절박뇨, 재발성 하부요로 감염, 콩팥 산통 등의 치료에 침을 활용할 만한 상당한 가능성이 보인다.

| 5 | 산과 질환

표 8-5와 표 8-10에 임신과 출산시 침 처치에 대한 5개의 대조 임상시험을 요약했다. 산과 질환 중에서도 둔위나 진통준비시간에 대한 침의 효과를 살펴 본 연구들이다. 둔위인 태아의 정복율,[25] 진통 시간이나 진통 준비시 자궁성숙[70] 등에 대한 침 효과를 명확히 보여주는 연구라고 전반적으로

[표 8-4] 비뇨기 질환에 대한 대조 임상시험

병증	대상자수	침 처치	대조 처치	주요 평가항목	결과
하부요로의 재발성 감염[6]	67	수기 침, 4주간 8회	1군은 속임침을 4주간 8회. 2군은 무처치	요로감염과 자기 보고를 6개월간 매 월 시행	요로감염 횟수가 침 처치군이 대조 처치 1군에 비해 적고, 침 처치군이 대조 처치 2군에 비해 유의하게 적음.
콩팥 돌로 인한 급성 콩팥 산통[48]	38	수기 침, 전침. 1회	표준 처치. 아바포르탄(avafortan) 1회 용량	통증의 강도와 통증경감 개시 시간	통증 경감도는 침 처치가 표준 처치보다 유의하게 양호함. 통증 완화 개시시간은 침 처치가 표준 처치보다 양호. 부작용은 침 처치가 표준 처치보다 적음.
노년층의 야뇨와 요실금[29]	20	수기 침. 2주간 10회	속임 처치로서 거짓 TENS. 2주간 10회.	치료전에서 치료기간 동안 야간 배뇨 횟수	배뇨 횟수가 침 처치군이 속임 처치군보다 유의하게 낮음.
치료에 반응하지 않는 절박 요실금, 빈뇨, 야뇨[45]	39	수기 침, 1주 1회 6주간 시행	표준 처치로서 옥시부티린(oxybutyrin) 투여	비뇨기 증상 일기, 시각적 상사척도를 이용한 증상 평가, 요역동학 검사	절박성과 빈뇨는 침 처치가 표준 처치보다 유의하게 양호. 야뇨는 침 처치가 표준 처치보다 양호. 부작용은 침 처치가 표준 처치보다 유의하게 적음.

TENS 경피적 전기신경자극

결론내릴 만하다. 마지막의 Romer 등의 연구가 특히 인상적이다. 표본이 매우 크고 방법론도 양호하며 평가도 상당히 우수했고 그 결과 대조 침 군이나 '부가적인 치료를 시행하지 않은' 군에 비해 침 처치군의 효과가 아주 뚜렷이 관찰되었다. 이 연구에 자극받아 침과 임신에 대한 연구가 더욱 많이 진행될 것이다. 이상의 소견이 사실로 인정되려면 연구를 더 많이 진행해야 하겠지만 현재까지의 결과를 보면 임신 33주 경 임부의 둔위 상태에 대해 혹은 일반적으로 임신 36주 경 임부에서 진통이 수월해지고 짧아지도록 하고 진통 준비가 더 잘 되도록 하는 목적으로 침을 시술하기에 매우 고무적인 여러 결과가 보고되어 있다. 이 두 대상자는 명백하게 침의 적응증에 해당한다. 기타 연구도 참고할 수 있다.[23,30,51,75,80,91]

[표 8-5] 산과 영역의 대조 임상시험

병증	대상자수	침 처치	대조 처치	주요 평가항목	결과
태아 둔위 회복[25]	260	뜸. 7~14회 시행	표준 처치	태아 움직임, 회전율	태아 움직임은 뜸 처치가 표준 처치보다 유의하게 양호. 회전율은 뜸 처치가 표준 처치보다 유의하게 양호.
태아 둔위 회복[24]	23	뜸. 5~40회	역사적 대조	회전율, 출생시 체중, 신생아 아프가(APGAR) 점수	회전율은 침 처치군이 70%, 역사적 대조군이 39%. 출생시 체중과 아프가 점수는 침 처치군이 역사적 대조군에 비해 높음.
진통시 통증 완화[77]	180	침 처치. 진통 중 1회	표준 처치	진통중 통증 치료 필요성	진통제 사용 경우가 침 처치군이 표준 처치군보다 유의하게 적음
진통 시간[92]	120	침 처치. 1주 1회 총 4회	표준 처치	진통 1기 시간, 진통 2기 시간, 진통 도중 옥시토신 투여 필요성	진통 1기는 침 처치군이 표준 처치군보다 유의하게 짧았고 진통 2기는 침 처치군과 표준 처치군이 동일했으며 옥시토신 투여는 침 처치군이 표준 처치군보다 유의하게 적었음
진통 시간[70]	878	36주에 침 처치 시작(n=329)	1군은 거짓침 36주에 시작(n=224), 2군은 표준처치 시행(n=329)	진통 시간, 자궁경부 변화, 비숍 점수*	진통 시간은 침 처치군이 대조군보다 유의하게 짧았으며 자궁경부 길이와 비숍 점수는 침 처치군이 대조군보다 유의하게 컸음

*비숍 점수와 자궁경부 축소는 진통 예비 과정에서 자궁 성숙의 증후임.

|6| 부인과 질환

표 8-6과 표 8-10에 월경통, 여성 불임, 폐경기 홍조 증상 등 부인과 질환의 침 처치에 대한 3개의 대조 연구를 요약했다. 이 분야의 연구가 분명 충분치 못하지만 현재까지의 연구결과상 어느 정도 밝은 전망이 보인다. 월경통에 대해 침이 효과가 있어 보이며, 이 소견은 연구설계의 우수성이 다소 떨어지는 다른 연구의 결과와 일치된다.[79] 여성불임에 대한 침 연구는 결과가 흥미롭지만 재현해 보아야 한다. 폐경기 홍조 증상에 대한 연구는 소위 속임침 처치 즉 처치군의 경우와 동일한 혈위에 얕게 침을 자입하는 방법이 '진짜 침' 보다 오히려 폐경기 홍조 증상에는 더 좋은 치료법이라는 사실을 제외하고는 여러 측면에서 뛰어난 연구이다.[15] 부적절한 침 처치법 혹은 부적절한 대조 침 처치법을 적용하는 것은 임상시험의 설계와 해석상 흔히 관찰되는 중요한 문제점이다.[14,15,73] 부인과 질환에 침 치료를 활용하는 점에 대해서는 전반적으로 암시적인 증거가 존재한다고 생각된다.

[표 8-6] 부인과 질환에 대한 대조 임상시험

병증	대상자수	침 처치	대조 처치	주요 평가항목	결과
월경통[40]	43	수기 침. 주 1회 총 12주	1군은 거짓침 12회, 2군은 진료실 방문만 시행, 대조 처치 3군은 무처치	1년간 통증과 투약 일기	침 처치군이 대조군에 비해 통증 감소 효과가 유의하게 양호했고 약물 투여 정도는 비슷한 경향을 보임
불임으로서 무월경과 황체기능 부전[36]	45	수기 침, 12회 처치와 선택에 따른 추가적인 12회 처치	역사적 대조로서 호르몬 요법	임신, 호르몬 측정치	임신 성공 횟수가 침 처치군은 14, 역사적 대조군은 16. 부작용은 침 처치군이 역사적 대조군보다 적었음
폐경기 홍조 증상[89]	24	수기 침, 전침. 10회	거짓침 10회	일일 일기, QOL, 내인성 아편유사제 관련 펩타이드의 소변 배출	두 군 모두 홍조 증상이 유의하게 경감됨. 두 군 사이에 유의한 차이 없음. 침 처치군에서는 효과가 지속되었으나 거짓침 군에서는 그렇지 못함

QOL 삶의 질 평가

|7| 정신건강

표 8-7과 표 8-11에 우울증에 대한 연구 3편과 정신분열증에 대한 연구 1편 등 정신건강 관련 침 처치에 대한 4개의 대조 연구를 요약했다. Allen 등의 연구가[1] 가장 흥미로워 보인다. 우울증의 침 치료효과가 인정되는 결과가 명확한, 대단히 잘 설계된 연구였다. 우울증의 침 치료효과를 살펴본 3개 연구에 나타난 증거가 그리 크지 못하지만 Allen 등이 우울증의 침 치료에 대한 대규모의 연구를 진행하는 중이고 호주의 한 연구팀을 비롯해 (Im Quah-Smith, 개인 서신) 다른 여러 연구진에서 우울증의 침 치료효과를 조사하는 중이라는 사실이 중요하다. 또한 우울증과 같은 정동 장애에 대한 침 활용을 뒷받침하는 생리기전 가설이 제시된 바 있다.[39] 정신분열증에 대한 침 시술을 뒷받침하는 증거는 많이 부족한 상태이지만 정신분열증과 같은 아주 어려운 질환에 대한 흥미로운 문제제기를 했다. 대조군이 없는 증례보고에 일부 긍정적인 증거가 보인다.[44] 정신분열증 환자 치료 시 침 치료가 긍정적인 효과를 보였다는 약물의존성 치료 분야의 연구에서

[표 8-7] 정신건강 분야의 대조 임상시험

병증	대상자 수	침 처치	대조 처치	주요 평가항목	결과
여성의 주요 우울증[1]	38	수기 침, 8주간 12회	1군은 거짓침을 8주간 12회 시행 후 침 처치 12회 시행. 2군은 8주간 대기 후 침 처치 12회 시행	설문지 측정도구(Hamilton and Beck depression inventories, Beck hopelessness scale), 매 주 작성	처음 8주간은 침 처치군이 대조 1군에 비해서는 유의하게 적으나 대조 2군에 비해서는 그렇지 못함. 16주 후에는 모든 군에서 상당한 호전을 보이고 64%의 환자가 관해됨
우울증[54]	47	전침, 5주간 30회	표준 처치로서 아미트립틸린(amitriptyline) 투여	설문지 측정도구(Hamilton depression scale), 임상적 전반적 인상, 임상적 점수	침 처치군의 70%와 대조 처치군의 65%에서 양호한 호전. 부작용은 침 처치군이 대조 처치군보다 적음
우울증[90]	41	수기 침, 전침, 6주간 36회	표준 처치로서 아미트립틸린(amitriptyline) 투여	설문지 측정도구(Hamilton depression scale), 임상적 평가	침 처치와 대조 처치시 비슷한 정도의 호전을 보임
정신분열증[93]	40	전침, 6주간 36회. 정신병 치료제 투약 감소	표준 처치로서 일반적인 정신병 치료제 투여	임상 평가, 임상적 전반적 인상, 단축형 정신의학 점수, 검사실 소견	정신증상상 침 처치와 표준 처치가 비슷한 효과를 보임. 침 처치가 치료효과 발현시간이 빠름. 부작용은 침 처치가 대조 처치보다 적음

도 침 치료효과의 가능성이 엿보인다(Michael Smith, 개인서신).

| 8 | 남성 성기능 문제

표 8-8과 표 8-11에 남성 성기능 문제의 침 처치에 대한 2개의 연구를 요약했다. 이 분야는 수행된 연구가 매우 적다. 둘 다 잘 설계된 연구가 아니지만 발기부전과 정자 질 저하의 침 치료에 대해 더욱 질이 좋은 연구가 필요하다는 점을 보여 주기에는 충분한 증거가 된다.

| 9 | 구강건조증

표 8-8과 표 8-11에 구강건조증의 침 처치에 대한 2개의 연구를 요약했다. 구강건조증은 쇼그렌 증후군,(35) 일부 암종에 대한 방사선 요법 등으로 인해 2차적으로 발병하기도 한다. 동일한 연구진이 2개의 연구를 수행했으며 구강건조증과 같은 어려운 병증의 침 치료효과에 대해 일부 증거를 제시

[표 8-8] 기타 대조 임상시험

병증	대상자 수	침 처치	대조 처치	주요 평가항목	결과
비기질적 남성 성기능 이상[8]	60	수기 침, 전침, 6주간 12회	1군은 거짓침(수기 침, 전침) 12회, 2군은 최면암시, 3군은 비타민 보충제	표준적 객관 검사, 성생활 및 의료 병력청취, 이학적 검진	침 처치군과 최면암시 군이 거짓침 군이나 비타민 보충제군보다 양호했으나 유의성은 없었음
남성 생식기능 저하[72]	32	수기 침, 5주간 10회	무처치	표준적 객관적 정액 분석법	침처치군은 3개 지표상 유의하게 호전되었음. 대조 처치군은 유의한 변화가 없었음
구강 건조증[17]	21	수기 침, 6주간 12회	거짓침, 6주간 12회	표준적인 객관적 타액 분비율 측정	처치군이 대조 처치군보다 유의하게 양호했으며 특히 장기 추적조사상 양호했음
구강 건조증[18]	38	수기 침, 6주간 12회	거짓침, 6주간 12회	표준적인 객관적 타액 분비율 측정	두 군이 모두 호전되었으나 침 처치군이 대조 처치군보다 더욱 호전되었음
레이노 증후군[5] (Raynaud's syndrome)	33	수기 침, 2주간 7회	무처치	증상일기, 조갑상 모세혈관 검사	침 처치군은 모세혈관 검사와 주관적 평가상 유의하게 호전되었으나 대조 처치군은 유의한 변화가 없었음

(35) 쇼그렌 증후군(Sogren's syndrome) : 안구결막, 구강점막 건조, 안면모세혈관확장, 이하선 비대 등을 특징으로 하는 증후군. – 역주.

[표 8-9] 대조 임상시험에 대한 논평과 측정지표별 점수

병증/연구	1	2	3	4	5	6	7	8	9	10	논평
뇌중풍[62]	Y	Y	Y	N	Y	Y	N	Y	N	N	표본 크기는 작지만 잘 설계된 연구임. 비특이적 효과에 대한 평가가 빠져 연구의 설득력이 떨어짐
뇌중풍[43]	Y	Y	Y	N	Y	Y	N	Y	Y	N	잘 설계된 연구. 인상적인 연구결과를 통해 뇌중풍처럼 위중한 병증에 대해서는 표준 처치 대조군을 활용할 필요성을 보여줌
뇌중풍[42]	Y	Y	Y	N	Y	Y	N	Y	Y	N	잘 설계된 연구이고 앞선 두 연구의 소견과 일치됨
뇌중풍[71]	Y	N	Y	Y	Y	Y	N	N	N	N	상당히 잘 설계된 연구이며 앞선 세 연구의 소견과 일치됨
금주 실패[22]	Y	Y	Y	N	Y	U	Y	Y	Y	N	양호한 연구이지만 대조군에서 중도탈락율이 높은 단점이 있으나 그것이 치료효과를 나타내는 징표이기도 함
코카인[57]	N	Y	Y	Y	NA	Y	NA	NA	N	Y	표본 크기가 작고 전향성 대조군이 없다는 점이 연구의 약점임
정제 코카인[53]	Y	Y	Y[a]	N	Y	U	N	Y	Y	N	중도탈락율이 높고 처치가 부적절하며 비특이적 효과 평가를 하지 않은 점이 연구의 약점임
헤로인 해독[86]	Y	Y	Y	Y	Y	U	N	N	NA	Y	비특이적 효과 평가를 하지 않은 점이 연구의 약점임
협심증[9]	Y	Y	N	N	N	Y	N	Y	N	Y	표본의 크기가 작고 처치가 부적절함에도 불구하고 침 효과를 긍정하는 결과가 나왔지만 비특이적 대조군이 없다는 점이 연구의 약점임
협심증[13]	Y	N	U	N	N	Y	N	Y	N	N	처치가 부적절하고 비특이적 대조군이 없다는 점이 연구의 약점임
협심증[69]	Y	Y	Y	Y	Y	U	N	N	NA	N	표본의 크기가 작고 비특이적 효과 대조군이 없다는 점이 연구의 약점임
협심증[10]	N	Y	P	N	Y	Y	NA	NA	Y	N	흥미로운 연구임. 부작용이 거의 없는 치료법에 대해 위중한 질병에서 대조군을 두는 것이 적절한지 의문을 제기함.

Y 예, N 아니오, U 불명확, P 가능성 있음, NA 해당없음

a 침 처치는 적절했으나 중독 치료에서 침이 보조요법으로 활용되었음. 이 연구에서는 표준 처치인 상담을 시행하지 않았기 때문에 치료의 적절성이 확보되지 못함.

했다. 하지만 2번째 임상시험은 통계분석의 과용, 가설검정 취약, 무작위 배정에서의 문제 가능성 등 여러 측면에서 문제점이 지적되었다.[3] 두 연구에 비추어 보면 구강건조증과 같은 어려운 병증의 침 치료효과에 대한 가능성이 엿보인다. 이에 대해 임상연구를 더 진행할 필요가 있을 것이다.

| 10 | 레이노 증후군

표 8과 표 11에 레이노 증후군(Raynaud's syndrome)(36)의 침 치료효과에 대한 1개 대조 연구도 요약했다. 표본의 크기가 작고 '무처치 대조군'만 적용한 연구이지만 유용한 예비실험의 하나로 보아야 한다. 연구결과상

[표 8-10] 대조 임상시험에 대한 논평과 측정지표별 점수

병증/연구	1	2	3	4	5	6	7	8	9	10	논평
요로감염[6]	Y	Y	P	N	N	U	N	Y	Y	Y	상당히 잘 설계된 연구. 대조 처치가 부적절하여 결과를 해석하기가 전반적으로 곤란함
콩팥 산통[48]	Y	Y	P	N	Y	Y	N	Y	NA	Y	상당히 잘 설계된 연구. 재현해 보아야 함
요실금[29]	Y	Y	N	N	Y	U	N	Y	N	N	작은 규모의 연구. 대조군과 처치법이 부적절하다는 단점
빈뇨[45]	Y	Y	Y	Y	Y	Y	N	Y	Y	Y	상당히 잘 설계된 연구. 재현해 보아야 함
태아 둔위[25]	Y	Y	Y	NA	Y	Y	Y	N	NA	Y	잘 설계된 연구. 치료효과를 명확히 보여줌
출산 진통[77]	N	Y	P	N	NA	NA	N	N	NA	Y	그리 잘 설계된 연구는 아님. 전향성 비교를 하지 않은 단점
진통 시간[92]	N	Y	N	N	NA	NA	N	NA	NA	N	무작위 배정을 하지 않고 처치법이 부적절한 점이 연구의 단점임
진통시간, 준비[70]	Y	Y	Y	Y	Y	Y	N	Y	NA	N	잘 설계된 연구. 명확한 결과. 비특이적 효과를 평가했으면 좋았으리라 생각됨
월경통[40]	Y	Y	Y	N	N	U	N	N	Y	N	상당히 잘 설계된 연구이나 각 군에서 표본의 크기가 작음. 더욱 큰 규모에서 재현해보아야 함
여성 불임[36]	N	Y	P	N	Y	Y	N	NA	N	Y	전향적 대조군이 없다는 점이 연구의 단점이나 다른 면은 상당히 잘 설계된 연구임
폐경 증상[89]	Y	Y	N	Y	Y	N	N	Y	Y	N	대조 처치가 침 처치보다 더 나은 치료법이라는 점을 제외하고는 잘 설계된 연구[15]

Y 예, N 아니오, U 불명확, P 가능성 있음, NA 해당없음

(36) 레이노 증후군(Raynaud's syndrome): 한랭자극이나 정서자극시 세동맥 수축으로 인한 양측 손가락·발가락의 청색증을 특징으로 하는 증후군. – 역주

레이노 증후군의 침치료 효과의 가능성이 보이지만, 치료효과라는 질문에 답하려면 더 규모가 크고 잘 설계된 대조 임상시험이 필요하다.

연구가 수행되었고 고찰 결과 치료효과가 의심된다는 소견이 제시되었던 몇 분야가 있다. 표에 요약하지는 않았지만 여기서 간략히 살펴보도록 하자.

| 11 | 체중감소

Ernst는 침/혈위지압의 체중감소 효과를 관찰한 대조 연구에 대해 체계적 고찰 연구를 수행했다.[32] 고찰 결과 "종합해 보면 침·혈위지압이 식

[표 8-11] 대조 임상시험에 대한 논평과 측정지표별 점수

병증/연구	1	2	3	4	5	6	7	8	9	10	논평
우울증[1]	Y	N[a]	Y	Y	Y	Y	N	Y	N	N	아주 잘 설계된 예비실험. 전면적인 무작위 대조 시험이 진행중임. 측정지표 9, 10번을 다루었으면 더 좋았을 것임
우울증[54]	Y	Y	P	N	Y	Y	N	Y	N	Y	상당히 잘 설계되었지만 측정지표의 문제가 결과해석시 가치를 떨어뜨림
우울증[90]	Y	Y	Y	N	Y	Y	N	N	N	Y	상당히 잘 설계되었지만 측정지표의 문제가 결과해석시 가치를 떨어뜨림
정신 분열증[93]	Y	Y	Y	N	Y	Y	N	Y	N	Y	상당히 잘 설계되었지만 측정지표의 문제가 결과해석시 가치를 떨어뜨림
비기질적 남성 성기능 이상[8]	N	Y	P	N	N	N	N	N	N	N	무작위 배정이 빠진 점, '속임약' 대조군의 문제, 표본의 크기가 작은 점 등으로 결과를 해석하기 어려움
정자 질 저하[72]	N	Y	P	N	NA	NA	N	Y	Y	N	표본 크기가 작은 점과 무작위 배정이 빠진 점 등이 연구의 약점임
구강 건조증[17]	Y	Y	P	N	N	N	N	Y	Y	Y	표본의 크기가 작고 비특이적 효과 대조군상 혼동과 비특이적 효과 평가가 빠진 점이 연구의 약점임
구강 건조증[18]	Y	Y	P	N	N	N	N	Y	Y/NA	Y	교차설계에서 장기간 추적관찰의 효용이 의심됨. 비특이적 효과 대조군이 빠짐 점도 연구의 약점임
레이노 증후군[5]	Y	Y	Y	N	NA	NA	N	N	Y	Y	표본의 크기가 작고 처치 대조군이 빠진 점이 연구의 약점이지만 유용한 예비실험 자료임

Y 예, N 아니오, U 불명확, P 가능성 있음, NA 해당없음
a 치료 방법을 설명하지 않고 인용처를 밝힘

욕이나 체중을 떨어뜨리는 효과가 있다는 명확한 소견은 전혀 없다" 고 했다. 이 결론은 Vincent 등의 1987년 연구와[85] 전반적으로 일치되는 소견이다. 증거의 비중을 고려해 보면 침은 식욕억제나 체중감소에 효과적이지 못하다고 생각된다.

| 12 | 청각 문제

감각신경성 난청이나 이명과 같은 만성 청각 문제에 침이 활용되어 왔다. 몇몇 연구에서 청각 문제를 다루었으나 결과의 일관성이 심하게 부족하며 좋은 효과가 관찰된 경우도 일시적 호전 정도에 불과했다. 1975년에 Taub은[74] 문헌 검토 후 침이 감각신경성 난청에 효과가 없다는 결론을 내렸다. 1987년에 Vincent 등도[85] 청각 관련 연구를 고찰한 후 단기 효과는 어느 정도 있어 보이지만 장기 효과는 없다는 결론을 내렸다. 청각 관련 연구는 설계상 상당한 문제점이 있었다. 비교적 최근 연구의 경우 이명의 침 치료시 약간의 일시적 효과는 있었으나 장기간의 긍정적 효과는 없는 것으로 나타났다.[78] 증거의 비중을 고려해 보면 침은 위에서 살펴본 청각 문제에 대해 그다지 효과적이지 못한 듯하다.

[표 8-12] 측정지표별 점수

측정 지표	점수 기준과 논평	지표 충족 사례 (1985-1993)	지표 충족 사례 (1994-1999)
1	30건 중 25건이 무작위 배정됨 (역사적 대조를 활용한 3개 연구는 무작위 배정이 필요없음)	13/14	12/16
2	33건 중 31건이 처치법을 적절히 설명했음	15/16	16/17
3	33건 중 17건에서 적절한 치료법이 시술됨 (4건은 그렇지 못했고, 11건은 가능성이 있고, 1건은 불명확)	Y=9, N=2, P=4, U=1	Y=8, N=2, P=7
4	31건 중 8건에서 침 시술자의 교육 정도를 명기함 (2건은 해당없음)	3	3
5	27건 중 20건에서 대조 처치를 적절하게 기술함 (6건은 해당없음)	10/14	10/13
6	28건 중 17건에서 적절한 대조 처치를 시행함 (4건은 그렇지 못했고 7건은 불명확함)	Y=9, N=1, U=5	Y=8, N=3, U=2
7	30건 중 2건에서 표본 크기 계산과정을 제시함 (역사적 대조 연구는 이 내용이 필요없는 것으로 간주함)	1/14	1/16
8	28건 중 19건에서 평가자 맹검법을 적용함	10/13	9/15
9	25건 중 13건에서 장기간 추적조사를 시행함	5/12	8/13
10	33건 중 16건에서 불량반응을 보고함	8/16	8/17

Y 예, N 아니오, U 불명확, P 가능성 있음, NA 해당없음

6. 결론

비교적 광범위한 의학적 문제에 대해 침이 연구되었다. 8장에서는 연구가 발표되기는 했으나 대부분의 경우 체계적인 고찰을 수행하기에 증거가 불충분한 분야를 간략히 고찰해 보았다. 분석한 분야의 대부분에서 침 효과에 대한 상당한 증거나 좋은 가능성을 확인했고 아울러 연구결과의 해석을 약화시키는 방법론적 문제점도 알게 되었다.

뇌중풍 재활에 보조 치료법으로서 침 치료의 효용에 대한 증거가 점점 쌓이고 있다. 중독 치료시 침을 보조 치료법으로 활용하는 것에 대한 자료가 서로 상충되기는 하지만 앞으로 연구를 계속해 보기에는 충분한 정도의 증거가 존재한다. 협심증에 침을 보조적으로 활용하는 데에 대한 증거도 상당한 가능성이 보이며, 다양한 비뇨기계 혹은 부인과적 병증도 마찬가지이다. 출산진통에 대한 준비나 완화, 태아 둔위 등에 대한 침 효과를 나타내는 강력한 증거가 이미 존재하며 특히 Romer 등의 연구와[70] 태아 둔위에 대한 Cardini 등의 1998년 연구가[25] 대표적이다. 우울증 치료시 침의 효용에 대한 증거도 늘어나는 중이고 상당한 가능성이 보인다. 남성 성기능 문제, 구강건조증, 레이노 증후군 등에 대해 어느 정도 가능성을 보여 주는 연구결과가 존재하지만 자료가 더 많이 필요하다. 체중감소와 청각 문제에 대한 침 효과는 설득력이 떨어진다. 위에서 살펴본 각 분야에 대해 전체적으로 방법론을 개선해서 연구가 더 많이 진행되어야 한다. 협심증, 뇌중풍, 중독 등의 병증은 속임 처치 대조군을 적용하는 이중맹검이라는 연구의 절대표준을 고집하지 말고 표준 처치만을 시행한 경우에 비해 침을 보조 요법으로 활용했을 때를 비교하는 연구설계에 더욱 집중하는 편이 유용하다고 생각된다. 앞으로 침 연구를 진행할 때 적절한 침 연구 방법론을 선택하는 문제에 대해서는 계속 논의할 필요가 있어 보인다.

8장 참고문헌

1. Allen JJB, Schnyer RN, Hitt SK (1998) The efficacy of acupuncture in the treatment of major depression in women. Psychol Sci 9:397-401
2. Alpert S, FDA (1996) Letter - reclassification order, Docket No. 94P-0443, Acupuncture needles for the practice of acupuncture. In: Birch S, Hammerschlag R (eds) Acupuncture efficacy: A compendium of controlled clinical trials. National

Academy of Acupuncture and Oriental Medicine, New York, pp 76-78

3. Andersen SW, Machin D (1997) Acupuncture treatment of patients with radiation-induced xerostomia. Oral Oncol 33:146-147
4. Anon (1998) Acupuncture: NIH consensus development panel on acupuncture. JAMA 280: 1518-1524
5. Appiah R, Hiller S, Caspary L, Alexander K, Creutzig A (1997) Treatment of primary Raynaud's syndrome with traditional Chinese acupuncture. J Inter Med 241:119-124
6. Aune A, Alraek T, Huo LH, Baerheim A (1998) Acupuncture in the prophylaxis of recurrent lower urinary tract infection in adult women. Scand J Prim Health Care 16:37-39
7. Avants SK, Margolin A, Chang P, Kosten TR, Birch S (1995) Acupuncture for the treatment of cocaine addiction in methadone-maintained patients: Investigation of a needle puncture control. J Subst Abuse Treat 12:195-205
8. Aydin S, Ercan M, Caskurlu T, Tasci AI, Karaman I, Odabas O, Yilmaz Y, Agargun MY, Kara H, Sevin G (1997) Acupuncture and hypnotic suggestions in the treatment of nonorganic male sexual dysfunction. Scand J Urol Nephrol 31:271-274
9. Ballegaard S, Jansen G (1986) Acupuncture in severe, stable angina pectoris: A randomized trial. Acta Med Scand 220 :307-313
10. Ballegaard S, Johanssen A, Karpatschof B, Nyhoe J (1999) Addition of acupuncture and self-care education in the treatment of patients with severe angina pectoris may be cost beneficial - an open prospective study. J Alt Complem Med 5:405-413
11. Ballegaard S, Meyer CN, Trojaborg W (1991) Acupuncture in angina pectoris: Does acupuncture have a specific effect? J Int Med 229:357-362
12. Ballegaard S, Norrelund S (1996) Cost-benefit of combined use of acupuncture, shiatsu, and lifestyle adjustments for treatment of patients with severe angina pectoris. Acupunct Electrother Res 21:187-197
13. Ballegaard S, Pedersen F, Pietersen A, Nissen VH, Olsen NV (1990) Effects of acupuncture in moderate, stable angina pectoris: A controlled study. J Int Med 227:25-30
14. Birch S (1995) Testing the clinical specificity of needle sites in controlled clinical trials of acupuncture. Proceedings of the Second Symposium of the Society for Acupuncture Research, pp 274-294
15. Birch S (1997) Issues to consider in determining an adequate treatment in a clinical trial of acupuncture. Complem Ther Med 5:8-12
16. Birch S, Felt R (1999) Understanding acupuncture. Churchill Livingstone, London
17. Blom M, Dawidson I, Angmar-Mansson B (1992) The effect of acupuncture on salivary flow rates in patients with xerostomia. Oral Surg Oral Med Oral Pathol 73:293-298

18. Blom M, Dawidson I, Fernberg J-O, Johnson G, Angmar-Mansson B (1996) Acupuncture treatment of patients with radiation-induced xerostomia. Oral Oncol Eur J Cancer 328:182-190
19. Brewington V, Smith M, Lipton D (1994) Acupuncture as a detoxification treatment: An analysis of controlled research. J Subst Abuse Treat 11:289-307
20. Brumbaugh A (1994) Transformation and recovery: A guide to the design and development of acupuncture-based chemical dependency treatment programs. Stillpoint Press, Santa Barbara
21. Bullock ML, Umen AJ, Culliton PD, Olander RT (1987) Acupuncture treatment of alcoholic recidivism: A pilot study. Alcohol Clin Exper Res 11:292-295
22. Bullock ML, Culliton PD, Olander RT (1989) Controlled trial of acupuncture for severe recidivist alcoholism. Lancet 2:1435-1439
23. Cardini F, Basevi V, Valentini A, Martellato A (1991) Moxibustion and breech presentation: preliminary results. Am J Chin Med 19:105-114
24. Cardini F, Marcolongo A (1993) Moxibustion for correction of breech presentation: A clinical study with retrospective control. Am J Chin Med 21:133-138
25. Cardini F, Weixin H (1998) Moxibustion for correction of breech presentation. JAMA 280:1580-1584
26. Chang PL (1988) Urodynamic studies in acupuncture for women with frequency, urgency, and dysuria. J Urol 140:563-66
27. Culliton PO, Kiresuk TJ (1996) Overview of substance abuse acupuncture treatment research. J Alt Complem Med 2:149-159
28. Dunn PA, Rogers D, Halford K (1989) Transcutaneous electrical nerve stimulation at acupuncture points in the induction of uterine contractions Obstet Gynecol 73:286-90
29. Ellis N, Briggs R, Dowson D (1990) The effect of acupuncture on nocturnal urinary frequency and incontinence in the elderly. Complem Med Res 4:16-17
30. Engel K, Gerke-Engel G, Gerhard I, Bastert G (1992) Foetomaternal macrotransfusion after succesful internal cephalic version from breech presentation by moxibustion. Geburtsh U Frauenheilk 52:241-243
31. Ernst E (1994) Acupuncture research: Where are the problems? Acup Med 12:93-97
32. Ernst E (1997) Acupuncture/acupressure for weight reduction? A systematic review. Wien Klin Wochenschr 109:60-62
33. Ernst E, White AR (1996) Acupuncture as an adjuvant therapy in stroke rehabilitation? Wien Med Wochenschr 146:556-558
34. Ernst E, White AR (1997) A review of problems in clinical acupuncture research. Amer J Chin Med 25:3-11
35. Filshie J, White A (1998) Medical Acupuncture. Churchill Livingstone, Edinburgh
36. Gerhard I, Postneek F (1992) Auricular acupuncture in the treatment of female

infertility. Gynecol Endocrinol 15:114-117
37. Hammerschlag R (1998) Methodological and ethical issues in clinical trials of acupuncture. J Alt Complem Med 4:159-171
38. Hammerschlag R, Morris MM (1997) Clinical trials comparing acupuncture with biomedical standard care: A criteria-based evaluation of research design and reporting. Complem Ther Med 5:133-140
39. Han JS (1986) Electroacupuncture: An alternative to antidepressants for treating affective diseases? Int J Neurosci 29:79-92
40. Helms JM (1987) Acupuncture for the management of primary dysmenorrhea. Obstet Gynecol 69:51-56
41. Hopwood V (1996) Acupuncture in stroke recovery: A literature review. Complem Ther Med 4:258-263
42. Hu HH, Chung C, Liu TJ, Chen RC, Chen CH, Chou P, Huang WS, Lin JCT, Tsuei JJ (1993) A randomized controlled trial on the treatment for acute partial ischemic stroke with acupuncture. Neuroepidemiol 12:106-113
43. Johansson K, Lindgren I, Widner H, Wiklung I, Johansson BB (1993) Can sensory stimulation improve the functional outcome in stroke patients? Neurology 43:2189-2192
44. Kane J, Di Scipio WJ (1979) Acupuncture treatment of schizophrenia: A report on three cases. Amer J Psychiat 136:297-302
45. Kelleher CJ, Filshie J, Burton G, Khullar V, Cardozo LD (1994) Acupuncture and the treatment of irritative bladder symptoms. Acup in Med 12:9-12
46. Konefal J, Duncan R, Clemence C (1994) The impact of the addition of an acupuncture treatment program to an existing Metro-Dade County outpatient substance abuse treatment facility. J Addict Dis 13:71-99
47. Konefal J, Duncan R, Clemence C (1995) Comparison of three levels of auricular acupuncture in an outpatient substance abuse treatment program. Alt Med J Sept-Oct:8-17
48. Lee YH, Lee WC, Chen MT, Huang JK, Chung C, Chang LS (1992) Acupuncture in the treatment of renal colic. J Urol 147:16-18
49. Lewith GT, Machin D (1983) On the evaluation of the clinical effects of acupuncture. Pain 16:111-127
50. Lewith G, Vincent C (1996) On the evaluation of the clinical effects of acupuncture: A problem reassessed and a framework for future research. J Alt Complem Med 2:79-90
51. Li QH, Wang L (1996) Clinical observation on correcting malposition of fetus by electroacupuncture. J Trad Chin Med 16:260-262
52. Linde K, Worku F, Stor W, Wiesner-Zechmeister M, Pothmann R, Weinschutz T, Melehart D (1996) Randomized clinical trials of acupuncture for asthma - a systematic review. Forsch Kompl 3:148-155

53. Lipton OS, Brewington V, Smith M (1994) Acupuncture for crack cocaine detoxification: Experimental evaluation of efficacy. J Subst Abuse Treat 11:205-215
54. Luo H, Jia Y, Zhan L (1985) Electroacupuncture vs. amitriptyline in the treatment of depressive states. J Trad Chin Med 5:3-8
55. Lytle CD (1993) An overview of acupuncture. U. S. Department of Health and Human Services, Public Health Service, Food and Drug Administration, Center for Devices and Radiological Health
56. Magnusson M, Johansson K, Johansson BB (1994) Sensory stimulation promotes normalization of postural control after stroke. Stroke 25:1176-1180
57. Margolin A, Avants SK, Chang P, Kosten TR (1993) Auricular acupuncture for the treatment of cocaine dependence in methadone-maintained patients. Am J Addict 2:194-200
58. Margolin A, Avants SK, Birch S, Falk CX, Kleber HD (1997) Methodological investigations for a multisite trial of auricular acupuncture for cocaine addiction. A study of active and control auricular zones. J Subst Abuse Treat 13:471-481
59. Margolin A, Avants SK, Kleber HD (1998) Rationale and design of the cocaine alternative treatments study (CATS): A randomized, controlled trial of acupuncture. J Alt Complem Med 4:405-418
60. McLellan AT, Grossman OS, Blain JD, Haverkos HW (1993) Acupuncture treatment for drug abuse: A technical review. J Subst Abuse Treat 10:569-576
61. Naeser MA (1996) Acupuncture in the treatment of paralysis due to central nervous system damage. J Alt Complem Med 2:211-248
62. Naeser MA, Alexander MP Stiassny-Eder D, Galler V, Hobbs J, Bachman D (1992) Real vs. sham acupuncture in the treatment of paralysis in acute stroke patients: A CT scan lesion site study. J Neurol Rehab 6:163-173
63. Naeser MA, Alexander MP Stiassny-Eder D, Galler V, Hobbs J, Bachman D (1994) Acupuncture in the treatment of paralysis in chronic and acute stroke patients: Improvement correlated with specific CT scan lesion sites. Acup Electrother Res Int J 19:227-250
64. Naeser MA, Alexander MP Stiassny-Eder D, Lannin LN, Bachman D (1994) Acupuncture in the treatment of hand paresis in chronic and acute stroke patients: Improvement observed in all cases. Clin Rehab 8:127-141
65. Patel M, Gutzwiller F, Paccaud F, Marazzi A (1989) A meta-analysis of acupuncture for chronic pain. Int J Epidem 18:900-906
66. Philp T, Shah PJR, Worth PHL (1988) Acupuncture in the treatment of bladder instability. Brit J Urol 61:490-493
67. Rampes H, Pereira S, Mortimer A, Manoharan S, Knowles M (1997) Does electroacupuncture reduce craving for alcohol? A randomized controlled study. Complem Ther Med 5:19-26

68. Richardson PH, Vincent CA (1986) Acupuncture for the treatment of pain: A review of evaluative research. Pain 24:15-40
69. Richter A, Herlitz J, Hjalmarson A (1991) Effect of acupuncture in patients with angina pectoris. Euro Heart J 12:175-178
70. Romer A, Weigel M, Zieger W, Melchert F (1998) Veränderungen von Cervixreife und Geburtsdauer nach geburtsvorbereitender Akupunkturtherapie. In: Romer A (ed) Acupunkturtherapie in der Geburtshilfe und Frauenheilkunde. Hippocrates, Stuttgart
71. Sallstrom S, Kjendahl A, Osten PE, Stanghelle JH, Borchgrevink CF (1996) Acupuncture in the treatment of stroke patients in the subacute stage: A randomized, controlled study. Complem Ther Med 4:193-197
72. Siterman S, Eltes F, Wolfson V, Zabludovsky N, Bartoov B (1997) Effect of acupuncture on sperm parameters of males suffering from subfertility related to low sperm quality. Arch Androl 39:155-161
73. Stux G, Birch S (2000) Proposed standards of acupuncture treatment in clinical studies. In: Stux G, Hammerschlag R (eds) Scientific bases of acupuncture in basic and clinical research. Springer-Verlag, Berlin
74. Taub HA (1975) Acupuncture and sensorineural hearing loss: A review. J Speech Hearing Disord 40:427-433
75. Tempfer C, Zeisler H, Heinzl H, Hefler L, Husslein P, Kainz CH (1998) Influence of acupuncture on maternal serum levels of interleukin-8, prostaglandin F (2-alpha), and beta-endorphin: A matched pair study. Obstet Gynecol 92:245-248
76. Ter Riet, G, Kleijnen J, Knipschild P (1990) A meta-analysis of studies into the effect of acupuncture on addiction. Brit J Gen Pract 40:379-382
77. Ternov K, Nilsson M, Lofberg L, Algotsson L, Akeson J (1998) Acupuncture for pain relief during childbirth. Acup Electrother Res Int J 23:19-26
78. Thomas M, Laurell G, Lundeberg T, (1988) Acupuncture for the alleviation of tinnitus. Laryngoscope 1988:664-667
79. Thomas M, Lundeberg T, Bjork G, Lundstrom-Lindstedt V (1995) Pain and discomfort in primary dysmenorrhea is reduced by preemptive acupuncture or low frequency TENS. Eur J Phys Med Rehab 5:71-76
80. Tsuei JJ, Lai YF, Sharma SD (1977) The influence of acupuncture during pregnancy: The induction and inhibition of labor. Obstet Gynecol 50,4:479-88
81. Vincent CA (1989) The methodology of controlled trials of acupuncture. Acup Med 6:9-13
82. Vincent CA (1990) Credibility assessment in trials of acupuncture. Compl Med Res 4:8-11
83. Vincent CA (1993) Acupuncture as a treatment for chronic pain. In: GT Lewith, D Aldridge (eds) Clinical research methodology for complementary therapies. Hodder and Stoughton, London, pp 289-308

84. Vincent C, Lewith G (1995) Placebo controls for acupuncture studies. J Royal Soc Med 88:199-202
85. Vincent CA, Richardson PH (1987) Acupuncture for some common disorders: A review of evaluative research. J Royal Coll Gen Pract 37:77-81
86. Washburn AM, Fullilove RE, Fullilove MT, Keenan PA, McGee B, Morris KA, Sorensen JL, Clark WW (1993) Acupuncture heroin detoxification: A single blind clinical trial. J Subst Abuse Treat 10:345-351
87. Wells EA, Jackson R, Diaz OR, Stanton V, Saxon AJ, Krupski A (1995) Acupuncture as an adjunct to methadone treatment services. Am J Addict 4:198-214
88. Worner TM, Zeller B, Schwartz H, Zwas F, Lyon D (1992) Acupuncture fails to improve treatment outcome in alcoholics. Drug Alcohol Depend 30:169-173
89. Wyon Y, Lindgren R, Lundeberg T, Hammar M (1995) Effects of acupuncture on climacteric vasomotor symptoms, quality of life, and urinary excretion of neuropeptides among postmenopausal women. Menopause 2:3-12
90. Yang X, Liu X, Luo H, Jia Y (1994) Clinical observation on needling extra channel points in treating mental depression. J Trad Chin Med 14:14-18
91. Ying YK, Lin JT, Robins J (1985) Acupuncture for the induction of cervical dilation in preparation for first-trimester abortion and its influence on HCG. J Reprod Med 30:530-534
92. Zeisler H, Tempfer C, Mayerhofer K, Barrada M, Husslein P (1998) Influence of acupuncture on duration of labor. Gynecol Obstet Invest 46:22-25
93. Zhou G, Jin SB, Zhang LD (1997) Comparative clinical study on the treatment of schizophrenia with electroacupuncture and reduced doses of antipsychotic drugs. Am J Acup 25:25-31

9장 숫자를 넘어서, 동양의학의 질적 연구 방법론

| 캐서디 |

1. 서론

질적 연구란 살아있는 사람의 '이야기' 즉 경험과 인식을 수집하고 연구하는 데에 역점을 두는 과학연구 분야를 일컫는 용어이다. 이야기에는 강력한 힘이 있다. 여러 해 전에 필자는 시 구치소의 이동 진료소에서 침 치료로 해독 요법을 시술받는 여성 수감자들이 나누는 자신들의 삶, 중독, 침 치료의 경험에 대한 이야기를 들었다. 모두 흥미로운 이야기였다. 그중에서도 진료가 거의 끝나갈 무렵 모든 이의 희망을 담은 그리고 의사의 심오한 과제를 깨우쳐주는 몇 마디 가슴 아픈 말을 한 여성이 남겼다. "애초에 바늘 하나가 날 이런 지경에 몰아넣었으니까 아마도 바늘 하나가 여기에서 벗어나게 해 줄 것 같아서 침 치료를 선택했어요" 라는 말이었다.

말도 침이 될 수 있다. 환자, 임상가, 국회의원, 교사, 학생 등 여러 사람들의 생각과 느낌을 취합함으로써 사람들의 선호도나 판단의 이유와 내용 즉 사람들의 마음을 움직이는 심상과 감정을 다른 어떤 방법을 통한 경우보다 잘 알게 된다. 질적 연구에서는 사람들에게 자신의 삶, 신념, 꿈, 전망, 사건에 대한 해석과 경험, 동기 등을 이야기해 주도록 요청한다. 사람들의 말을 통해 그 이야기를 해 주는 이들에게 무엇이 중요한 지 더 잘 이해하게 된다. 이 정보를 들은 사람은 문제해결을 위해 유용하게 활용할 수 있다.

9장에서는 동양의학 임상가들에게 도움이 되는 질적 연구의 기본 개념과 방법론을 소개한다. 질적 연구 기법에서 활용하는 일부 기법은 임상가들이 이미 익숙한 내용이므로 진료실의 임상가들이 손쉽게 응용해서 자신의 진료 내용을 평가하고 조사연구를 계획하는 데에 활용하리라 생각된다.

2. 질적 연구는 과학적이다

정량적 연구에 종사하는 이들은 통계적 확률로 표현되는 분포양상 즉 '실제'에 관해 흥미롭지만 중요도가 떨어지는 부수적 정보를 제공해 주는 일화 정도로 '이야기'를 바라보곤 한다. 우리는 먼저 질적 연구 종사자들이 취하는 다소 다른 관점을 이해해야 한다.

'일화'란 전후 문맥이 없는 하나의 개별적 이야기이다. 일화를 통해 한 가지 구체적인 논점이 제시된다. 위에서 첫째 문단에 소개한 내용은 여성 수감자들이 침 해독 치료를 받았던 다른 장소에서의 자료라든가 같은 장소라 해도 동일한 날이나 그 이후 기간의 자료와는 단절된 내용이므로 일화에 해당한다. 일화는 과학적이지 않다. 그렇지만 무가치하지는 않다. 일화적 경험 때문에 관심이 쏠리고 기억이 잘 되고 인상이 새겨지고 복잡한 사건이 간략히 요약되고 또한 의학이 인간적 면모를 풍기게 되기도 한다. 사실 일화적 경험을 누구나 반긴다.

그러나 질적 연구는 일화를 대상으로 하지 않는다. 오히려 정량적 연구에서와 마찬가지로 다음과 같은 일반적인 과학 연구의 규칙이 적용된다.

- 정보를 체계적으로 수집하고 분석하기
- 치우침을 최소화하도록 주의를 기울이면서 수행하기
- 질문의 해답을 찾고 장래의 행동을 예측하며 미래 계획을 세우는 데에 활용 가능하고 정확하고 타당하며 신빙성을 갖춘 자료를 수집하기

질적 연구는 정성적 연구와 마찬가지로 과학적이지만 시작하는 전제가 다르며 자료 수집과 분석에 다른 종류의 기법이 필요하다.[1-3,5,7,16,20] 하나의 연구를 수행할 때 질적 연구방법과 정량적 연구방법을 함께 활용하는 경우가 많다. 당연한 이야기이겠지만 이런 경우를 '정성정량 혼합연구'라고 부른다.

3. 질적 자료 수집

|1| 연구질문 확정

다른 연구에서와 마찬가지로 질적 연구 수행자도 먼저 적절한 연구질문을 확정해야 한다. 새로운 연구대상의 지표를 찾아내고(탐색 연구) 사건의 의미에 대한 세부사항을 수집하는 데에 질적 연구가 최상의 효용을 발휘한다. 표 9-1을 보면 정량적 연구와 질적 연구에서 제기되는 최고의 질문이 비교했다. 질적 연구와 실험적 연구만이 '왜'와 '어떻게'라는 질문에 대한 해답 즉 **설명**을 제공한다는 점이 중요하다. 문헌, 조사, 임상효과, 임상시험

등 기타 연구를 통해 '누가, 무엇을, 어디서, 언제, 얼마나 많은 수로, 얼마나 많은 양으로' 등에 대한 통계적 분포의 기술적 자료를 풍부하게 얻게 되지만 행동을 설명하는 연결고리에 대한 자세한 내용은 설명하지 못한다. 따라서 만약 사람들이 무슨 행동을 왜 하는지 즉 사람들의 인식과 동기에 관심을 갖는다면 질적 연구 방법을 활용하게 된다.

알려진 내용이 극히 적은 주제의 경우 무슨 일이 벌어진다고 사람들이 생각하는지 전체적으로 알아내는 데에는 질적 연구가 시간적으로나 비용면에서 효과적이다. 동양의학에는 다음과 같은 의문점이 가득하다.

· 자침 깊이가 중요한가?
· 환자들에게 시술된 침법이 중의학, Worsley 5행침[37], 프렌치 에너제틱[38], 토요 하리(Toyo hari)[38] 등으로 다를 때 환자들의 침에 대한 경험에 유의한 차이가 존재하는가?
· 한의학의 문화적 전통을 교육하는 학교의 학생이 그렇지 않은 학교의 학생보다 배운 내용을 장기간 잘 유지하는가?

[표 9-1] 연구를 통해 해답을 찾아보는 여러 질문

과학적 기능	질문	연구 형태
기술	누가? 무엇을? 언제? 어디서? 얼마나 많은 수로? 얼마나 많은 양으로?	문헌 연구, 질적 연구, 정량적 연구(조사, 임상 효과, 임상시험, 실험실 실험) 등 모든 종류의 과학적 연구를 통해 기술적 자료가 얻어짐
예측	만약 이러할 때 저렇게 되는지	질적 연구, 정량적 연구(임상 효과, 임상시험, 실험실 실험) 등 일부 과학적 연구를 통해 예측에 활용되는 자료를 얻음
설명	왜? 어떻게?	질적 연구와 실험실 실험 등 소수의 연구 형태를 통해 설명 자료를 얻음

(37) Jack Reginald Worsley(1923~2003): 전통적 5행 개념에 따른 침법을 연구하고 강의함. - 역주.

(38) French Energetic: 프랑스에서 동양의 침구학 고전 번역본과 관련서적을 출간한 George Soulié de Morant(1878-1955) 이후 형성된, 에너지로서의 기를 조절한다는 침구학 개념. - 역주.

(39) 토요 하리(Toyo Hari): 일본에서 맹인 침구사를 중심으로 개발된, 촉진을 중시하고 비침습적 자극기법을 주로 활용하는 침법. - 역주.

· 임상가들이 '전일적(holistic) 치료'를 시행한다고 주장할 때 그 의미는 무엇인가?
· 미국의 임상가들은 '에너지' 개념과 '기' 개념이 연결되는가?
· 졸업 후 5년동안 임상가로서 성공하게 하는 요인은 무엇인가?
· 기공 시술자들이 기를 '방사' 할 때 어떤 경험을 하는가?
· 환자들이 일련의 치료를 받고 나서 동양의학 이론에 대해 이해하게 되는 내용은 무엇인가?

침 치료와 같은 어떤 일이 있을 때 사람들이 어떤 경험을 안고 돌아가며 사람들이 인지하고 해석하는 내용은 무엇인지를 단순히 알아보기만 해도 유용한 경우 역시 많이 존재한다. 이러한 정보는 치료를 시행하는 과정이나 진료실 설계상 실수를 개선하기 위해 즉시 활용될 수 있고 조사 연구나 임상시험 설계시 연구 참여자들의 필요, 가치관, 부족한 부분을 정확하게 반영하도록 활용되기도 한다.

후자의 구체적인 사례로서, 규모가 큰 개인병원에서 진료하는 임상의들의 느낌상 환자들 중 병원을 이용하고 실망하는 이들이 많은 듯해서 환자들이 동양의학 치료를 이용하는 데에 부담으로 느끼는 부분을 확인하고자 하는 상황을 생각해 보자. 임상의들이 자리에 앉아 병원의 대기실, 의사의 행동방식, 침에 대한 느낌, 주차 시설 등에 관한 조사 설문지를 만들었다. 상당히 많은 환자들이 설문지 양식에 표시를 한 후 임상의들이 결과 즉 정량적 자료를 받아보게 되었다. 하지만 이 자료가 임상의들이 알아보고자 했던 질문의 핵심 내용에 대한 답변일까? 임상의들이 생각해서 물어보고자 했던 내용에 환자들이 느끼는 중요한 문제가 모두 다루어지지는 못했을 터이므로 아마도 답변이 되지 못할 것이다. 결정적인 일부 내용이 빠져버렸을지도 모른다. 만약 환자들이 불편함과 불쾌함을 표시하는 상황이라면 결국 가장 중요한 내용인 환자들이 느끼는 중요한 점을 알아보려면 임상의들은 환자들이 병원에 대해 무엇이 잘 되었고 무엇이 그렇지 못한지 이야기해주도록 해야 한다. 어떻게 할 수 있을까? 환자들에게 직접 물어보면 된다.

환자들에게 직접 물어보는 것이 질적 연구 방법론의 핵심이다. 간단해 보이지만 환자들에 대한 직접적인 지식이 없는 채 연구자의 가정에 따라 설계되는 연구가 얼마나 많은지 놀라울 정도이다. 고전적인 방법에 따르면 표본 환자들을 대상으로 심층 면접을 통해 질적 자료를 수집하게 된다. 위에서 든 사례의 임상의들이라면 일련의 면접을 진행하여 그 결과를 분석함으로써 병원의 업무처리 방식을 즉시 변경하거나, 만약 좀 더 많은 환자들로부터 알아보고 싶은 경우 환자 입장에서 느끼는 문제를 반영하고 또 환자의 언어로 표현된 질이 높은 조사지를 구성하는 방안이 가능하다. 이런 과정을 통해 새로 제작한 설문지로 얻은 정량적 자료는 환자 입장의 문제점을 더 정확히 나타내고(전문적 용어로는 '타당도가 더 높다' 고 함) 그렇기 때문에 병원 업무를 개선하는 데에 활용해도 위험성이 적으리라 판단된다.

예를 들어 동양의학 전문가 협회에서 회원을 상대로 조사해 보려 하거나 어떤 학교에서 졸업생을 대상으로 조사해 보려 할 때에도 비슷한 방법을 쓰는 것이 적절하다. 우선 적은 대상자로부터 질적 자료를 상세하게 수집하고 질적 자료를 이용해 나중에 대규모의 조사 설문지를 제작하여 전체 회원 중 선발한 표본에게 적용한다. 응답자 입장에서의 문제점을 알고 응답자의 언어습관을 반영하는 설문지가 중요하다는 사실을 확고히 인식하고 이러한 과정을 통해 설계된 설문지는 전문용어로 **모형적합 타당도가 높다.** 타당도는 **제기된 연구질문에 대해** 연구를 통해 수집한 자료가 **실제 해답을 제공하는지**에 대한 지표이다.(40) 이 경우 적합하게 적용하고자 하는 모형이란 응답자 집단이 생각하는 실제에 대한 모형이다. 일부 의식되면서 표현되는 내용이기도 하고 일부 무의식적이기도 하기 때문에 이러한 문제에 봉착하게 된다. 사람들의 경험적 자료를 실제로 어떻게 수집할 것인가?

| 2 | 직접적 자료 수집 기법

질적 자료를 수집할 때에는 직접법과 간접법의 2가지가 쓰인다(표 9-2). 직접법은 응답자가 마음 표면에서 아는 내용을 말하도록 하는 데에 도움이 된다. 간접법은 응답자가 자신이 안다고 인식하지 못하는 내용 즉 치료, 교육, 시술 등에 대한 환자로서의 반응에 상당히 영향을 끼치곤 하는 태도, 가정, 논리구조 등을 드러내도록 한다.

---

(40) 과학연구에서 치우침을 최소화하기 위한 적절성 지표의 몇 가지 중 가장 중요한 것이 타당도(validity, credibility)이다.[15,16] 타당도에는 여러 유형이 있다. 여기에서 다루어지지 않는 기타 방법에는 정확도, 신뢰도, 전이도 등이 있다. 예외인 모형적합 타당도는 필자가 말하는 타당도의 한 형태에 해당한다.[4,5]

다른 질적 연구방법론도 많이 있지만 여기에서는 표 9-2에 열거한 방법만 다루려 한다. 직접법 중 가장 널리 쓰이는 방법은 구두 면접, 서면 일기, 증례 연구 등이다. 초점집단 기법과 서면 답변 기법은 정성정량 혼합연구에 활용되는 경우가 많다.

1 | 심층 면접

질적 연구 방법론에서 가장 중요한 직접법은 심층 면접이다.[12,17] 이를테면 환자의 경우 침 치료를 받은 경험이 어떠했는지 혹은 임상가나 학생의 경우 왜 동양의학을 공부하기로 마음먹었고 동양의학을 공부하기로 한 결과 얼마나 보람이 있는지 등 상당히 넓은 주제에 대해 한 명의 면접자(연구자)가 한 명의 응답자와 이야기를 나눈다. 면접자는 응답자가 자신이 경험한 내용에 대해 생각해 보고 설명하는 데에 활용하도록 **개방형 질문** 목록을 미리 준비한다. 개방형 질문이란 이야기의 주제는 정했지만 응답자가 특정 방향으로 대답을 하도록 유도하지는 않는 질문이다. 예를 들어 "왜 침을 공부하기로 마음먹었죠?" 라고 질문하는 식이다. 어떤 식으로 대답하라는 암시가 없으므로 응답자는 마음대로 '자신의 이야기' 를 하게 된다.

개방형 질문 외에 심층 면접을 진행하는 사람이 갖추어야 하는 다른 기법으로 주의를 기울여 듣기 즉 능동 청취가 있다. 면접자는 중심 질문을 던진 후에는 응답자에게 방해가 되지 않도록 주의한다. 면접자는 응답자에게 계속 말을 시키기 위해 긍정하는 '예' 라는 대답이나 아주 짧은 탐색적 질문으로서 "네?" "예?" "그 후에 어떻게 되었죠?" 등의 말만 한다. 응답자의 말을 응답자에게 되돌려주는 기법도 있다. 다음은 이런 기법의 구체적인 사례로서 학교 진료소에서 침 치료 환자와 진행되었던 면접으로부터 조금

[표 9-2] 9장에서 다루는 질적 자료 수집기법

직접 기법	· 심층 면접(in-depth interview) · 초점집단 면접(focus group interview) · 일기(diary) · 개방형 서면 답변 설문지 · 증례 연구, 환자 사례군
간접 기법	· 카드 정렬

발췌한 내용이다.

면접자 : [침 치료를 받아야겠다고] 최종적으로 결정하게 되었던 이유는 뭐죠?
응답자 : 솔직하게요?
면접자 : 솔직하게요.
응답자 : 비용이 절약되기 때문이었어요.
면접자 : 안 좋은 점에 대해 좀 얘기해 주시겠어요?
응답자 : 글쎄요, 처음 치료를 받을 때 내내 비명을 질렀죠. 정말 다시는 오고 싶지 않았어요. 하지만 [의사 이름] 선생님이 다음번에 받을 치료는 이번처럼 힘들지 않을 거라 했죠. [응답자 웃음] 실제로 그랬어요. 훨씬 나았죠. 그 다음 치료는 더 좋았어요. 매 번 치료 받을 때마다 달랐어요.
면접자 : 어떤 식으로요?
응답자 : 좋아졌어요. 더 좋아진다고 느꼈어요.
면접자 : 무엇이 그랬죠? "더 좋아진다고 느꼈다" 는 말이 무슨 뜻이죠?
응답자 : 바닥에 편안히 내려앉은 느낌이라면 좋은 표현일 것 같아요, 전에는 그렇지 못했거든요.

임상가라면 임상에서 이야기를 나누는 기술의 많은 부분이 정보 수집용 면접에 적용 가능하다고 느낄 것이다. 하지만 정보 수집용 면접을 임상적 면접으로 만드는 일은 임상가가 흔히 저지르지만 반드시 삼가야 하는 실수에 해당한다. 응답자가 실제로 면접자의 담당 환자라면 이 부분이 특히 문제가 된다는 사실을 기억해야 한다. 따라서 임상가는 면접의 전 과정동안 자신이 임상가의 옷이 아니라 '연구자의 옷' 을 착용했다는 점을 분명히 할 필요가 있다. 다음의 발췌문에는 이 실수가 잘 보인다. 처음 시작할 때에는 면접자가 연구자로서 충실했으나 두 번째 질문부터는 임상가로서 말하기 시작했다. 응답자가 말한 개념 즉 모두가 서로 연관된다는 생각에 대해 상세한 내용을 알아보지 않고 환자의 통증에 대해 자세히 알아보려 시도한다.

면접자 : 침 치료에 대해 어떤 기대를 갖고 있죠?
응답자 : 물리치료를 받으면서 어떤 것이든 다른 모든 것에 영향이 미칠 수

있다는 사실을 알았고 …… 신체의 어느 한 부분의 긴장이나 스트레스도 다른 어떤 곳의 어떤 부분에 영향을 주어서 온갖 증상을 일으키기도 한다는 개념을 거부하지 않아요. 예를 들면 치아가 아픈데도 [치과의사는] 치아엔 아무 문제가 없다고 해요.

면접자 : 치아가 아프다고 했는데, 몸 쪽의 느낌은 어떻죠?

응답자 : 치아만 아파요. 충치로 아픈 것과는 달라요.

면접자 : 통증이 지속성이어서 하루 종일 이런저런 때 통증을 느껴요?

응답자 : 하루 종일 이런저런 때요. 게다가 제 아내는 감정적으로나 사회적으로나 모두 탈진했어요.

면접자 : 이 문제 때문에요?

응답자 : 예. 친구의 실제 모습이 어떤지 알게 되는 때가 너무 많아요.

면접자 : 관계를 끊는 것이 힘들었나요?

위의 발췌문을 보면 면접 과정에서 흔히 나타나는 또 하나의 오류 즉 응답자에게 어떤 말을 하라고 요구하는 상황이 잘 나타나 있다. 면접자의 세 번째 발언이 여기에 해당한다. 면접자는 응답자에게 통증이 지속성이고 치아가 하루 종일 아프다고 암시한다. 응답자가 전에 꺼낸 개념이 아니다. 이 면접자는 임상가의 입장에서(임상가 역할에 충실하면서) 동양의학 측면으로 의미 있는 증상 패턴을 찾아내려 하는 모습으로 보인다. 하지만 면접자가 이렇게 증상 패턴을 찾아내려 하는 동안 응답자는 자신의 언어로 이야기할 기회를 잃었다. **질적 연구에서 면접자는 응답자가 스스로 이야기하도록 기다려야 한다.** 질적 연구 면접자는 가능하면 사실상 응답자 눈앞에 보이지 않는 존재가 되어야 한다.

심층면접의 또 다른 극히 중요한 특징이 '보이지 않는 존재' 라는 개념에 담겨 있다. 심층 면접은 **판단하지 않는** 분위기로 진행되어야 한다. 면접자는 정보를 수집하려 할 뿐 응답자를 유도하거나 교정해 주거나 조언을 제공하지 않는다. 정보 수집용 면접은 임상 면접이 아니라는 사실이 요점이다. 질적 연구 면접자는 개방적 청취자의 입장을 취한다. 전문가의 입장을 취하면 안된다. 임상가로서 이 점을 준수하기 어려운 경우도 있겠으나 임상의학 진료가 아니라 연구를 하려면 반드시 지켜야 한다.

부당하고 냉정한 요구인가? 흰 가운을 걸친 과학자의 교활한 설득처럼 들리는가? 그렇게 느껴지면 안된다. 면접에 응하겠다고 자원한 사람들은 사실 자신의 건강이나 신념이 문제시되리라고는 전혀 예상하지 못한다. 면접자와 응답자가 신뢰관계를 구축하지만 이때의 신뢰관계는 임상가와 환자 사이의 신뢰관계와 다른다. 질적 연구 면접에서 응답자가 자신의 삶의 이야기라는 물을 쏟아 붓는 개방된 우물이 되고 관심을 기울여 들어 주는 것이 연구자의 역할이다. 심층 면접의 대상이 되어서 정말 즐거웠다고 하는 응답자가 대부분이라는 점은 흥미로운 사실이다. 많은 경우 응답자들은 면접이 누군가가 정말로 이야기를 들어 준 첫 경험이고 자신의 말에 끼어들거나 고쳐주거나 훈계하려 하지 않는 누군가에게 사실 그대로를 말했던 첫 시간이었다고 한다. 응답자에게 가치 있는 시간이고 면접자에게도 가치 있는 시간이다.

심층 면접은 45분에서 90분 정도가 보통일 정도로 장시간 진행되며 같은 응답자에게 여러 번 면접을 진행하도록 계획을 짜기도 한다. 긴 면접이지만 전체를 음성녹음하는 편이 좋다. 면접에 대해 그리고 음성녹음에 대해 응답자의 동의를 구해야 한다. 간단한 서면 동의서를 준비해서 자료의 활용처를 설명한다. 그리고 음성녹음기의 전원을 켠 후 먼저 "이 면접에 대해 음성녹음을 해도 괜찮겠습니까?" 라는 질문에 대해 응답자가 분명하게 "예" 라고 큰 소리로 대답하도록 요청한다. 응답자가 사적인 내용을 이야기하고 싶은 경우 음성녹음기의 스위치를 끌 예정이라고 응답자를 안심시킨다. 면접하는 상대방과 시선을 잘 맞추며 진행한다면 면접 도중에 기록해도 괜찮지만 응답자가 사적인 이야기를 하려는 때에는 기록하면 안된다.

당연한 이야기이겠지만 한 차례 면접했다고 연구과제가 종료되지는 않는다. 어떤 주제를 철저히 파악하려면 연구자는 상당수의 사람들에 대해 심층면접을 실시해야 한다. 정량적 연구에서와 마찬가지로 질적 연구에서도 연구 주제에 가장 잘 맞는 면접 대상자를 선별하기 위해 성별, 연령, 거주지, 특성, 경험한 기간 등등을 고려한 표본추출 전략을 마련한다.

질적 연구 수행자들도 표본 크기를 중요하게 생각한다. 하지만 정량적 연구와 달리 '많은' 대상자가 아니라 문제의 여러 측면이 빠짐없이 드러나는 표본을 지향한다. 그렇기 때문에 질적 연구 수행자는 연구 개시 전에 표본 크기를 보통 정하지 않는다. 오히려 연구의 흐름대로 표본의 크기가 정해지도록 지켜본다. 미국 오리건 주 포틀런드 지역에서 편두통 유형의 두통에 대한 임상가들의 치료경험을 알아보고자 하는 연구를 생각해 보자. 연구자는 우선 두통 치료로 알려진 임상가를 최대한 많이 알아본다. 두통 전문 임상가들을 면접할 때 편두통 치료로 유명한 다른 임상가를 혹시 추천해 줄 지 물어볼 것이다. 이런 식으로 해서 연구자는 그 지역에서 두통에 특히 관심이 있거나 전문성을 갖춘 사람들을 점차 확인하게 된다.

이 모든 사람들을 연구자가 면접하거나 그 중 일부를 뽑아서 면접하기도 한다. 예를 들면 편두통 유형의 두통의 원인에 대한 임상가의 다양한 설명 방식이 궁금할 지도 모른다. 이런 경우 면접을 계속하다 동일한 설명이 재차 등장하는 단계에 이르면 연구 대상자는 편두통 유형의 두통에 대해 그 원인을 이를테면 10가지로 설명하는데 그 중 네 가지는 표본 중 거의 모든 사람이 언급할 정도로 많은 사람들이 공통적으로 언급하는 원인이고, 네 가지는 몇몇 응답자들이 동일하게 말했고, 두 가지는 각각 한 응답자가 말했다고 상당한 확실하게 말할 정도가 된다. 이 정보는 그 자체로도 관심을 끄는 내용이다. 혹은 연구자가 전국에 걸친 심층면접을 실시하기가 불가능하다는 사실을 알고는 있으나 연구를 확장시키고는 싶을 때 설계하게 되는 조사 설문지에서 참고하는 용도로 2차적으로 활용되기도 한다. 이 경우라면 연구자는 조사 도구 설문지를 구성할 때 가장 많이 관찰되었던 4가지 대답 외에 '기타' 라고 표시한 공백 칸을 한 줄 추가함으로써 응답자가 포틀런드 연구에서 수집되었던 내용과 동일하든 그렇지 않든 관계없이 기타 내용을 대답하도록 할 것이다.

위에서 열거했던 과학 규칙을 심층 면접 연구도 준수한다는 점에 주목하자. 자료는 체계적으로 수집한다. 구체적인 연구 질문, 표본추출 전략, 표본 크기가 제시되고 면접 진행 형식을 결정하는 요소들이 존재한다. 치우침을 최소화하려고 주의한다. 응답자의 생각과 경험을 가능하면 정확하고 완전하게 드러내도록, 즉 타당도와 신뢰성을 높이기 위해 면접자는 특별한 태도를 취하고 특별한 기법을 동원한다. 자료를 분석하여 해석과 설명, 행동 예측, 미래의 계획 수립 등에 활용하곤 한다.

2 | 초점집단 면접

초점집단 면접에서는 서너 사람을 한꺼번에 면접한다.[12,20] 책임 면접자가 질문을 던지고 보조 면접자는 음성녹음기를 작동시키며 응답하는 사람들을 관찰하고 필요한 경우 책임 면접자와 '교대한다.' 연구 주제가 광범위하고 해당 대답이 사람들과 공개적으로 논의하기에 비교적 무리가 없는 경우가 초점집단 면접 방법이 적당한 경우이다. 초점 주제를 공유하며 연령이나 성별과 같은 중요한 특성이 동일한 사람들로 면접 집단을 구성한다. 8장 서두에서 언급했던 침 해독 치료중인 여성 재소자는 비공식적 초점집단 면접 방식으로 면접을 진행했었다.

초점집단 면접은 질적 연구로서 혹은 정량적 연구로서 진행할 수 있다. 질적 연구로서의 초점집단 면접은 방법의 대부분과 면접의 목표가 심층 면접의 경우와 동일하다. 연구자는 한 가지 논점에 대해 어떤 의미가 존재하는지 알아내고자 한다. 정량적 연구로서의 면접에서는 사전에 확정한 폐쇄형 질문 목록을 적용하며 본질적으로 의견의 구두 조사를 수행한다. 새로운 상품, 정치인, 정치 문제에 대한 태도를 측정하는 경우 널리 활용되는 방법이다.

여러 사람들을 한꺼번에 면접하기 때문에 몇 가지 측면이 다르다. 예를 들면 이제는 신뢰관계가 두 사람 사이에 존재하는 것으로는 부족하고 여러 사람 사이에 형성되어야 한다. 책임 면접자가 사람들로부터 노련하게 신뢰관계를 이끌어 내는 사람이며 표본 대상자들의 특성이 동일하다고 확신되는 경우에 최고의 신뢰관계가 구축된다. 응답자들이 준수해야 하는 기본 규칙, 예를 들면 응답자들이 다른 사람의 말에 대해 응대하는 상황은 허용되지만 자신의 의견을 말해야 하고 다른 사람에 대해 엄격하게 판단을 내리거나 충고하려 해서는 안된다는 식의 규칙을 면접 개시 시점부터 정해 놓는 것도 중요하다.

3 | 일기 쓰기

일기 쓰기 방법에서는 연구 참여자들이 보통 집에서 매일 자신의 태도나 경험에 대해 기록하며 관찰한다.[8,20] 가장 간단하게 적용한다면 응답자들에게 단순히 '무엇이든,' 이를테면 침 치료를 받거나 공부하는 것과 관련된 일상생활에 대해 기록하도록 요청하며 완전히 개방적인 일기를 쓰도록 한다. 특정 주제에 관한 임상시험이나 효과연구를 할 때 일기를 부가적으로 활용함으로써 연구대상 치료법에 대한 응답자의 인식이나 해석을 평가하는 데에 흔히 활용한다. 이 경우 응답자가 자신의 생활에 대해 이야기한다는 사실은 동일하지만 연구 주제에 집중하는 방법이다. 예를 들면 표준적 처치를 받은 환자들과 표준적 처치에 침 치료를 부가적으로 받은 환자들의 뇌중풍 회복 정도를 비교하려 한다면 일기를 활용해 연구 대상자들이 자신의 변화에 대해 어떻게 느끼는지 조사하는 방법을 생각해 본다. 이 경우 심층 면접 방법도 고려할 만하지만 시간 경과에 따른 변화를 추적 조사하고 연구자의 시간을 그렇게 많이 필요로 하지 않는다는 점이 일기의 장점이다.

'일기' 라는 말이 적용되는 경우가 두 가지임을 잊지 말자. 진짜 일기는 단순히 어떤 주제에 대해 '무슨 일이 벌어지는지' 기록하도록 요청하는 질적 연구 방법이다. 일기를 정량적 연구 식으로 활용할 때에는 개방적 질문이 아니라 특정 시간 간격을 두고 반복적으로 채워 넣어야 하는 조사 설문지와 비슷하다.

4 | 조사 설문지상 개방형 질문

정성정량 혼합연구의 일종으로서 정량적 연구의 조사 설문지에 개인적 답변을 받는 난을 마련한다. 조사 설문지에서 응답선택형 질문의 말미에 공백 난을 두거나 혹은 설문지의 마지막 부분에 공백 난을 두어 응답자가 각자의 이야기를 기입하는 방법이 쓰인다. 아래는 첫째 유형의 예로, 선택형 질문의 말미에 공백 난을 두었다.

침 치료시 비용지불 방법으로 여러 가지가 나와 있습니다. 지불 방법을 다음 중 마음대로 선택한다면 어떤 방법이 좋겠습니까? (한 가지를 선택)

- 청구 금액의 80%를 지불해 주고 내가 침 치료를 어떤 사람한테 받든지 제한하지 않지만 침 치료를 받는 횟수는 제한하는 보험
- 침 치료 시술자를 선택할 범위는 제한되지만 약간의 공동부담금 외에 비용 전체를 지불해 주는 선호기관 조합의 회원
- 침 치료 시술자들을 추천해 주고 치료비의 20%를 할인해 주는 의뢰기관 조합의 회원
- 지금 거의 모든 사람들이 사용하는 방식. 각자가 침 치료 시술자를 선택하고 치료비를 직접 지불함.
- 위의 여러 방식 중에서 어떤 방식을 선택하겠는지 아래의 빈 칸에 간략히 설명하세요.

5 | 증례 연구, 환자 사례군

증례 연구의 경우 연구자는 문제의 한 가지 사례를 아주 자세히 조사한다.[22] 이러한 연구 형태가 아주 일반화된 의학에서는 증례 병력이라고 부르는 경우가 많고 임상가가 비교적 손쉽게 연구 영역에 발을 들여놓는 방법이다. 환자 사례군 연구에서는 대개 난해한 임상 상황을 여럿 기술하고 분석하며 임상가가 어떻게 접근해서 문제를 해결하곤 했는지를 보고한다.[18] 한 가지 사건을 기술한다는 면에서 환자 사례군 연구는 일화 소개의 확장된 형태와도 같다. 하지만 잘 수행된 환자 사례군 연구는 자료를 체계적으로 수집하고 분석한다는 과학 연구의 기준에 부합하게 된다. 다른 임상가에게 유용한 연구이며 집중적인 연구를 시작하는 계기가 되기도 한다.

또한 환자 사례군 연구에서는 임상가가 상황을 잘못 해석하거나 자신의 역할을 혼동할 위험이 항상 수반된다. 그렇기 때문에 신중한 임상가라면 특정 기능이상을 앓는 사람들이게 도움이 되는 새로운 방법을 찾아냈다고 생각이 들 때 비슷한 사례를 모두 모아 보려 할 것이다. 각 사례는 일련의 증상, 이전에 받았던 치료, 시험삼아 진행된 치료, 환자의 반응, 상태개선에 소요된 시간 등을 명기하며 거의 동일한 방식으로 수집해야 한다. 그 이후 연구자는 축적된 자료를 통해 결론을 이끌어 내고 여러 가지 구체적인 사례를 연결하여 일반화를 시도한다. 설득력 있는 결과가 나온다면 환자 사례군 연구가 두 가지 측면에서 중요한 역할을 한다. 임상 자료로부터 연구해 볼 만한 가설을 설정하는 계기가 되며 임상시험과 같은 정량적 연구 설계를 통해 그 가설을 검증해 보고자 하는 제안서 작성시 필요한 예비 자료가 된다. 그래서 질적 연구 방법인 환자 사례군 연구는 정량적 연구가 후속 연구로서 진행되는 계기로 활용하는 경우가 많다.

| 3 | 간접적 자료 수집 기법

지금까지 요약적으로 살펴본 기법에서는 응답자가 생각하고 언어로 표현하기가 상당히 손쉬운 정보 즉 의식에서 인지하는 정보 수집을 목표로 한다. 응답자가 의식으로 인지하지 못하거나 자신이 안다는 사실을 깨닫지 못하는 종류의 정보 수집도 가능하다. 환자의 신념 중 질환에서 회복될 확률에 영향을 미치는 요인이 무엇인지 궁금한 상황을 생각해 보자. "건강해지고 싶습니까?" 라고 직접적 질문을 던지면 마치 근육신장반사처럼 "물론이죠!" 라는 대답이 나오곤 한다. 하지만 이렇게 대답한 사람 중에 일부는 건강을 회복하지만 다른 일부는 여전히 질환에서 벗어나지 못하는 현상이 관찰된다. 질환의 중증도와 같은 '손쉽게' 생각되는 원인을 이미 배제했다면 어떤 요인 때문에 이런 차이가 발생할까? 무의식적 가치관, 신념, 논리 구조 측면에서의 차이 때문이라는 사실이 연구로 밝혀졌다.[21]

무의식적 지식에 관한 정보를 수집하기 위해 연구자들이 개발해 놓은 일련의 기법을 투사 검사라 한다. 여러 가지 종류가 쓰인다. 9장에서는 진료실에서 활동하는 임상가가 심층 면접과 함께 활용하기에 무리가 없을 정도로 간단한 한 가지 기법만을 살펴보려 한다. 카드 정렬(card-sort) 이라는 기법이다.[20] 사람들은 대부분 일종의 오락으로 여기고 즐겁게 검사를 받는다.

카드 정렬 기법에서는 연구자가 준비하는 여러 카드 표면에 한 개의 단어나 짧은 어구가 인쇄되어 있고 각 카드에 일련번호도 붙어 있다. 응답자에게 '말이 되도록' 카드를 정렬해 카드 더미를 여러 개 만들도록 요청한다. 연구자는 카드 일련번호를 이용해 각 카드 더미의 내용을 기록하고 응답자에게 그 카드 더미에 '제목을 붙이고' 그 속의 여러 카드가 왜 한 더미로 묶이게 되었는지 설명해 달라고 한다. 응답자에게 카드 더미 하나마다 자체의 여러 카드를 정렬해 달라고, 예를 들면 질환의 중증도에 따라 정렬해 달라고 요청하기도 한다. 연구자는 이렇게 응답자 표본에서 수집한 자료를 빈도(정량적 분석)와 내용(질적 분석)에 따라 분석한다.

아래는 간단한 실례이다. 연구자가 카드에 경혈 명칭을 쓰고 임상가에게 카드를 '자신에게 가장 의미가 통하는 방식으로' 정렬해 달라고 요청했다고 하자.

- 경혈: SI16(天窗), SI17(天容), GV15(瘂門), GV16(風府), GV26(水溝), LU11(少商), SP1(隱白), SP6(三陰交)
- 응답자 1의 경락에 따른 정렬 : ①SI16, SI17. ②GV15, GV16, ③GV26; LU11 ④SP1, SP6
- 응답자 2의 위치에 따른 정렬 : ①어깨와 목 SI16, SI17, GV15, GV16. ②안면 GV26. ③팔 LU11. ④다리 SP1, SP6
- 응답자 3의 특성에 따른 정렬 : ①하늘 창문 혈위 SI16, SI17, GV15, GV16. ②정신 혈위 GV26, LU11, SP1. ③하지의 3개 음 혈위 SP6

모두 '정확하게' 정렬된 것이 보이지만 정렬의 정확성 여부는 관심의 대상이 아니다. 대신 사람들이 자료를 정렬하는 방식에 차이가 존재한다는 점이 우리가 관심을 갖는 부분이다. 이러한 차이가 임상적으로 혹은 기타 측면에서 중요할 지도 모른다.

실제로 전국 설문조사의 부적절한 내용을 해결하려는 공동 연구에 참여했을 때 필자는 '정신질환' 을 묘사하는 용어를 기입한 카드 50장을 가지고 '정신질환에 대한 태도' 조사에 응했던 여러 응답자에게 여러 카드 더미로 나누어 달라고 요청했었다. 필자에게 주어진 연구 과제는 '우울증' 을 비롯한 5가지 흔한 질환에 대한 대중의 태도를 평가하는 것이었지만 응답자들을 유도하기 위해 필요한 것 이상의 내용을 설명하지는 않았다. 실제로 모든 응답자들이 '침울한' '가라앉은' '우울한' '슬픈' 등등의 단어로 카드 더미를 여럿 쌓았다. 50개의 카드 중 응답자들이 동일한 단어들을 골랐다는 사실을 보면 동일하게 묶여서 하나의 패턴을 구성하는 어떤 느낌을 인지했다는 뜻이 된다. 반면 16명의 응답자 중 오직 한 사람만이 심리학자의 용어를 적용해서 그 카드 더미의 제목을 '우울증' 이라고 붙였다. 다른 사람들은 '자신에 대한 느낌이 좋지 못한 사람' 이라는 식으로 모두 다르게 묘사했다.

응답자들에게 카드 더미 자체에서 중증도에 따라 카드를 정렬해 달라고 요청하자 심리학에 알려지지 않았던 무의식적인 신념이 드러났다. 심리학자들의 개념상 '우울증' 에 해당하는 단어가 심리학자들은 병리적이라고 생각했지만 응답자들이 보기에는 대부분 병리적이지 않았으며 '우울한' 이라는 형용사는 '우울증' 이라는 명사에 비해 훨씬 가벼운 상태로 인식되었다. 이 점을 언어로 표현한 사람은 아무도 없었으나 카드 정렬 기법을 통해 무의식적인 지식이 '표현되었으며' 표본 응답자들에서 비슷한 양상으로 관찰되었다. 또한 정량적 연구방법을 통해서는 이유를 설명하기가 불가능한 내용을 질적 연구가 제시하는 하나의 사례로서 '우울증' 증상에 대한 대중들의 행동과 "사람들이 조기에 치료받으러 오지 않는다" 는 심리학자들의 인식 사이에 존재하는 상당히 큰 간극을 설명하는 데에 이 자료가 도움이 된다. 카드 정렬 결과에 의하면 심리학자들의 해석과 달리 일반인들은 우울증 증상이 병리적이라고 판단하는 시기가 빠르지 못하다.

이 자료를 보면 질문하는 말에 따라 은연중에 연구자가 오판할 가능성도 나타나 있다. 아래의 질문에서 형용사를 명사로 바꾸었을 때 응답자는 아주 다른 의미로 받아들인다.

· 최근 3주 동안 얼마나 자주 우울한 기분이 들었습니까?
· 최근 3주 동안 얼마나 자주 우울했습니까?

카드 정렬 기법은 비교적 익히기 쉽고 응답자자들이 자신의 결정을 관찰하고는 놀라워하고 흥미를 느끼는 경우가 많다. 응답자들에게 자신의 카드 정렬에 대해 말로 설명해 보라고 권함으로서 연구자는 심층 면접 자료를 추가적으로 풍부하게 얻고는 한다.

| 4 | 자료분석 기법

어느 연구에서든 먼저 자료를 수집하면 이어서 분석하고 해석한다. 정량적 연구에서는 분석 과정에 비해 자료수집과정에 장시간이 소요된다. 질적 연구에서는 그 반대이다.

정량적 연구에서는 응답의 경우의 수가 제한되어 있다. 이 말은 컴퓨터 프로그램으로 자료를 관리하기가 쉽고 통계 프로그램으로 응답의 수를 헤아리고 자료의 분포를 보여주기가 쉽다는 뜻이다. 반면 질적 연구에서는 응답자들이 보통 사전에 예측하기 불가능한 방식으로 주제에 대해 각자의 언어로 표현한다. 따라서 분석이란 응답의 수를 헤아리는 작업이 아니라 그 언어를 연구해서 여러 응답자들 사이의 공통적인 인식이나 개별적인 개념을 찾아내는 작업이 된다.[2,11,19] 예를 들면 몇몇 사람들이 "침 치료를 받으면 바닥에 편안히 내려앉은 느낌이 들어요" 라고 했을 때 그 의미가 다른 사람들이 "침 치료를 받으면 중심이 더 바로잡히는 느낌이 들어요" 라고 하는 의미와 동일한가? 이렇게 언어적, 은유적, 주제적 등의 측면에서 질적 연구자료를 분석하는 것을 공식 용어로는 이라 한다. 내용 분석 과정에서 탐구해 볼 만한 추가적인 여러 주제를 발견하곤 한다. 이 경우 인지 매핑과 같은 기타 분석 기법을 적용하기도 하는데 아래에 예시되어 있다.

1 | 내용 분석

내용 분석은 손으로 하는 경우가 많다. 자료가 상당히 적을 때, 예를 들면 응답자가 30명 이하일 때에 해당한다. 하지만 많은 양의 자료를 분석하는 상황이라면 질적 분석을 위한 상용 소프트웨어를 하나 활용하는 편이 훨씬 수월하다. 어떤 경우이든 제일 먼저 해야 할 일은 면접 녹음테이프, 설문 조사 기록지, 일기 등으로부터 문서처리 프로그램이나 타자기를 이용해 옮겨 적어서 인쇄하고 읽기 편하게 만들어 놓는 일이다. 이때의 분석 전 자료를 **원시 자료**라 한다.

다음에 연구자는 보통 자료를 여러 차례 읽고 전체 내용에 대해 '감을 잡는다.' 이제 연구자는 언어로 표현된 내용이 정확하게 기록된 자료를 분석할 방법을 찾아본다. 예를 들면 사람들에게 "개인적으로 침 치료가 어땠어요?" 라고 질문해서 아래의 측면으로 대답이 나온 경우를 생각해 보자.

- ·건강 상태의 변화
- ·임상가가 어떠했는지
- ·침 치료 이전에 받았던 다른 치료에 대한 느낌
- ·배우자, 자녀, 직업, 학교에 대한 관계에 나타난 변화
- ·삶에 대한 태도상 변화

어떤 사람은 위의 주제 중 여러 가지에 대해 대답을 하고, 다른 어떤 사람들은 한 가지에 대해서만 대답하기도 한다. 일부는 은유와 심상을 많이 활용해서 시적으로 표현하고, 일부는 감정적으로 표현하며, 또 일부는 분석적으로 표현하기도 한다. 어떤 이들은 자신의 경험에 대해 말하면서 웃고 어떤 이들은 울먹인다. 어떤 이들은 강한 표현을 쓴다. 연구자는 원시 자료를 검토하면서 여러 가지 문제와 가치 중 어느 것들이 실제로 연구와 관련될 지 판단해야 한다. 사람들이 활용한 은유를 분석할 만한 가치가 있는가? 어떤 사람은 울고 어떤 사람은 웃었다는 사실이 중요한가? 또한 원시 자료를 어떻게 잘라낼 지도 결정해야 한다. 위에서 언급한 5가지 범주는 자료의 일부를 도려내는 한 가지 방법이다.

연구자가 5가지 범주를 적용하기로 결정했다고 가정하자. 연구자는 이제 컴퓨터 프로그램을 이용해 분석을 진행할 준비가 되었다. 대부분의 프로그램이 다음과 같이 어느 정도 비슷한 식으로 작동한다.

연구자는 프로그램에 따라 정해진 특정한 식별자를 통해 원시 자료를 문서처리 프로그램으로부터 질적 분석 프로그램으로 옮긴다. 이제 마찬가지로 컴퓨터 프로그램의 특정 형식에 따라 자료 전체를 읽으면서 관련 내용

이 나타날 때마다 해당 주제를 표시한다. 주제를 표시하고 나면 프로그램에서 각 주제를 식별자를 통해 찾아서 한데 모아 인쇄할 수 있다. 이제 '임상가 묘사' 와 같은 각 주제에 대해 모든 자료를 한 파일로 모아 인쇄하여 더 깊이 연구할 수 있다.

이렇게 주제별로 준비해 놓으면 연구하기 훨씬 수월하다. 예를 들면 임상가가 진실되다, 상냥하고 정답다, 능숙하다, 지식이 정통하다, 통찰력 있다, 믿음이 간다 등 특정 단어나 심상을 동원하는 묘사에 따라 좀 더 세분하는 것도 보통 도움이 된다. 예를 들면 믿음이 안간다, 매정하다 등의 부정적인 묘사도 각 분류에 대해 기록해 놓는다.

이제 심상의 개수를 헤아릴 수 있다는 점에 주목하자. 예를 들면 임상가가 진실되다고 묘사된 경우가 몇 번인지 말할 수 있다. 하지만 이때의 숫자가 침 치료 임상가의 진실성에 대한 환자의 느낌의 빈도에 대한 지표로 타당하지 못한 까닭은 **이렇게 질문을 제시하지 않았기 때문이다.** 이 숫자가 실제로 나타내는 사실은 응답자가 임상가에 대해 묘사해 달라고 요청받았을 때 **'진실되다' 는 단어를 써야겠다고 생각한** 빈도이다. 그리고 이 단어를 써야겠다고 생각하게 된 이유는 아마도 여럿일 가능성이 높다. 가령 특정 지역에서 널리 쓰이는 단어이지만 다른 지역에서는 '신뢰할 만하다' 는 표현이 더 많이 쓰일지도 모른다. 실제로 필자는 두 지역의 환자들이 침 치료 임상가를 '박사님' 이라고 불렀으나 여타 지역의 환자들은 '안내자' '친구' '동료' 와 같은 용어를 썼음을 발견했다. 지역에 따라 임상가에 대한 인식에 중요한 차이점이 존재할까? 아니오가 그 대답이었다. '박사님' 이라는 호칭이 쓰이던 두 지역에서는 해당 임상가가 박사 학위 소지자였지만 다른 지역의 임상가는 그렇지 않았다.[6]

요약하면, 질적 연구에서 주제나 심상의 빈도를 보고하는 연구자는 "응답자의 10%가 이렇게 말했다" 는 식의 통계적인 표현을 삼가고, 대신 **여러, 소수의, 자주, 일반적으로, 드물게** 등의 상대적인 용어를 적절하게 활용해야 한다. 질적 연구에서는 이러한 용어가 애매하다고 보지 않는다. 빈도가 아니라 양상이나 인식을 살펴보고자 하는 연구였기 때문에 정확한 용어이다.

2 | 해석

정량적 연구와 마찬가지로 질적 연구에서는 연구자의 해석이 상당히 결정적인 요소라는 사실에 주목하자. 이 말은 연구자가 해석상 변동에 대해 그리고 자신의 습관적 가정에 대해 최대한 자각해야 한다는 뜻이다.

연구 방법론 서적(예를 들면 Bernard 1998[2]) 여러 편에서 이 주제가 연구되었다. 위에서 언급한 "나는 '박사님' 이라고 불린 임상가가 권위자인지 궁금하다" 라는 경우가 바로 해석을 거의 자신의 문제나 가설로 물들이는 하나의 사례이다. 해답도 위에서 언급했다. 먼저 자료를 다시 검토하면서 자료로부터 설명을 찾아보려 시도해야 한다.

이 사례에는 '오캄의 칼날(Occam's Razor)' 이라 하는 과학적 방법론의 중요한 '규칙' 을 알려준다. 더욱 간단한 설명을 추구하는 이유는 더 믿을 만하기 때문이다. 다시 말하자면, 불필요하게 복잡한 설명을 하지 말아야 한다.

| 5 | 동양의학 환자에 대한 질적 연구 자료

동양의학 환자에 대한 질적 연구가 몇 편 발표되었다. 가령 Hare는 뉴욕시의 개인병원과 공공병원에서 해독 요법 진료실을 비롯하여 침 치료 시행 방식을 연구했다.[13,14] Emad는 환자와 임상가의 경험과 인식을 깊게 분석하고[10] 또한 침 시술시 통증의 의미에 대해 논했다.[9] 이 글을 작성하는 지금도 비슷한 연구가 서너 건 진행중이다.

독자들에게 질적 연구의 실제 사례를 보여주기 위해 5개 주 6개 개인병원 침구 진료실의 한의학 환자들을 대상으로 필자가 진행했던 조사 연구에서 자료를 수집하고 분석한 논리적 과정의 상세한 내용과 그 자료를 설명하려 한다(전체 보고서[6] 참고). 아래 내용을 읽어 내려가면서 보게 되겠지만, 올바른 과학적 연구가 그러하듯이 원시 자료가 점점 다듬어지고 추상화되며, 종국에는 조사 자료에 견고하게 뿌리내린 실용적으로 일반화된 사실이 몇 가지 제시된다.

| 6 | 조사 설문지 개발

모형적합 타당도가 높은 정량적 연구를 위한 조사 설문지를 개발하려는 계획 하에 먼저 예비적 질적 연구를 수행했다. 한의학 진료를 받았거나 받는 중인 60명에 대해 심층 면접을 실시했다. 각 응답자에게 개방형 질문 6개를 제시했고 면접 내용은 모두 음성녹음을 했다. 녹음 테이프를 녹취하여 내용 분석을 통해 응답자의 관점에서 중요한 문제점을 찾아냈다.

이 문제점을 활용해 질문을 고안했던 주제로는 예를 들면 침 치료를 선택한 이유, 임상가에 대한 태도, 주소증이나 문제 증상, 침 치료시 건강 상태의 변화, 건강 상태 개선에 침 치료가 얼마나 도움이 되었는지에 대한 생각, 침 치료의 비용 대비 효과가 어떠한지에 대한 생각 등등이 있었다. 이렇게 질적 분석을 통해 마련한 설문지에 대해 임상가와 선별한 환자 여럿에게 요청해 비평을 받았다. 일반적인 경우라면 설문지 개발의 이 정도 단계에서 대상자가 비슷한 설문 연구를 위해 고안된 기존 설문지도 연구하겠지만 한의학의 경우 이것이 거의 불가능한 까닭은 조사 연구가 기존에 별로 수행되지 않았기 때문이다.

환자들의 언어와 관심사를 반영하고 또한 임상가가 만족스럽게 느끼는 설문지를 개발하고 나서 우리는 예비 시험을 두 건 실시했다. 설문지와 조사 과정 두 가지 측면에서의 시험이었다. 이 과정을 통해 설계상 문제점을 확인했다. 예비연구 결과를 참고해 수정한 후 사전시험을 거친 정성정량 혼합연구 설문조사를 사전에 규정한 '대량의 환자 모집단' 기준에 부합하는 6개 개인병원에서 실시했다. 수집된 575건의 조사 응답 중 460건에 질적 연구자료 기록이 있었다.

| 7 | 질적 연구자료 분석

본 조사를 통해 수집된 정량적 자료와 질적 자료는 적당한 통계, 문서처리, 질적 분석 소프트웨어를 이용해 각각 분석했다. 여기에서는 질적 조사, 구체적으로는 응답자에게 한의학 치료에 대한 자신의 경험에 대해 이야기해 달라고 요청했던 마지막의 개방형 질문에 대한 답변 기록을 대상으로 한 주제 탐색에 대해서만 논하도록 한다.

1. 내용 분석의 첫 단계로서 답변 기록을 문서처리 소프트웨어에 입력한 후 인쇄하여 반복해 읽었다. 자료를 가장 잘 설명하는 주제가 무엇인지 충분히 인식할 만큼 그 자료를 잘 파악하기 위해서이다. 필자가 별개로서 열거해 보기로 했던 주제 유형 두 가지는 응답자 자신이 인식한 여러 주제와 인체나 존재에 대한 대중적인 은유와 같이 답변 내용에 구조적으로 표현되었다고 생각되는 여러 주제였다.

2. 최종적으로 필자는 응답자가 인식한 주제 다섯 가지를 정했다. 대상 개인병원에서 시행되는 한의학 진료에서는
   a. 증상이 완화되고 기능이 좋아진다.
   b. 생리학적 대처능력이나 적응능력이 좋아진다.
   c. 정신사회적 대처능력이나 적응능력이 좋아진다.
   d. 환자의사관계가 친밀하다.
   e. 신체적, 정신적, 영적, 사회적 측면에서 '전체' 인간이 치료된다.

위의 주제는 보다시피 추상적이다. 각자의 경험에 대한 답변을 기록하면서 정확하게 이런 용어를 사용한 응답자는 전혀 없었으며 필자가 만약 직접 질문을 던졌더라도 "아, 내가 경험한 내용은 다음과 같은 몇 가지 주제로 분석되는데 ……" 라고 아무도 대답하지 않았을 것이다.

다시 말하면 필자는 추상화하고 더 큰 문제를 연구하기 위해 구체적인 이야기를 활용했다. 개별 진술을 통해 치료가 시행될 때 공통적으로 중요한 문제를 확인했다. 통계적 분석이 적용되지 않았으나 정량적 분석 연구에서와 비슷한 결과를 얻게 된다. 즉 미국 환자들이 침 치료를 선택하고 높게 평가하게 되는 이유를 밝히는 데에 유용한 일반적인 소견이다. 또한 이 분석을 통해 필자는 좀 더 넓은 문제 몇 가지, 특히 보건의료 정책 입안자들이 고대하는 '새로운' 의료의 특성인 낮은 기술지원, 저비용, 높은 상호관계 등의 조건을 미국에서 시행되는 한의학 의료가 많은 부분 충족시키는 이유를 살펴보게 되었다.

주요 주제 각각에는 응답자의 언어를 통해 증거를 제시하기 어렵지 않은 세부 주제가 존재한다. 예를 들어 '만성 증상의 빈도, 강도, 지속시간이 줄어든다' 는 내용은 1번 주제의 세부 주제에 해당한다. 이런 내용으로 파악되는 답변이 많이 있었다. "침 치료를 받자 얼마간 통증이 사라졌고 매 번 통증이 없는 시간이 길어졌다. 곧 통증이 없어지리라는 희망을 갖게 되었다" 고 한 답변이 그 예이다. 물론 똑같이 이렇게 말한 사람은 한 사람도 없었다. 질적 연구 수행자는 응답자가 언제 분석적인 특정 주제에 대해 말하는지 알아차리기 위해 각 문장의 문맥에 주의를 기울여야 한다. 정량적 연구에서 선택형 질문을 통해 예를 들면 "침 치료를 받으면 통증 강도가 약해진다" 와 같은 정해진 문장에 얼마나 공감하는지 응답자에게 답변하도록

요구하는 상황에 비해 얼마나 차이가 큰가. 정량적 연구에서 연구자가 제시한 질문에 대해 응답자가 공감하는 정도를 표현할 수는 있으나 각자의 입장에서 느끼는 주제, 그 주제에 대한 각자의 해석, "곧 통증이 없어지리라는 희망을 갖게 되었다" 라는 식의 각자의 희망과 우려를 표현할 방법은 없다.

| 8 |
인지 매핑

응답자들이 한의학에 대한 인연을 표현하려 할 때 분명 특별히 중요해 보이는 몇몇 용어가 여러 사람들의 이야기에서 눈에 띄었다. 필자는 이러한 단어를 조사하여 한의학의 배경 개념이 환자들에게 확산되었는지 여부를 탐색해 보기로 했다.

예를 들어 한의학을 통해 정신사회적 대처능력이나 적응능력이 좋아진다고 하는 3번 주제에 해당하는 내용 중 '전체성, 균형, 중심, 안녕 등의 느낌이 생김' 이라고 필자가 이름붙인 세부 주제가 흔히 관찰되었다. 위의 단어 혹은 이와 비슷한 '고요한' , '바닥에 편안히 내려앉은' 등의 단어가 한의학 의료에 대한 거의 동일한 반응에 대한 표현이었을까? 이들 단어와 연관된 다른 단어에는 어떤 것들이 있었을까? 이러한 단어가 구체적으로는 **기(氣)** 혹은 이에 대한 일반적인 번역어인 '에너지' 라는 한의학 용어와 관련성이 있을까?

위의 의문에 대한 해답을 찾기 위해 필자는 **인지 매핑**이라 하는 그리 어렵지 않은 분석을 실시했다.[19] 인지 매핑을 할 때에는 답변에서 여러 차례 등장하는 **신호 단어**를 정한다. 그리고 나서 문서 처리 프로그램의 단순한 '검색' 기능을 이용해서 신호 단어가 얼마나 자주 등장하는지 센다. 질적 분석 프로그램을 활용하면 신호 단어의 앞줄과 뒷줄 부분을 인쇄하는 기능도 있다. 이제 매핑을 시작한다. 가령 '자기 인식이나 전체성' 에 해당하는 고요, 평화, 중심, 편안히 내려앉은, 전체적인 등의 단어가 기(氣), 신(神), 양(陽), 허(虛), 사(瀉)와 같은 '한의학' 용어, '에너지' 신호 단어, '스트레스' 신호 단어와 두 줄 간격 이내에 등장하는 경우가 얼마나 많은가? 본래 여러 범주의 신호 단어가 함께 등장하는 경우를 단순하게 모두 검색해서 그 수를 헤아리면 된다. 여기에서 질적 분석법을 통해 정량적 자료가 얻어진다는 사실에 주목하자. 매핑을 통해 한 집단과 다른 집단의 관계가 얼마나 가까운지 밝힌다.

지금 검토하는 사례에서 필자는 몇 가지 놀라운 결과를 얻었다. 자기 인식 혹은 전체성에 해당하는 단어와 스트레스 단어 사이의 연관성이 가장 강했다. 신호 단어가 함께 등장하는 경우의 40%는 이들 두 범주의 단어였다. '에너지' 와 '자기 인식' 사이의 연관관계가 두 번째로 강했다(표본의 21.5%). 반면 '에너지' 를 비롯한 기타 범주와 '한의학' 사이의 연관관계는 매우 약했다.

필자는 매핑 결과를 어떻게 받아들였을까? 응답자들이 자신의 경험을 묘사할 때 한의학 용어를 사용하지 않는다는 것은 분명한 사실이었다. 실제로 7명 만이 한의학 이론과 관련된 용어를 사용했고 460명의 응답자 중 '기' 신호 단어를 사용한 이는 한 사람도 없었다. 반면 응답자의 대부분은 전체론의 개념이나 용어의 분위기를 풍기는 단어를 사용했다. 응답자들은 실상 "한의학이라는 이 시술을 통해 전일적 치료를 받으며 난 스트레스를 해소하고 자기 인식 혹은 전체성에 이르게 된다" 는 이야기를 하고 있었다.

이상의 정보를 근거로 침과 한약으로 치료하는 임상가들이 동양의학의 설명모형을 전달하는 면에서 일처리 능력이 떨어진다는 의견이 제시될 만도 하다. 기타의 질적 연구 자료, 특히 자신을 진료한 임상가가 잘 가르쳐 주었다고 응답자들이 주장했다는 사실을 보면 꼭 맞는 설명은 아니다. 임상가들이 한의학 문구를 스트레스, 에너지, 균형 등의 단어를 중심으로 하는 쉬운 영어 문구로 잘 번역했다는 설명도 가능하다. 필자는 이렇게 해석하고자 했다. 이들 단어는 다른 대체의학 임상가들도 활용하고 사회에서 소위 '전일론' 이라 부르는 개념을 논할 때마다 흔히 등장한다. 따라서 이야기의 내용, 단어의 용법, 인지 매핑 등을 근거로 삼아 필자는 많은 한의학 진료 소비자들이 이국적인 한의학 철학이 아니라 자생적인 전일론에 비용을 지불하는 것으로 보인다고 결론내렸다.

위의 사례를 통해 독자들은 인지 매핑 기법뿐만 아니라 구두로 표현했거나 손으로 써내려간 '이야기' 의 내용과 단어와 그 패턴을 연구하고 추상화해서 일반화하는 방법에 대해 이해했을 것이다. 하지만 미국 소비자들이 한의학보다 전일론에 비용을 지불한다는 사실을 알게 되었다고 해서 그 자체로 무슨 소용이 있을까? 실제로 응용되는 분야가 여럿이다. 논문의 마지막 부분을 인용해 본다.

"…… 본 연구를 통해 환자의 인식과 가치관을 파악하고 또한 전일론의 이론적 구성요소를 명확히 하고 임상에서 어떻게 실현되는지 알게 되고 적어도 한 사례의 대규모 표본에서는 환자들이 스스로 전일적이라고 규정하고 경험하는 치료를 시술받고 있음이 드러났다는 점에 본 연구의 중요한 의의가 있다. 지리적으로 멀리 떨어진 여러 곳의 진료실에서 환자를 모집했기 때문에 더욱 눈에 띄는 결과이다. 따라서 여러 진료실 사이의 공통점은 위치나 경험이 아니라 '한의학' 이라는 개념이며 세계의 다른 곳 혹은 미국의 다른 곳에서는 어떻든 간에 한의학이라는 의료는 이들 진료실에서 전일론의 일종으로 존재한다."

"그러므로 본 연구는 전일론이 환자에게 어떻게 받아들여지는지에 대한 모형으로서 그리고 진료실에서 어떤 모습을 띠는지에 대한 모형으로서 활용될 수 있다. 그리고 그 모습은 보건 철학자나 정책 입안자들이 고대해 온 모습, 즉 이용자들이 치료와 경험에 대한 만족도가 높으며 자립도가 향상되는 등 넓은 범위에서의 치료효과와 호소증상의 완화 효과를 모두 경험하는, 낮은 기술지원과 높은 상호관계에 기반을 둔 임상의학과 매우 흡사하다."

4. 한의학에서 질적 연구의 필요성

본 토론과 예시를 통해 여러 독자들이 자극을 받고 관심을 갖기를 바란다. 비록 연구 방법론에 대해 공식적으로 교육받지 않았다 해도 질적 연구의 일부 요소는 분명 침 치료 임상가들이 활용하기에 적당한 방법이다. 필자는 특히 심층 면접, 카드 정렬, 예비적 질적 연구를 통해 정량적 조사 설문지 개발하기, 임상 효과 연구나 임상시험시 일기의 질적 자료 활용 등을 권장한다.

이렇게 연구하려는 사람이라면 전문가와 상의하여 자신의 연구 계획이 질 높은 질적 연구의 공식적인 요건에 부합하는지 여부도 점검해 보는 편이 좋다. 질적 연구 전문가를 한 명도 모른다면 가까운 대학에 도움을 청하도록 하자. 특히 인류학, 사회학, 간호학 분야에서 질적 연구 전문가를 찾아보도록 하자.

질적 연구를 수행해 볼 만한 괜찮은 질문을 일부 뽑아 놓았으며 어렵지 않게 더 많은 질문을 추가할 수도 있고 보다시피 모두 실용적인 질문이다.

1. 경험이 풍부한 임상가가 자신의 일에서 가장 의미를 두는 부분은 무엇인가?

2. 교육내용 중 어느 부분 때문에 학생들이 학업을 계속해야겠다고 다시 확신하게 되고 또 현재 몸 담은 분야를 그만두고자 결정하게 되는가?
3. 침 치료를 받는 환자가 보기에 침 치료 임상가의 특성 중 가장 중요한 면은?
4. 임상가가 전달하는 정보 중 환자에게 가장 가치있는 내용과 가장 가치가 떨어지는 내용은?
5. 임상가로서 환자가 생활방식을 긍정적으로 변화시키도록 동기를 부여하는 가장 좋은 화법은?
6. 환자가 침 치료에 반응할 가능성이 높은지 낮은지를 좌우하는 특성 중 쉽게 파악되는 요소는?
7. 환자들은 치료비용 지불 방법 중 어느 쪽을 가장 선호할까? 환자들이 지불 방법을 선택할 때의 이면의 논리는 무엇인가?
8. 학교를 졸업하고 각각 5년 시점과 10년 시점에서 수익성이 좋은 전일제 진료에 종사하는 임상가들의 가장 흔한 특징은 무엇인가? 신입생의 성공 여부가 이 지표로 예측되는가?
9. 자침 깊이가 중요한가?
10. 중의학, Worsley 5행침, 프렌치 에너제틱, 토요 하리 방식의 임상가에게 진료받는 환자들은 침 치료에 대한 경험에서 유의한 차이를 보이는가?
11. 한의학의 문화적 배경을 교육하는 학교 출신의 학생이 그렇지 않은 학교를 졸업한 학생보다 시간이 지나도 지식을 더욱 온전히 유지하는가?
12. 임상가가 '전일적' 치료를 한다고 주장할 때 그 의미는 무엇인가?
13. 미국 임상가들에게 '에너지' 개념과 '기' 개념의 관계는 어떠한가?
14. 기공 요법사들이 **기**를 '방사' 할 때 어떤 경험을 하는가?
15. 환자들이 일련의 치료를 받고 나서 동양의학의 어떤 내용을 이해하는가?
16. 임상가들은 자신의 치료에서 '의도성' 에 대해 어떻게 말하는가?

5. 질적 연구의 활용

9장에서 필자는 질적 연구의 개념을 정의하고 몇 가지 경우에서 장점과 활용 사례를 제시했다. 하지만 많은 연구자들과 대중들에게 질적 연구는 여전히 '불가사의한 의붓자식' 이다. 그 이유가 무엇일까? 여기에서 길게 답변하기에는 너무 복잡한 문제이겠지만 일부 문화적 가치와 인식의 문제라는 점은 지적할 만하다.

"동양의학이 효과가 있는가?" 라고 질문을 던지면 사람들은 "침 치료가 어떤 질환 치료에 있어서 표준적 처치만큼 효과가 있는가" 라는 비교임상적인 질문에 관심을 기울인다. 비교임상적인 질문이 우리에게 친숙한 생의학적 표현이며 연구비를 수주할 가능성이 가장 높은 주제인 까닭은 생의학적 관점이 정치사회적으로 우세를 점한 현실 때문이다. 하지만 이런 유형의 질문은 동양의학 분야에서 관심을 가져야 할 문제의 한 부분만을 다루며 "효과가 있는가?" 란 질문에 답하는 데에 필요한 정보의 한 부분만을 전해 준다. 이 질문에 답하는 데에 도움이 되는 기타 문제에는 (a) 자침 깊이 차이의 의미와 같은 해당 분야의 내부 문제, (b) 생리학적 기전, (c) 인구통계적, 역학적 분포, (d) 사람들이 동양의학을 계속 시술 받거나 시술하게 되는 동기 등이 있다. 기타 문제가 모두 연구해볼 만한 주제이며 마지막 항목은 질적 연구를 통해 가장 큰 수확을 얻게 될 분야이다. 동양의학 진료의 기전이나 비교 효과에 대해 많은 내용을 알게 되더라도 **사람들이 비용을 지불하지 않는다면** 다른 정보가 의미를 잃게 되기 때문이다.

'비용을 지불한다' 는 표현을 너무 문자 그대로 받아들이지 말기 바란다. 우리는 문자 그대로 돈을 뜻하는 말로 이 용어를 사용한다. 그리고 신뢰성을 표현할 때에도 은유적으로 이 용어를 사용한다. 신뢰성이 구축되는 제1 요인이며 최종적인 판단이 서는 방법은 **이야기 전달**을 통해서이다. 실제로 대중들에게 전달되려면 숫자가 가득한 정량적 연구결과를 설명적인 '이야기' 형태로 바꾸어야 한다. 사람들은 이야기를 통해 이 분야를 연구하고자 마음먹고 지원하는 법을 제정하며 연구비를 지원하고 또한 침 치료를 시술받는 환자가 된다.

따라서 자료가 적절하게 수집되고 분석된 기초 위에서 구성된 이야기 전달(스토리텔링)이 동양의학에 관한 모든 의사소통의 핵심이다.

6. 결론

질적 연구는 사람들의 행동이 설명되고 동기가 드러나는 신념이나 가정에 대한 정보를 구성하고 사람들의 삶의 '이야기' 를 수집하는 강력한 방법이며 사실상 유일한 방법이다. 다른 사람들에게 무엇이 의미 있는지를 안다면, 환자 치료에 도움이 되는 진료실 설계 방법이나 침 교육기관에서 학생의 탈락율을 최소화하는 방법 등 국지적인 문제부터 한의학 이론이 미국 진료환경에서 어떻게 번역되는지 혹은 환자들이 느끼기에 한의학 진료가 얼마나 만족스러운지 등 일반적인 문제에까지 일상적인 여러 문제를 해결하는 데에 이 정보를 활용할 수 있다.

질적 연구는 임상가가 진료실에서 활용하기에 적당하다. 하지만 제시된 기법을 적용할 때 임상가는 의료를 시술하는 업무와 연구 업무를 명확히 구별해서 체계적으로 자료를 수집하도록 계획을 세워야 한다. 9장에서는 기본 기법 몇 가지를 소개했고 빠지기 쉬운 함정을 지적했으며 한의학 분야에서 필요한 질적 연구 분야를 제시했다. 독자들이 9장에서 제안된 일부 개념을 탐구하고 각자의 생각을 발전시켜 질적 연구를 수행했으면 하는 것이 필자의 바람이다.

9장 참고문헌

1. Bernard HR (1993) Research methods in cultural anthropology. Second edn. Sage Publications, Thousand Oaks
2. Bernard HR (1998) Handbook of methods in cultural anthropology. Altamira Press, Thousand Oaks
3. Brink PJ, Wood MJ (1988) Basic steps in planning nursing research, from question to proposal. Third edn. Jones and Bartlett Publ, Boston
4. Cassidy C (1995) Social science methods in alternative medicine research. J Altern Compl Med 1:19-42
5. Cassidy CM (1994) Unraveling the ball of string: Reality, paradigms, and the study of alternative medicine. Advances. J Mind-Body Med 10:5-31
6. Cassidy CM (1998) Chinese medicine users in the United States, Parts 1 and 2. J Altern Compl Med 4:17-27, 189-202
7. Creswell J (1994) Research design, qualitative and quantitative approaches. Sage Publications, Thousand Oaks
8. Denzin NK, Lincoln YS (1994) Handbook of Qualitative Research. Sage Publications, Thousand Oaks
9. Emad M (1994) Does acupuncture hurt? Cultural shifts in experience of pain. Proc Soc Acupunct Res 2:129-140
10. Emad M (1998) Feeling the qi: Emergent bodies and disclosive fields in American appropriations of acupuncture. Dissertation available from Univ Michigan Microfilms, Ann Arbor
11. Feldman MS (1995) Strategies for interpreting qualitative data. Sage Publications, Thousand Oaks
12. Fontana A, Frey J (1994) Interviewing, the art of science. In: Denzin NK, Lincoln YS (eds) Handbook of qualitative research. Sage Publications, Thousand Oaks, pp.

361-376
13. Hare M (1992) East-Asian medicine among non-Asian New Yorkers: A study in transformation and translation. Dissertation available from Univ Michigan Microfilms, Ann Arbor
14. Hare M (1993) The emergence of an urban U. S. Chinese medicine. Med Anthropol Quart 7:30-49
15. Kirk J, Miller ML (1986) Reliability and validity in qualitative research. Sage Publications, Thousand Oaks
16. Marshall C, Rossman GB (1989) Designing qualitative research. Sage Publications, Thousand Oaks
17. McCracken G (1988) The long interview. Qualitative research methods, Vol 13, Sage Publications, Newbury Park
18. MacPherson H, Kaptchuk T (1997) Acupuncture in practice, case history insights from the west. Churchill Livingstone, Edinburgh
19. Miles MB, Huberman AM (1994) Qualitative data analysis. Second edn. Sage Publications, Thousand Oaks
20. Morse J, Field PA (1995) Qualitative research methods for health professionals. Second edn. Sage Publications, Thousand Oaks
21. Schlusser G (1992) Coping strategies and individual meanings of illness. Soc Sci Med 34:427-432
22. Yin R (1994) Case study research, design and methods. Second edn. Applied Social Research Methods Series, Vol. 5. Sage Publications, Thousand Oaks

추천문헌

· Brody H (1987) Stories of sickness. Yale Univ Press, New Haven
· Carmines EG, Zeller RA (1979) Reliability and validity assessment. Quantitative applications in the social sciences. Sage Publications, Thousand Oaks
· Gephart R (1988) Ethnostatistics: Qualitative foundations for quantitative research. Sage Qualitative Methods, Vol 12. Sage Publications, Thousand Oaks
· Lee ES, Forthofer R, Lorimor R (1989) Analyzing complex survey data. Quantitative Applications in the Social Sciences. Sage Publications, Thousand Oaks
· McDowell I, Newell C (1996) Measuring health, a guide to rating scales and questionnaires. Oxford Univ Press, Oxford
· Ogles BM, Lambert MJ, Masters KS (1996) Assessing outcome in clinical practice. Allyn and Bacon, Boston
· Reissman C (1993) Narrative analysis. Qualitative research methods, Vol 30. Sage Publications, Newbury Park

- Schuman H, Presser S (1996) Questions and answers in attitude surveys. Sage Publications, Thousand Oaks
- Stewart AL, Ware JE (1992) Measuring functioning and well-being, the Medical Outcomes Study Approach. Duke Univ Press, Durham
- Streiner DL, Norman GR (1989) Health measurement scales: A practical guide to their development and use. Oxford Univ Press, Oxford

10장 임상연구시 침치료 표준안

| 스톡스·버치 |

1. 서론

1970년대 초기 이래 수행된 침 임상시험은 질이 떨어지는 경우가 많다. 문헌연구 공식평가나 전반적인 종설 여러 편에서 이 점을 공통적으로 지적한 바 있다.[22,23,26,27,30,32,34,37–39,43,51,53,55,59,66,67,70–74] 여러 임상시험을 평가하는 연구논문이 계속 나오지만 대개 연구 설계상 방법론적 질이나 그 결과의 타당성에 초점을 맞추었을 뿐 침 처치법 자체가 적절했는지에 대한 논의는 거의 찾아보기 어렵다. 이들 임상시험에서 침 처치법의 적절성이나 질이 문제의 소지를 안고 있다고 몇몇 연구자들이 지적했고,[17,32,57,63] 치료의 적절성의 기준을 제시하는 지침에 대해 일부 연구자들이 논의한 바 있다.[4,64] 이들 임상시험에서 효능을 평가했던 침 처치법의 적절성 여부에 대해서는 전반적으로 체계적 분석이 부족하다. 한 연구진에서는 처치법을 명기했는지 여부만을 평가해 고찰했다.[34,66,67] 다른 연구진에서는 처치법의 적절성을 평가하는 지표를 개발하고자 했으나 방법론을 선택하는 데에 어려움을 겪었다.[39] 10장에서는 침 연구에서 처치의 적절성을 평가하는 지표를 개괄적으로 살펴보고 임상시험 여러 건의 적절성을 평가하며 장래의 연구에서 적절성을 확보하기 위한 체계적 방법을 제시하려 한다. 여기 소개하는 방법과 자료의 일부 예비연구는 과거에 연구회합이나 출판물을 통해 소개된 바 있다.[4–6,23,64]

2. 침치료의 요소는 무엇인가?

침을 시술할 때 최적의 치료법을 선택하기 위해 다음과 같은 몇 가지 사항이 결정된다.

1. 환자 치료에 가장 적합한 지점은 어디인가?
2. 최적의 치료 지점 수는?

3. 최적의 치료 횟수는?
4. 최적의 치료 빈도는?
5. 각 치료 지점에 어떤 치료기법을 적용해야 하며 어떤 도구를 활용하는 편이 가장 좋은가?
6. 침 치료 단독으로 시행하는가 아니면 표준 처치에 보조적으로 시행하는가?

이러한 질문을 던지기에 앞서 보통 두 가지 의문점이 더 제기된다. 누가 침 치료를 시술해야 하며 그 사람이 필수적으로 이수해야 하는 교육내용은 무엇인가?

이상의 모든 질문에 대한 답변을 근거로 해서 보통 치료법이 선택된다. 하지만 침 치료에 관한 문헌에서 그리고 그 결과 임상에서 이상의 질문 중 여러 가지가 명시적으로 언급되거나 답변이 주어지지 않는다. 대부분의 교재에는 진단이 이루어진 후 정해진 치료법을 시술하되 환자에 따라 일부 내용을 더하거나 뺀다고 설명한다. 그렇지만 진단치료 과정이 항상 명백하지는 못하며 다른 분야에서도 마찬가지이듯이 결정의 내용과 문제는 계속 변해 간다. 침 치료를 이용해 약물중독을 치료하는 경우를 생각해 보자. 중독이라는 복합적인 질환에 대해 침 치료가 25년 넘게 적용되어 왔다. 처음에는 귓바퀴에 침을 자입하고 침에 전기 자극을 가하는 방식으로 시술되었다.[75] 이후 이 방법이 널리 쓰이게 되면서 임상가가 판단하기에 가장 도움이 되리라 생각되는 정해진 혈위에 침을 시술하는 방법이 단독으로 쓰이기 시작했다.[12] 표준 치료로 집단 상담이나 개인 상담이 이루어지는 기존의 치료 프로그램에 부가적인 치료법으로 적용되었다.[13] 이렇게 응용했던 많은 사람들이 치료의 핵심 요소는 상담이고 침은 기본적으로 보조 요법으로 활용해야 한다고 말했다. 적어도 해독 치료단계에서는 가능하면 침 치료를 매일 하고 그 이후에는 필요에 따라 시행하는 방법이 권장되었다. 이후 이침을 평가하는 임상시험이 수행되기 시작했다. 하지만 이들 임상시험을 자세히 살펴보면 시술법이 다양하다. 이혈을 어떤 연구에서는 3개, 어떤 경우는 4개, 어떤 경우는 5개 사용했고 어떤 연구에서는 체침 혈위도 추가적으로 활용했다.[14,48] 대부분의 연구에서 침 치료를 표준적 상담 요법의 보조요법으로 활용했으나 일부 연구에서는 상담 치료 없이 침 치료만을 적용했다.[40] 치료 빈도에도 차이가 보였다. 중독 치료에 대한 침 임상시험 연구를 고찰했던 연구자들은 시술법의 차이점 때문에 곤란했다고 말하고, 좀 더 표준적인 시술법이 필요하다고 했다.[51]

시술법의 차이점은 중독 치료의 침 임상이나 임상시험 논문에만 국한된 현상이 아니다. 일반적으로 침 치료는 쓰이는 문화나 나라의 차이에도 불구하고 동일하게 시술하는 동질적인 치료법이 아니라 해도 틀린 말이 아니다.[9] 여러 가지 다양한 침 임상 모형과 시술법과 시술 기법이 활용되곤 한다.[7] 따라서 앞에서 살펴본 여러 질문에 대한 답변은 보통 질문을 던지는 침 임상가의 교육과 배경에 따라 달라진다. 가령 중의학 침법을 쓰는 임상가라면 환자의 호소증상을 일으키는 패턴 즉 '증(證)' 을 찾아서 치료하면서 또한 증상을 완화하는 치료도 적용하도록 교육 받는다. 중의학 모형에 따르면 증의 가능성은 수백 가지에 달한다.[76] 일본식 경락요법 시술자들은 다만 4개의 증(証 · sho) 즉 패턴 중 하나를 확인해 이를 바로잡아 증상을 개선하는 치료를 시술하도록 교육받는다.[61] 어떤 침법에서는 중국식 증이나 일본식 증을 판단하는 구체적인 진찰법이 없이 증상개선에 초점을 맞춘 치료를 시행한다.[19] 이렇게 침법이 다양하기 때문에 앞으로 침 임상연구에서의 침치료 표준에 대해 살펴보려면 다음의 사항을 염두에 두어야 한다.

1. 어떤 구체적인 침법이나 시술법을 평가할 때에는 적절한 방법으로 시술되었는지 주의해서 확인해야 한다. 따라서 위에 제시된 여러 질문에 답변을 할 때에는 시술된 침법에 각 답변이 부합하는지 여부가 중요하다. 중의학 침법을 평가할 때에는 문헌에 규정된 대로[16] 자침 부위마다 특징적인 '득기' 감각을 유도해야 하며, 최적의 치료를 시행하려면 증 역시 결정해야 한다.[11]
2. 그리고 단순히 침이라고 일반화하면 사실을 오도할 가능성이 있기 때문에 연구의 결론 부분에서 단순히 침이라는 용어보다는 침법 종류에 대해 논해야 한다. 예를 들어 주로 귓바퀴에 침을 시술하고 침으로 중독이 치료되는지에 대해 논한다면 잘못된 결론에 이를 것이다. 이침의 효과에 대해 거론하는 편이 더 정확하리라 생각된다.
3. 침 자체를 평가하여 여러 분야에 걸쳐 일반화해 가고자 한다면 다양한

침법을 고려해야만 한다. 위에서 제기된 여러 질문에 대해 적절하게 답하려면 체계적인 방법으로 문헌을 조사해야 한다. 대부분의 임상시험에서는 다양한 침법에 관한 질문과 문제를 다루지 않았으며 그 때문에 해석상 여러 가지 문제가 초래되었다.

3. 침 연구상 처치법의 적절성에 대한 체계적 분석

침 연구에서 처치법의 적절성이라는 문제의 범위를 파악하기 위해 Birch는 만성 두통과 요통 혹은 목 통증에 대한 침 치료를 다룬 문헌을 고찰했다. 일어, 중국어, 영어 문헌 26종을 조사했다. 검토 결과 각 질환에 대한 보존적인 최소한의 치료는 10개 지점에 대해 10회의 치료를 시행하는 방법이었다(상세한 내용과 예시는 아래 부분을 참조).[4,6] 이에 근거해 대조군 임상시험 34편을 조사하는 문헌 고찰상 파악한 침 처치법과 임상시험에서 적용되는 침 처치법이 비슷한지 살펴보았다. 임상연구 34편에 이 기준을 적용한 결과를 표 1에 정리했다.[6]

3가지 만성통증에 대해 이상의 기본적인 지표를 적용해본 결과 34편의 연구 중 명백하게 적절한 치료를 시행한 연구는 한 편도 없었다. 혹시 있었다 하더라도 치료법을 적절하게 기술하지 못했기 때문에 어떤 판단을 내리기가 불가능했다.[5] 최소한의 적절성에 대한 기준을 완화하면 절반 정도에서 적절한 치료에 근접하게 시술되었다는 소견이었다[표 10-1].

Berman 등은 위에서 제시한 지표를 적용해 최소한의 혹은 최소한에 가까운 적절한 치료가 시행되었는지를 평가하며 통증 연구 47편을 공식 검토했다.[23] 로지스틱 회귀분석법을 통해 치료의 적절성을 치료효과상 변수로서 분석한 결과 연구의 질 요인을 통제했을 때 적절한 혹은 적절성에 가까운 최소한의 치료 여부가 긍정적인 치료효과에 대해 유의하게 관련성을 보였다.[23] 이 소견을 보면 문헌검토를 통해 도출한 보존적인 최소한의 치료에 타당성이 있는 듯하다.

[표 10-1] 머리, 목, 허리 통증의 침 치료에 대한 대조군 연구 34편의 치료 적절성

· 적절한 치료를 시행한 연구(10개 지점, 10회)	0편
· 적절한 치료에 가깝게 시행한 연구(6개 지점, 6회)	17편
· 명백하게 부적절한 치료	8편
· 적절한 치료가 시행되었는지 모르는 연구	9편

침 임상시험 논문을 상세히 검토한 결과 관련 문제가 더 발견되었다. 일부 고찰에 따르면 어떤 연구에서는 실제 처치법이 전혀 기술되지 않았고 적용한 치료법에 대한 근거가 명시되지 않아 실제로 어떤 치료법이 시술되었는지 판단하는 데에 장애가 되었다.[5,32,34,66,67] Kersken이 분석한 대조군 연구 86편 중 18편의 연구에서(21%) 치료법을 기술하지 않았고 19편의 연구에서(22%) 치료 횟수나 기타 중요한 지표를 기술하지 않았다.[32] 또한 86편의 연구 중 15편에서 치료원리를 적절하게 기술했으나 34편에서는(40%) 기술하지 않았다.[32] 진통제 연구를 할 때 실제 사용한 약물과 그 용량을 기술하지 않고 혹은 치료법을 달리 확인해 볼 만한 근거를 언급하지 않는 경우를 상상하기 어렵다. 하지만 침 연구에서는 이런 식의 문제점이 발견된다.[17,18,20]

Kersken이 86편의 연구에서 침 치료의 질을 분석한 결과 33%만이 득기 반응을 유도했다는 언급이 있었다.[32] Pomeranz 역시 특정한 자침 기법을 권장하는 여러 연구에서 득기 반응을 유도하지 않았고 그 결과 적절한 치료법이 시술되지 못한 연구가 여럿이라고 지적했다.[56] 득기가 매우 일반적인 침법이고 전체는 아니더라도 여러 침법의 특징이지만[7] 득기 반응을 정상적으로 유도해야 하는 치료 모형을 평가하려는 경우에는 연구에서 이 기법을 적용했는지 여부가 중요하다.

임상연구에서 침을 가장 잘 응용하려면 치료법을 환자에 따라 적절하게 개인별로 달리 적용하기 위해 전통적인 진단법을 사용해야 한다고도 주장되었다.[17,44] 반드시 타당한 주장이라고는 할 수 없겠으나 임상 시술법의 다양성을 고려한다면[6,8] 보통 전통적인 진단법을 채택하는 치료 모형을 평가할 때에는 치료법을 개인별로 차별화하는 것이 중요하다. 하지만 이렇게 하려면 사전 평가를 통해 그 신뢰성을 확립해야 한다.[5,69] 현재까지 전통적인 진단법은 거의 연구되지 못한 실정이다.[69] 전통적인 진단법의 신뢰성에 대한 증거가 조금씩 나오는 중이지만[8] 향후의 전향성 임상시험에서 이를 활용하려면 신뢰성 연구가 필수적으로 포함되어야 한다.

치료를 시행하는 이의 교육 정도도 문제가 된다. Ter Riet 등의 종설 논문 3편에서는 86개 연구를 검토할 때 교육 정도가 기술되었는지 여부를 살펴 보았는데,[34,66,67] '침 시술자의 양호한 자격' 은 30편의 연구에서만 언급되었다고 한다. Hammerschlag 등은 23개 연구를 검토한 결과 침 시술자의 자격 요건을 언급한 연구는 한 편 뿐이었는데,[27] Ter Riet 등이 모든 연구를 혼합해 분석했을 때의 수치보다 훨씬 낮은 비율이었다. 하지만 침 시술자의 기술을 밝히고 자격 요건을 언급하는 것만으로 분명 충분치 않은 까닭은 침 교육을 받았다는 사실이 임상연구에서 침을 시술할 정도의 실제 자격과 동일하지 않기 때문이다. 예를 들면 침 시술자가 얼마나 경험이 많은 사람일 것인가?

분명히 더 많은 조건이 구체적으로 명시되어야 한다. 여기서 우리는 매우 논쟁적인 문제에 봉착하는데, 침 시술자의 교육 요건이 세계 각지마다 상당히 다양하기 때문이다.[3] 의사가 별도의 교육을 받지 않고 시술해도 되는 지역이 있는가 하면 침 시술에 관한 규제가 없어서 누구나 시술해도 되는 지역도 있다. 한편 많은 나라와 주에서 최소한의 교육 기준을 설정했으나 이 기준이 지역에 따라 큰 차이를 보인다. 침 시술자가 의사인지 여부도 주요 변수의 하나로 설정되어야 한다. 보통의 경우 의사는 의사가 아닌 사람에 비해 더 짧은 교육과정을 이수한다. 의사를 대상으로 하는 교육과정은 주말 1회에서 수백 시간에 이르기까지 다양하다. 호주에서의 종설 연구에 따르면 50시간에서 390시간에 이르는 교육과정이 운영되었다고 한다.[3] 독일에서 의사를 대상으로 하는 교육과정의 권장 교육시간은 이론과 실기에 50%씩 할애하여 350시간이다. 세계침구연합(WFAS)에서는 침을 시술하고자 하는 의사에게 최소 200시간의 교육과정을 권장한다.[28] 의사가 아닌 사람을 위한 교육과정은 보통 400시간 이상이며 이보다 상당히 장기간이 되기도 한다.[9] 예를 들어 호주에서는 교육과정이 1562시간에서 3824시간에 이르고[3] 침과 중의학을 위한 전문 교육시간은 906시간에서 2936시간에 달한다.[3] 미국에서 인정되는 교육과정은 최소 2175시간이며 평균적인 교육과정은 이보다 450시간이 더 길다.[21] 침 연구에 참여하는 침 시술자를 위한 교육과정에 대해 최소한의 기준을 명확히 설정하기는 어렵지만 연구가 진행되는 국가의 상황에 따라 최소한의 요건이 설정되어야 한다. 인증된 교육과정을 이수하는 방법이 가장 좋을 것이다. 임상시험에서 특정 의료 술기에 대한 경험이 없는 의사가 시술한다면 마음을 편안히 가지기가 어려울 것이다.

이상의 고찰에서 분석한 모든 임상시험에 대해 일반화하기는 힘들더라도 임상시험에서 침 치료를 평가하는 방법은 상당히 문제가 있어 보인다.

정확한 치료법이 어떠해야 하는지에 대한 일부의 주장은 차치하고라도[2,17,44] 치료 지점의 수와 치료 횟수의 수 등 단순한 숫자만 살펴보아도 많은 임상 시험에서 치료를 충분히 시행하지 않았다고 생각된다. 마치 대조 임상시험에서 부적절한 용량으로 부적절한 기간 동안 투여하며 어떤 약물을 평가하는 식이다. 이렇게 진행된 임상시험 결과 약물의 효과가 긍정적이었다면 약물의 효과가 매우 우수하고 예상했던 것보다 낮은 용량에서 효과를 나타냈다고 생각될 것이다. 만약 임상시험 결과 약물의 효과가 부정적이었다 해도 제대로 평가가 이루어졌다고 할 사람은 없을 것이다. 하지만 이 문제에 대한 인식은 침 임상시험 연구를 검토하는 연구에 아직까지 적절히 적용되지 못했다. 여러 종설 연구에서 이 문제를 분석하지 않은 채 치료가 적절히 이루어졌다고 가정했으며 설득력이 강한 자료를 발견하지 못하거나 연구 설계상 문제점을 발견하고는 침이 그다지 효과가 없다는 결론을 내렸다.[34,66,67,71] 위의 종설에서 치료의 적절성 여부에 대한 분석도 다루었다면 많은 연구자들이 결론을 바꾸어야 할지도 모른다.

아래에서는 침 임상시험에서 적절한 치료의 최소한의 요건이 무엇인지 판단하는 방법을 개괄적으로 살펴본다. 이 방법과 그에 따른 분석결과 모두 기존에 출판된 논문을 분석하는 경우에 그리고 전향성 연구를 기획하는 연구자들이 유용하게 활용할 수 있다. 최소한의 적절성을 확보한 치료에 대한 분석을 근거로 하여 최적의 치료 즉 개별 환자나 여러 환자에서 최선의 효과를 나타낼 치료는 어떤 치료일지 살펴본다.

4. 문헌검토 방법 제안

예전에 Birch가 지적했듯이 치료가 적절치 못하다고 생각하게 되는 주요 이유 중 하나는 출판된 연구에서 인용을 하지 않거나 부적절하게 인용하며[5] 일부 연구에서는 침 관련 문헌을 전혀 인용하지 않는다는[17] 사실로 확인되듯이 여러 연구진이 기존의 침 관련 문헌을 거의 읽지 않는다는 점이다. 이 문제를 해결하려면 임상시험을 시작하기 전에 연구자가 침 관련 문헌을 분명 더 많이 읽어야 한다. 그래도 고려해야 할 문제가 여기저기 많이 존재한다.

1. 문헌 자체에 문제가 있는 경우가 많다.[5]
2. 연구 질문 자체의 성격과 그 결과의 일반화에 관한 문제에서 기인하는

문제점이 여럿 존재한다.[5,11]

3. 문헌의 다양성에 관한 문제가 있다.[6,12] 우리는 각 분야에서 이러한 주제를 다룰 체계적 고찰이나 광범위한 문헌리뷰 연구를 제안한다.

문헌 리뷰를 어떻게 응용하는지 표 2에 정리했다. 요통에 대한 침 치료법이 설명된 18개 문헌을 검토한 결과가 보인다. 각 문헌에서 추천하는 치료법을 모았고 권장하는 치료 지점의 수나 치료 횟수의 범위와 평균을 표시했다. 본 리뷰에서는 다양한 관점의 여러 책을 분석했기 때문에 치료 혈위의 수나 치료 횟수 권장안의 평균을 구함으로써 그 결과의 일반화 가능성이 높아질 수 있다. 각 책에서 요통 치료 혈위로서 추천하는 혈위와 요통의 여러 가지 하위분류를 기록했다. 구체적인 혈위를 검토함으로써 치료 지점이 몇 곳이나 되는지 추정이 가능하다. 책에서 필요한 치료 횟수를 언급한 경우 이 숫자도 기록했다.

문헌분석에 의하면 요통의 경우 1회 치료 때마다 혈위 2~14개 혹은 침 3~28개, 평균 5.1~7.9개 혈위와 9.5~13.8개 치료 지점을 활용한다. 또한 적어도 10회 치료를 해야 하며 이 수치는 임상적 경험에도 부합된다.64) 그래서 적어도 10개 치료 지점에 적어도 10회 치료해야 아마도 만성 요통에 대한 최소한의 적절한 치료일 것이다. 만성 요통에 대한 임상 시험시 이 기준이 적용되어야 한다.

침구학 서적에서 치료 횟수와 빈도에 대해 논한 경우가 드물다. 표 2에 보이듯이 18개 서적 중 3개 서적에서만 권장 치료 횟수를 언급했으며 치료 빈도를 추천한 경우는 더욱 적다. 흔히 발견되는 문제이므로 다른 방법을 더 동원해서 적절한 치료 횟수와 빈도를 판단해야 할 것이다. 문헌근거를 찾기가 쉽지 않으므로 실제 임상 현장에서 일반적으로 이루어지는 관행을 조사하고 여기에 전문가 위원회의 검토결과를 추가하는 방법이 좋으리라 생각된다.

중의학과 같은 특정 전통이나 침법 내부적으로 추천되는 치료법을 조사하는 데에 전반적으로 동일한 방법을 적용할 수도 있다. 중의학의 침구학 관련서적 16종을 검토한 소견을 표 3에 요약했다.[11] 3~19개(중앙값 3.5)의 상당히 다양한 변증 진단명이 확인되었다.

중의학식 변증 진단에서는 만성 요통의 증 4개가 흔히 거론된다. 권장하는 혈위 수나 치료 지점의 수는 다음과 같다.[11]

[표 10-2] 요통에 대한 치료 권장안 요약

출처	권장하는 치료 혈위 수
· Kwok 등 1991	· 4/6/7/5/5/5/6 (7-14)
· Manaka 1970	· 6/3/2 (3-10)
· Shanghai Institute of TCM, nd	· 8-10/8-10/8-11/8-10/8-13 (16-26)
· O' Connoe 등 1981	· 6-10(10-18) [10회 이상]
· Anon 1980	· 3/6/3 (5-10)
· Cheng 1987	· 5/5/5/3 (5-9)
· Feit 등 1990	· 6/6/6 (10-11)
· Liu 1988	· 5/5/5/3 (6-10)
· Qiu 등 1985	· 8/4/5/5 (7-15)
· Chen 등 1988	· 6(12) (실제 사례) [15회]
· So 1987	· 5(9) [만성 통증의 경우 11회 이상]
· Mann 1974	· 6(12)
· Tianjin Chinese Med Coll 1988	· 6/4 (7-10)
· Stux 등 1988	· 5+3-4 (10-14)
· Nagahama 등 1983	· 압통에 따라 14회까지 (대개 10-16회)
· Kinoshita 1983	· 7/6/8/최대 5회 (10-14)
· Ikeda 1985	· 10-14/8-12/6/10-13/12 (12-28)
· Lee 등 1978	· 6/5 (10-11)

· '6/6/5' 는 감별진단한 변증에 따라 각각 6, 6, 5개 혈위에 시술한다는 뜻임.
· '(10-11)' 은 10개에서 11개 지점에 치료한다는 뜻임
· nd: 출판연도가 없음

[표 10-3] 중의학 관련 침구학 문헌의 요통 치료법 요약[12]

출처	변증 개수	혈위 수
1. Kwok 등 1991	7	· 평균 5.7개 혈위 (10.3-10.5개 지점)
2. Manaka 1970	3	· 평균 3.7개 혈위 (6.3개 지점)
3. Shanghai Institute of TCM, nd	5	· 평균 8.2개 혈위 (14.6개 지점)
4. O' Connoe 등 1981	3	· 평균 6개 혈위 (11-12개 지점)
5. Anon 1980	3	· 평균 4.7개 혈위 (7.7개 지점)
6. Cheng 1987	4	· 평균 5개 혈위 (8.3-8.5개 지점)
7. Feit 등 1990	4	· 평균 6개 혈위 (10.3-10.5개 지점)
8. Liu 1988	4	· 평균 3.8개 혈위 (6.3-7.3개 지점)
9. Qiu 등 1985	3	· 평균 4개 혈위 (6.7-7.3개 지점)
10. Wiseman 등 1998	19	· 평균 7.6개 혈위 (12.9-13.8개 지점)
11. Ying 등 1997	4	· 평균 5개 혈위 (9.3-9.5개 지점)
12. Liu 1996	4	· 평균 9.5개 혈위 (17-17.5개 지점)
13. Geng 등 1991	3	· 평균 5.7개 혈위 (9.3-10.3개 지점)
14. Maciocia 1994	3	· 평균 12개 혈위 (15-19개 지점)
15. Zheng 1990	3	· 평균 6개 혈위 (11-11.3개 지점)
16. Wu 등 1997	5	· 평균 6.2개 혈위 (10.6-10.8개 지점)

· nd: 출판연도가 없음

1. 한습(寒濕): 평균 6.6개 혈위(범위 3~12), 평균 9.6~11.5개 지점(범위 8~14)
2. 신양허(腎陽虛): 평균 6.4개 혈위(범위 5~9), 평균 10.3~10.4개 지점(범위 8~14)
3. 신음허(腎陰虛): 평균 6.3개 혈위(범위 5~8), 평균 11.7~11.9개 지점(범위 9~15)
4. 어혈(瘀血): 평균 6.4개 혈위(범위 2~11), 평균 11.2~11.8개 지점(범위 3~20)

따라서 요통에 대한 중의학식 침법을 평가하는 연구를 진행하려면 문헌 근거의 차이가 상당히 커서 치료법을 선택하기가 쉽지 않다. 하지만 위의 4개 진단 범주를 활용해 각 범주별 최소한의 보존적인 치료를 10회 치료에 매 치료마다 각각 10, 10, 12, 11개 지점에 치료하는 식으로 진행해볼 만 하다.[11]

하나의 전통 침법 자체관점에서 혹은 여러 침법을 비교하는 관점에서 어떤 질환의 침치료에 대해서든 어떤 방법이 적절한 치료법인지 지금까지 살펴본 문헌검토 방법을 활용해 연구할 수 있다. 목 통증, 두통, 천식의 침 치료에 대해 비슷한 검토 연구를 진행한 결과를 표 10-4에 요약했다.

골관절염의 침 치료에 대한 종설연구에 이러한 문헌검토시 봉착하는 문

[표 10-4] 목 통증, 두통, 천식 치료 권장안 요약

병증	참고문헌 수	권장 혈위 수	권장 치료 회수	적절한 최소 치료
목 통증	중국어, 일본어, 영어 문헌 12종	4~11개 혈위(평균 6~7.5) 7~20개 지점(평균10.5~13.8)	10회 이상	10회 이상 대개 21회 이상
두통	중국어, 일본어, 영어 문헌 15종	4~21개 혈위(평균 7.3~11.4) 5~24개 지점(평균10.8~14.5)	10회 이상	매회 11개 지점 이상 최소 10회 치료
천식(급성발작 치료가 아니라 장기치료시)	중국어, 일본어, 영어 문헌 22종	4~17개 혈위(평균 8.3~8.9) 5~30개 지점(평균 12.2~16.8)	10회 이상 대개 21회 이상	매회 12개 지점 이상 최소 11회 치료

제점이 잘 드러나 있다. 부분적으로는 여러 침 연구문헌이 매우 이질적이기 때문이며 일부는 용어의 난해함 때문이고 또 일부는 질환의 다양한 증상에서 일부분이 별개로 기술되는 때문이기도 하다. 세계 각지의 34개 서적을 검토한 결과 15개 서적에서만 골관절염 등 관절염 치료가 실질적으로 기술되었다. 이들 서적에서는 책에 따라 그리고 관절염 부위에 따라 3개에서 16개 치료 지점을 추천했다.

골관절염 문헌검토시 만나게 되는 어려운 문제에 비추어 보면 혈위 선택 방법이 너무 다양하기 때문에 임상시험에서의 치료의 적절성을 판단할 때 치료 회수에 대한 정보를 하한선 정도로만 사용해야 할 듯 보인다. 하지만 1회 치료시 시도되는 치료 범위까지 분석이 이루어진다면 위의 권장안을 잠정적인 지침으로 활용해 신중하게 선별된 전문가 집단에서 토론해도 괜찮으리라 생각된다. 전문가 토론의 결과가 더욱 용이하게 일반화되려면 여러 유형의 주요 침법을 광범위하게 대표하는 사람들로 구성하는 편이 바람직하다.

표 10-2~4에 인용된 여러 침법에서 각각의 질환 치료시 권장하는 혈위 수나 치료 지점 수의 범위를 눈여겨 보자. 우리는 치료 혈위 수나 치료 지점 수 범위의 하한선이 어떤 질환에 대한 최소한의 적절한 치료 여부를 판단하는 요소의 하나로서 고려되어야 한다고 보았다. Berman 등은 통증 연구를 고찰한 결과 치료의 적절성의 하한선을 경계로 치료 효과가 유의하게 달라진다는 소견을 얻었다.[23] 따라서 기존의 출판된 연구를 분석할 때 이런 방법이 유용하리라 생각된다. 그러나 전향성 연구를 설계할 때에는 더욱 적극적인 관점에서 '최적의' 치료 요건과 같은 개념을 명확히 함으로써 누가 보더라도 제대로 된 침 치료법 연구에 대한 의구심이 들지 않도록 하는 편이 바람직하다.

최적의 치료 요건은 규정하기 상당히 어려울지도 모른다. 혹시 치료 혈위의 수나 치료 지점의 수의 범위에서 상한선 숫자를 최적의 치료 요건의 기준으로 활용해볼 여지도 있다. 가령 표 10-3과 표 10-4의 자료를 근거로 한다면 요통, 목 통증, 두통, 천식에 대해 각각 14, 14, 15, 17개 치료 지점을 쓰는 식이다. 구체적인 질환 치료의 최적의 요건이 무엇일지에 대해 좀 더 폭넓은 합의를 이끌어내기 위해 임상가와 전문가 위원회를 대상으로 수행한 조사연구 자료를 분석하는 작업도 필요할 수 있다.

5. 임상시험시 처치법의 체계적 선택법 제안

여러 침 임상시험에서 대조 치료로서 이른바 거짓침 즉 치료효과가 없는 침법이 활용되고 있으므로 적절한 침 치료법과 적절하지 못한 침 치료법을 판단하는 방법은 대조 치료법을 결정하는 데에도 활용할 만하다.[4,5] 대조 치료법의 적절성 여부를 체계적으로 판단하는 방법론은 연구하려는 치료법에 대한 선택 못지않게 중요하다. 시험 치료법과 대조 치료법을 다음의 방법으로 선택할 것을 제안한다.

시험 치료법과 대조 치료법을 정하는 문제 외에 그 결과의 일반화 가능성도 다룰 수 있을 것이다. 지금까지 이 문제는 제대로 검토되지 못했었다. 침 연구 한 편에서의 결과를 다른 연구에 혹은 침법 전체에 일반화할 가능성이 존재하는가? 연구 결과를 확실히 일반화하거나 일반화 가능성을 높이려면 어떻게 해야 하는가? 분야의 특성상 침 처치법과 관점이 다양하다는 현실은[7,9,22] 일반화의 측면에서 문제점이 될 수 있다. 그러나 적어도 논리적인 오류를 반복하지 않으면서 여러 처치법을 아우르고 일반화될 가능성이 높아지거나 일반화되도록 할 방법론을 아마도 개발할 수 있을 것이다.

시험 처치법과 대조 처치법을 재현성 있게 선별하는 방법론이 필요하다. Birch식 유무효 처치 선택법(the Birch relevant and irrelevant treatment selection, BRITS)을 이 문제에 대한 하나의 해결책으로 제안한다. 기본적으로 광범위한 문헌검토를 통해 처치법의 타당성을 확립하고 연구 결과가 더욱 잘 일반화되도록 하려는 방법론이다. 1993년 초에 개발해서 연구자 중 한 명의 이름을 따 명명했고 1994년 9월에 열린 침구 연구 학회(Society for Acupuncture Research) 제2차 심포지움에서 처음 발표했으며[4] 그 이후 미국에서 수행된 중요한 침 임상시험 여러 건에서 활용된 바 있다. 하버드 의과대학원의 만성 목 통증 임상시험,[10] 예일 대학 의과대학원의 코카인 의존증 임상시험,[49] 예일, 미네소타, 마이애미, 워싱턴 대학과 샌프란시스코와 로스앤젤레스 컬럼비아 대학의 약물남용 치료센터가 참여하는 컬럼비아 대학의 코카인 의존증에 대한 대규모 다기관 임상시험[50] 등이 있다. 미국에서 진행된 소규모의 기타 연구에서도 활용되었다.

6. Birch식 유무효 처치 선택법 (BRITS)

간략하게 정리하면 Birch식 유무효 처치 선택법은 다음을 개발하고자 하는 목표를 갖는다.

|1| 목표

1. 침 대조군을 쓰는 침 연구에서 시험 처치법으로서 적당한 혈위를 선택하고 타당성을 확인하는 표준적이고 쉽게 적용되는 방법
2. 대조 처치법으로서 적당하지 못한 혈위를 선택하고 타당성을 확인하는 표준적이고 쉽게 적용되는 방법
3. 향후 침 대조군 연구에서 활용이 가능한 특정 질환에 대해 적당하지 못한 표준 혈위군
4. 대조군 침 연구의 결과가 광범위하게 일반화될 수 있는 연구방법론
5. 기 출판된 임상시험에 활용된 시험 침법과 대조 침법을 질과 양 측면에서 평가하는 지표를 구성하는 데에 도움이 되는 자료

|2| 시험 처치법으로서 적당한 혈위의 선택과 타당성 확인

Birch식 유무효 처치 선택법에서 적당한 치료혈위 여부를 판단하는 지침은 다음과 같다.

1. 연구하고자 하는 침법을 직접 다루는 치료법 서적과 논문을 검토한다. 치료할 여러 혈위가 모두 해당 병증 치료시 권장되는 혈위임을 최소한의 개수, 가령 여섯 개 이상의 문헌근거를 통해 확인한다.
2. 다른 치료법 서적을 검토해서 연구대상 질환에 대해 연구 치료법으로서 고려하는 여러 혈위가 일반적으로 권장되는 혈위인지 확인한다. 이 과정을 통해 연구결과를 일반화할 가능성이 높아지며, 선택적이긴 하지만 이 과정을 거치는 편이 바람직하다.
3. 연구를 전면적으로 시행하기 앞서 예비연구를 통해 연구하려는 치료법을 평가해 본다. 예비연구로 얻은 자료는 향후 진행할 더욱 큰 규모 연구의 설계와 규모를 정밀하게 조절하는 데에 도움이 된다. 이렇게 하는 편이 바람직하기는 하지만 항상 필수적이지는 않다.

|3| 대조 처치법으로서 적당하지 못한 혈위의 선택과 타당성 확인

Birch식 유무효 처치 선택법에서는 대조 처치법에 사용할 혈위를 다음과 같은 단계를 거쳐 선별한다.

1. 시험 처치법으로서 치료 혈위의 타당성을 확인할 때 검토했던 서적과 논문을 동일하게 검토해서 적당하지 못한 혈위를 시험 처치법에서의 혈위

와 같은 수만큼 고른다.

2. 적당하지 못한 혈위를 선택할 때의 기준은 다음과 같다.
   A. 치료법 연구대상 질환이나 관련 질환에 대해 해당 혈위가 유효하다는 언급이 전혀 없거나 거의 없다.
   B. 혈위가 위치하는 신체 부위가 비슷하다. 통증과 무관하고 이상한 치료라고 생각되면 대조 치료로서의 신뢰성이 떨어질 것이다. 통증부위 인근에 자침해야 더 신뢰성 있게 보일 것이다.
   C. 연구를 전면적으로 시행하기에 앞서 **항상** 예비시험을 통해 대조 치료를 평가해야 한다. 이렇게 함으로써 대조 치료가 상대적으로 어느 정도 효과를 보이는지 평가할 자료가 구해진다. 이 자료를 활용해 대조 처치법의 적절성 여부를 평가하고 더 큰 규모의 연구를 수행할 때의 표본 크기를 계산한다.[4,6] 대조 처치법이 시험 처치법에 거의 비슷한 정도의 효과를 보인다면 대조 처치법으로서 부적절할지도 모른다. 이 문제를 더 깊이 연구하는 추가적인 몇 가지 단계가 필요할 수도 있다.[49,50]

이상의 방법을 통해 '활성' 치료처와 '대조' 치료처의 타당성에 대해 예전의 방법보다 더 확실한 타당성을 확인하게 되며, 광범위하고 다양한 문헌근거를 반영했기 때문에 연구 결과가 일반화될 가능성이 높다. 여러 가지 침법 사이에서 공통적으로 발견되는 개념이나 방법일 수록 해당 개념이나 방법이 전체 의료계에서 일반화될 가능성이 크다.

앞에서 살펴본 골관절염 종설연구에서처럼 문헌검토 결과가 명확하지 않은 경우에는 임상가를 대상으로 한 조사나 전문가 위원회 검토를 추가해야 한다. 문헌검토에서의 소견을 기초로 하여 전문가들이 깊이 검토하는 방법이 있다. 도출된 다수 의견이나 합의된 내용은 어떤 구체적인 연구에서의 연구 프로토콜을 작성하는 데에 활용 가능하다.

다음의 사례를 보면 Birch식 유무효 처치 선택법을 적용하는 방법이 잘 나타나 있다. Birch 등은 만성 목 통증의 침 치료에 대한 연구를 수행할 때 중국 고전, 영문 교재를 비롯한 중국 현대 문헌, 현대 일본 문헌 등 총 24건의 문헌을 검토해 목 통증 치료에 활용되는 국소 혈위로서 가장 흔하게 등장하는 혈위를 선별하고 선별한 원위 혈위의 타당성을 검토했다.[6,10] 위에서 검토한 문헌을 다시 검토해 목 통증의 치료 혈위로서 언급되지 않았던 혈위를 선별해 적당하지 않은 처치법 즉 대조 처치 혈위로 활용했다. 문헌 검토를 통해 상당량의 현대 문헌과 고전 문헌에 근거를 둔 치료 프로토콜을 도출했다. 또한 많은 학파와 침법에 근거를 두고 치료 혈위를 선택했기 때문에 일반화 가능성이 큰 치료 프로토콜이었다. 문헌 검토를 통해 구체적인 치료 기법을 선택하는 근거도 확인했다.

위에서 소개한 광범위한 문헌검토를 통해 Birch식 유무효 처치 선택법에서는 연구하려는 질환에 대한 최소한의 적절한 치료법 즉 최소한의 치료 지점 개수와 치료 회수를 확인하며 또한 구체적인 혈위 선별법도 제공한다. 또한 구체적인 처치 기법을 평가하는 데에 초점을 맞추어 Birch식 유무효 처치 선택법을 활용하는 것도 가능하다.

최소한의 적절한 치료법이라는 개념을 확장시키면 최고의 치료효과를 가져오리라 생각되는 최적의 치료법을 도출할 수 있다. Birch식 유무효 처치 선택법을 통해 치료 혈위와 그에 연관된 기법을 정밀하게 선택할 수 있다. 하지만 앞에서 살펴보았듯이 문헌자료상 필요한 치료 회수가 구체적으로 나타난 경우는 보통 거의 없다. 1995년에 Stux가 이 문제를 연구했었다. 예를 들어 보면 두통이나 편두통의 경우 Stux는 적어도 16회 치료를 권장했다.[64] 시행한 치료법이나 용량이 부적절했다고 사후에 발견하게 되는 연구는 일반적으로 좋은 연구방법이라 할 수 없다. 이 문제를 보완하기 위해 적절한 처치가 행해졌는지 여부를 확인하는 과정이 꼭 필요하리라고 생각한다. 침 임상시험에서 최적의 치료법을 시행하기 위해 우리가 권장하는 내용은 다음과 같다.

1. 두통, 요통, 목 통증 치료법에 대한 검토 결과 최소한 10~11개 지점에서 최대한 14~17개 지점에 치료한다는 사실(표 10-2, 표 10-4)을 근거로 매 치료 때마다 평균 15개 지점에 치료하는 방법이 바람직하다고 생각한다. 이 권장안을 변경하려면 광범위한 문헌검토와 함께 필요하다면 임상가 조사 결과와 전문가 위원회 검토 결과를 근거로 해야 한다. 하지만 완화 의료 정도의 수준에서 연구가 진행되는 경우라면 만성 통증에 대한 검토 연구 결과 매 회 6개 지점에 6회 치료가 최소한의 적절한 치료법 여부를 판단하는 구분점으로서 적당하다고 생각된다.[23] 천식 치료에 대

한 검토 결과 최적의 치료를 위해서는 17개 지점에 시술해야 한다는 소견이었다(표 10-4)

2. 필수적인 치료 회수에 대한 논의가 거의 없었다. 하지만 우리의 검토에 따르면 만성 통증 치료시 최소 10회의 치료가 필요하다는 결론이었다(표 10-2, 표 10-4). 따라서 최적의 치료를 위해서는 차라리 치료 회수가 좀 더 많은 쪽이 나을 터이므로 치료가 적어도 15회는 시행되어야 하며 완화의료의 경우는 예외에 해당한다. 천식에 대한 최적의 치료는 아마도 15회 이상에서 20회 이하 치료일 것이다[표 10-4].
3. 치료 빈도는 치료 회수보다 논의되는 경우가 더 적다. 하지만 우리는 빗나가더라도 차라리 최적의 치료에 가까운 쪽으로 틀리는 편이 낫다고 생각하기 때문에 치료를 1주일에 적어도 2회 시행해야 한다고 보며(예를 들어 중독 치료시에는 빈도를 더 높임), 논리적 근거에 따라 1주일에 1회 혹은 그 이하로 줄일 때에도 논리적 근거를 따라야 한다고 본다.
4. 치료 기법은 평가하려는 임상 모형에 부합해야 한다. 중의학 침법 모형에 따르는 경우라면 모든 혈위에서 득기반응을 유도해야 한다. 전기자극 치료법을 연구하는 경우라면 기기, 자극의 강도와 빈도, 파형 등을 구체적으로 밝히는 것이 중요하다. 각 기법의 타당성 여부를 관련 문헌 검토를 통해 검증해야 한다. 침의 유형과 굵기 그리고 자침 깊이도 모두 기록해야 한다.
5. 침을 자입한 후 보통 어느 정도의 최소한 시간 동안 그대로 유침시킨다. 유침시간이 항상 구체적으로 규정되지는 않는다. 하지만 우리는 유침 시간이 적어도 15~20분, 필요에 따라 그 이상 되는 방법이 가장 타당하다고 본다. 최적의 치료법에 가까운 방법을 권장하려는 입장이므로 만약 어떤 연구에서 유침시간을 15분 보다 짧게 하려면 관련 문헌 검토를 통해 근거가 제시되어야 할 것이다.
6. 중요하지만 10장에서 별로 논의하지 않은 문제가 바로 침을 시술하는 사람의 교육 정도의 적절성 여부이다. 시술자가 어느 정도 교육을 받았다는 언급만으로는 충분하지 못하다. 치료를 시술하는 사람이 공인 교육과정을 반드시 이수하도록 한다면 아마도 가장 안전한 기준이 될 것이다. 중국 출신 외과의사는 침을 시술하기에 적당한 자격을 갖추지 못한 사람임이 분명하며 또한 한 주말동안 진행된 교육과정을 마친 사람도 분

명히 자격에 미달한다. 앞에서 교육 과정이 다양하다는 문제를 살펴본 바 있다. 임상 시험에 참여하는 침 시술자의 교육 정도에 관한 국제적인 기준을 정하기 위한 연구가 더 진행되어야 하겠으나, 현재로서 최소한의 기준은 침 시술자가 시술이 행해지는 나라의 기준을 충족시키는지 확인하는 것으로 충분할 것이다. 또한 경력이 최소한 몇 년인 사람이 침을 시술해야 한다는 권고안도 바람직할 것이다.

7. 끝으로, 침 연구의 대부분이 방법론적으로 질이 낮았다는 것은 분명한 사실이다. 따라서 연구의 제안 단계에서 반드시 침 전문가(침 시술자와 별개의), 연구 방법론 전문가, 통계 전문가 등 세 분야의 전문가가 참여하도록 권장해야 마땅할 것이다. 적절한 조언을 받으면서 연구가 진행된다면 앞으로의 침 연구는 방법론적으로 더욱 향상되리라 기대된다.

7. 결론

이상 살펴본 바와 같이 침구학 교재에서 구체적인 어떤 질환에 대해 설명하는 치료법이 상당히 다양하다는 점은 분명한 사실이다. 겉으로는 동일한 침법에 대해 설명한다고 되어 있는 여러 교재조차 이런 식의 편차를 보인다. 침 임상시험에서 적용한 침 처치법이 적절성이 떨어져서 그 연구 결과를 어떻게 해석해야 하는지에 대해 많은 의문이 제기되었다는 점도 분명히 보인다. 또한 개인별 처치법을 평가한 연구가 있었으나 처치법에 대한 내용이나 그 근거를 제대로 밝히지 않아 연구결과를 일반화한다는 점에서는 더욱 많은 의문이 제기되는 결과를 낳았다고 생각된다. 앞으로의 연구에서 치료의 적절성을 확실히 하고 침구학 문헌 자체에서 보이는 모순을 해결하는 데에 도움이 되는 어떤 방법이 분명히 필요하다.

10장 참고문헌

1. Anonymous (1980) Essentials of Chinese acupuncture. Foreign Languages Press, Beijing
2. Bensoussan A (1991) The vital meridian. Churchill Livingstone, Edinburgh
3. Bensoussan A, Myers SP (1996) Towards a safer choice: The practice of traditional Chinese medicine in Australia. Faculty of Health, University of Western Sydney MacArthur, Sydney
4. Berman BM, Ezzo J, Lao L, Singh BB, Jadad A (1997) Penetrating the methodological issues in randomized controlled trials of acupuncture and chronic

pain: A systematic review. In submission
5. Birch S (1995) Testing the clinical specificity of needle sites in controlled clinical trials of acupuncture. Proceedings of the Second Annual Meeting. Society for Acupuncture Research, Georgetown, pp 274-294
6. Birch S (1997) Issues to consider in determining an adequate treatment in a clinical trial of acupuncture. Compl Ther Med 5:8-12
7. Birch S (1997) An exploration with proposed solutions of the problems and issues in conducting clinical research in acupuncture [Doctoral thesis]. University of Exeter
8. Birch S (1998) Diversity and acupuncture: Acupuncture is not a coherent or historically stable tradition. In Vickers AJ (ed) Examining complementary medicine: The sceptical holist. Stanley Thomas, Cheltenham
9. Birch S (1999) Preliminary investigations of the inter-rater reliability of traditionally based acupuncture diagnostic assessments. In submission
10. Birch S, Felt R (1999) Understanding acupuncture. Churchill Livingstone, Edinburgh
11. Birch S, Jamison RN (1998) A controlled trial of Japanese acupuncture for chronic myofascial neck pain: Assessment of specific and nonspecific effects of treatment. Clin J Pain 14:248-255
12. Birch S, Sherman K (1999) Zhong yi acupuncture and low back pain: Traditional Chinese medical acupuncture differential diagnoses and treatments for chronic lumbar pain. J Alt Compl Med 5:415-425
13. Brumbaugh A (1993) Acupuncture: New perspectives in chemical dependency treatment. J Subst Abuse Treat 10:35-43
14. Brumbaugh A (1994) Transformation and recovery: A guide to the design and development of acupuncture-based chemical dependency treatment programs. Stillpoint Press, Santa Barbara
15. Bullock ML, Culliton PD, Olander RT (1989) Controlled trial of acupuncture for severe recidivist alcoholism. Lancet 1:1435-1439
16. Chen J, Wang N (1988) Acupuncture case histories from China. Eastland Press, Seattle
17. Cheng XN (1987) Chinese acupuncture and moxibustion. Foreign Languages Press, Beijing
18. Coan R, Wong G, Ku SL, Chan YC, Wang L, Ozer FT, Coan PL (1980) The acupuncture treatment of low back pain: A randomized controlled treatment. Amer J Chin Med 8:181-189
19. Coan R, Wong G, Coan PL (1982) The acupuncture treatment of neck pain: a randomized controlled study. Amer J Chin Med 9:326-332
20. Debata A (1986) Diagnosis and treatment of knee joint pain for the private practitioner acupuncturist [Japanese]. Ido no Nippon Sha, Yokosuka
21. Emery P, Lythgoe S (1986) The effect of acupuncture on ankylosing spondylitis.

Brit J Rheum 25: 132-133

22. Ergil KV (1997) Acupuncture licensure, training, and certification in the United States. NIH Consensus Development Conference on Acupuncture: Panels and abstracts. NIH, Bethesda
23. Ernst E, White AR (1997) A review of problems in clinical acupuncture research. Amer J Chin Med 25:3-11
24. Feit R, Zmiewski P (1990) Acumoxa therapy - treatment of disease; vol II. Paradigm Publications, Brookline
25. Geng JY, Su ZH (1991) Practical traditional Chinese medicine and pharmacology. Acupuncture and moxibustion. New World Press, Beijing
26. Hammerschlag R (1998) Methodological and ethical issues in clinical trials of acupuncture. J Alt Compl Med 4:159-171
27. Hammerschlag R, Morris MM (1997) Clinical trials comparing acupuncture with biomedical standard care: A criteria-based evaluation of research design and reporting. Compl Ther Med 5:133-140
28. Helms JM (1996) Educational and licensing requirements for medical practitioners. J Alt Compl Med 2:39
29. Ikeda M (1985) Acupuncture and moxibustion treatment of lumbago. Shinkyu Chiryo Shitsu; vol 3. Ido no Nippon Company, Yokosuka, pp 16-19
30. Jobst KA (1995) A critical analysis of acupuncture in pulmonary disease: Efficacy and safety of the acupuncture needle. J Alt Compl Med 1:57-85
31. Jobst K, Chen JH, McPherson K, Arrowsmith J, Brown V, Efthimiou J, Fletcher HJ, Maciocia G, Mole P, Shifrin K, Lane DJ (1986) Controlled trial of acupuncture for disabling breathlessness. Lancet 2:1416-1419
32. Kersken T (1993) Teil II: Einschätzung der handwerklichen Qualität durchgeführter Akupunkturtherapien in 86 Studien. In: Buhring M, Kemper FM (eds) Naturheilverfahren - Grundlagen, Methoden, Nachweissituationen. Springer-Verlag, Berlin
33. Kinoshita H (1983) In: Nagahama Y, Kinoshita H, Nakamura R (eds) Shinkyu Chiryo no Shin Kenkyu, third edn. Sogensha, Osaka
34. Kleijnen J, Ter Riet G, Knipschild P (1991) Acupuncture and asthma; a review of controlled trials. Thorax 46:799-802
35. Kwok CY, Wang PZ, Wong R, Yang LG, Zhang DZ (1991) Applying mathematical models to traditional Chinese medicine for the diagnosis and treatment of low back pain. Amer J Acup 19:129-135
36. Lee JF, Cheung CS (1978) Current Acupuncture Therapy. Medical Book Publications, Hong Kong
37. Lewith GT, Machin D (1983) On the evaluation of the clinical effects of acupuncture. Pain 16:111-127
38. Lewith G, Vincent C (1996) On the evaluation of the clinical effects of

acupuncture: A problem reassessed and a framework for future research. J Alt Compl Med 2:79-90

39. Linde K, Worku F, Stor W, Wiesner-Zechmeister M, Pothmann R, Weinschutz T, Melchart D (1996) Randomized clinical trials of acupuncture for asthma - a systematic review. Forsch Kompl 3: 148-155
40. Lipton DS, Brewington V, Smith M (1994) Acupuncture for crack cocaine detoxification: Experimental evaluation of efficacy. J Subst Abuse Treat 11:205-215
41. Liu GW (1996) Clinical acupuncture and moxibustion. Tianjin Science and Technology Translations and Publishing Corp, Tianjin
42. Liu YC (1988) The essential book of traditional Chinese medicine. Columbia University Press, New York
43. Lytle CD (1993) An overview of acupuncture; U. S. Department of Health and Human Services, Public Health Service, Food and Drug Administration, Center for Devices and Radiological Health
44. Maciocia G (1993) Letter to the editor. Compl Ther Med 1:221-222
45. Maciocia G (1994) Practice of Chinese medicine. Churchill Livingstone, New York
46. Manaka Y (1970) Clinical dictionary of acupuncture and moxibustion [Japanese]. Ido no Nippon Sha, Yokosuka
47. Mann F (1974) Treatment of disease by acupuncture. William Heinemann Medical Books Ltd, London
48. Margolin A, Avants SK, Chang P, Kosten TR (1993) Auricular acupuncture for the treatment of cocaine dependence in methadone-maintained patients. Amer J Addict 2:194-200
49. Margolin A, Avants SK, Chang P, Birch S (1995) A single blind investigation of four needle puncture conditions. Amer J Chin Med 23:105-114
50. Margolin A, Avants SK, Birch S, Falk CX, Kleber HD (1997) Methodological investigations for a multisite trial of auricular acupuncture for cocaine addiction. A study of active and control auricular zones. J Subst Abuse Treat 13:471-481
51. McLellan AT, Grossman DS, Blain JD, Haverkos HW (1993) Acupuncture treatment for drug abuse: A technical review. J Subst Abuse Treat 10:569-576
52. Nagahama Y, Kinoshita H, Nakamura R (1983) Shinkyu Chiryo no Shin Kenkyu; third edn. Sogensha, Osaka
53. National Institutes of Health (1998) NIH consensus conference: Acupuncture JAMA 280:1518-1524
54. O'Connor J, Bensky D (1981) Acupuncture. A comprehensive text. Eastland Press, Seattle
55. Patel M, Gutzwiller F, Paccaud F, Marazzi A (1989) A meta-analysis of acupuncture for chronic pain. Intl J Epid 18:900-906

56. Pomeranz B (1997) Scientific bases of acupuncture. In: Stux G, Pomeranz B (eds) Basics of acupuncture, fourth edn. Springer-Verlag, Berlin, pp 6-72
57. Prance SE, Dresser A, Wood C, Fleming J, Aldridge D, Pietroni PC (1988) Research on traditional Chinese acupuncture - science or myth: A review. J Royal Soc Med 81:588-590
58. Qiu ML, Su XM (1985) Nanjing Seminar Transcripts. Journal of Chinese Medicine, London
59. Richardson PH, Vincent CA (1986) Acupuncture for the treatment of pain: A review of evaluative research. Pain 24:15-40
60. Shanghai Institute of TCM (nd) Zhen Jiu Zhi Liao Xue, Acu-moxa therapy treatment studies. Shao Hua Cultural Service Publishing Company, Hong Kong
61. Shudo D (1990) Japanese classical acupuncture: Introduction to meridian therapy. Seattle, Eastland Press
62. So JTY (1987) Treatment of disease with acupuncture. Paradigm Publications, Brookline
63. Stux G (1990) Migraine treatment with acupuncture and moxibustion. Acup Sci IntI J 1:16-18
64. Stux G (1995) Qualitatskriterien fur die Akupunktur bei klinischen Studien. In: G. Stux. Einfuhrung in die Akupunktur, fourth edn. Springer-Verlag, Berlin
65. Stux G, Pomeranz B (1988) Acupuncture: Textbook and atlas. Springer-Verlag, Berlin
66. Ter Riet G, Kleijnen J, Knipschild P (1990) Acupuncture and chronic pain: A criteria-based metaanalysis. J Clin Epid 43:1191-1199
67. Ter Riet G, Kleijnen J, Knipschild P (1990) A meta-analysis of studies into the effect of acupuncture on addiction. Brit J Gen Prac 40:379-382
68. Tianjin Chinese Medical College; translated by Ikegami S (1988) Shinkyu Rinsho no Riron to Jisai. Kokusho Publishing Association, Tokyo
69. Tsutani K, Birch S (in press) Evaluating complementary and alternative diagnostics. In: Jonas W, Leyin JS (eds.) Textbook of complementary, alternative and unconventional medicine. Williams and Wilkins, Baltimore
70. Vickers A (1996) Can acupuncture have specific effects on health? A systematic review of acupuncture antiemesis trials. J Royal Soc Med 89:303-311
71. Vincent CA (1993) Acupuncture as a treatment for chronic pain. In: Lewith GT, Aldridge D (eds) Clinical research methodology for complementary therapies. Hodder and Stoughton, London, pp 289-308
72. Vincent C, Lewith G (1995) Placebo controls for acupuncture studies. J Royal Soc Med, 88:199-202
73. Vincent CA, Richardson PH (1986) The evaluation of therapeutic acupuncture: Concepts and methods. Pain 24: 1-13
74. Vincent CA, Richardson PH (1987) Acupuncture for some common disorders: A

review of evaluative research. J Royal Coll Gen Prac 37:77-81

75. Wen HL, Cheung SYC (1973) Treatment of drug addiction by acupuncture and electrical stimulation. Amer J Acup 1:71-75
76. Wiseman N, Ellis A (1985) Fundamentals of Chinese medicine. Paradigm Publications, Brookline
77. Wiseman N, Feng Y (1998) A practical dictionary of Chinese medicine. Paradigm Publications, Brookline
78. Wu Y, Fischer W (1997) Practical therapeutics of traditional chinese medicine. Paradigm Publications, Brookline
79. Ying ZZ, De JH (1997) Clinical manual of Chinese herbal medicine and acupuncture. Churchill Livingstone, New York
80. Zheng EQ (ed) (1990) Chinese acupuncture and moxibustion. Publishing House of Shanghai College of TCM, Shanghai

11장 침 임상효과 평가, 침 임상시험 설계시 고려할 사항

| 라오 외 |

1. 서론

침에 대한 관심이 높아지면서 이전에 이 분야에서 볼 수 없었던 많은 양의 연구비가 근래에 투여되었다. 11장에서는 체계적이고 단계적인 연구 방법론을 제시하려 한다. 미국 식품의약국(FDA)의 임상시험 방법론을 침효과 연구에 적용하는 방안이다[표 11-1]. 만성 골관절염 통증[1,2] 그리고 발치 후 급성 통증[3-5] 등 두 가지 사례를 통해 이러한 임상시험 방법론을 침 연구에 적용하는 방법을 보일 것이다. 마지막 부분에서는 한의학과 서양의학을 더욱 긴밀하게 통합하여 연구하는 방법에 대해 논의한다.

2. 1상 임상시험

FDA에 의하면 1상 임상시험은 보통 대조군을 설정하지 않는 소규모의, 용량과 안전성 등의 기본 변수를 확립하기 위한 연구이다[표 11-1]. 가령 1상 만성 골관절염 임상시험은[2] 대조군 없이 12명의 환자를 대상으로 진

[표 11-1] FDA 용어규정에 따른 임상시험의 종류와 특징

유형	핵심 특징
1상	인간 대상 연구의 초기 단계. 안전성, 적당한 용량, 생화학적 작용에 대한 예비 정보를 제공함. 보통의 경우 대조군을 고려하지 않음
2상	1상 시험보다는 대규모이지만 보통 여전히 적은 규모의 환자를 대상으로 함. 효과에 대한 예비 정보, 용량과 안전성에 관한 추가적 정보를 제공함. 보통 대조군을 고려함. 무작위 배정법을 적용하기도 함.
3상	2상 시험의 결과를 기초로 하여 대규모의 표본을 대상으로 함. 용량 효과를 평가함. 기간 안정성과 효과를 평가함. 대조군 설정과 무작위 배정법을 항상 적용함. 이득 대비 위험 비교 평가상 치료법의 효용이 반드시 입증되어야 함.

행되었다. 침 처치가 일반적으로 안전한 치료법이라고 이미 인식된 상태이기는 하지만 1상 시험에서 적절한 용량 즉 구체적인 침 처치 프로토콜을 확립한다는 것은 결코 작은 문제가 아니다. 이전의 임상시험에서 거의 다루어지지 않았던 문제이다. 그렇기 때문에 침의 무작위 대조 시험(RCT) 중 예비 자료의 근거가 없는 침 처치법이 시술된 경우가 많다. 침 1상 시험에서는 용량, 1차적 효과와 2차적 효과, 추적관찰 시기, 안전성 등의 핵심 문제를 다루어야 한다.

|1| 적절한 용량 확립

침 치료법의 적절한 용량 확립은 임상시험을 수행하는 기초적인 첫 단계에 해당한다. 최소한의 적절한 치료라는 기준으로 보면 예전에 임상시험에서 적용한 여러 침 치료법에 적절성이 확보되지 못했다는 사실이 밝혀진 바 있다(10장 참조).[6] 침 처치법의 적절성을 확립하려 할 때 연구자는 다음의 요소에 대해 판단해야 한다.

1. 침법의 종류. (중의학, 일본식, 오행침 등)
2. 기정처방식 혹은 맞춤식 처치법
3. 침 시술자의 자격 요건과 경력
4. 혈위 선택
5. 자침 깊이와 침 조작 수기법. 즉 손으로 시술하는 수기법에서의 보사기법이나 전기 자극에서의 빈도와 강도
6. 득기반응을 유도할지 여부
7. 매회 처치시 소요시간
8. 주당 치료 회수와 치료 사이 간격
9. 총 치료 회수

|2| 기정처방식 침법과 맞춤식 침법

기정처방식 침 처치를 할지 혹은 맞춤식 침 처치를 할지에 대해 논쟁이 계속되는 중심에 두 가지 관점이 존재한다. 맞춤식 침 처치를 주장하는 사람들은 임상 현장을 반영하는 처치가 맞춤식 침 처치인 반면 기정처방식 처치는 그렇지 못하다고 한다. 기정처방식 침 처치를 주장하는 사람들은 맞춤식 침 처치가 방법론적 측면에서의 엄격성을 떨어뜨릴 수 있으며 표준화된 처치법을 써야 연구 결과상 불필요한 잡음이나 혼동 요인이 개입할 여지가 줄어든다고 주장한다. 모든 자물쇠에 들어맞는 황금 열쇠는 없는 법

이다. 적절히 설계할 수만 있다면 두 가지 모두 유용한 방법이다. 치료 대상 질환에 따라 판단이 일부 달라지게 된다. 대상자가 이질적 집단인 경우에 비해 대상자가 균질한 집단인 경우가 기정처방식 처치법에 더 맞는다. 예를 들어 발치후 통증 연구에 기정처방식 침 처치법이 적용된 사례가 있다.[3-5] 환자들은 발치후 급성 통증이라는 서양의학 진단명이 동일하고 기체혈어(氣滯血瘀)와 화왕(火旺)이라는 한의학 진단명도 동일해서 보기 드물게 균질한 대상 환자군에 해당했다. 삶의 질, 통증, 기능, 정신 상태 등의 특성이 이질적인 집단을 대상으로 다양한 증상과 증후를 치료하는 경우에는 맞춤식 치료가 필요할지도 모른다.

기정처방식 침법과 맞춤식 침법에 대해 둘 중 하나를 선택하는 식이 아니라 통합적으로 접근하는 방법도 가능하다. 예를 들어 좀 더 엄격하게 대조군을 설정하는 방법(기정처방식 처치)에서 좀 더 실용적인 방법(맞춤식 처치)에 이르기까지 단계적으로 정도 차이가 존재한다고 볼 수 있다. 기정처방식 방법으로 연구했을 때 긍정적인 결과가 나왔으면 다음에는 한의학 진단법을 근거로 한 맞춤식 처치법에 대한 연구로 진행해 본다. 여러 가지 한의학 진단명에 대응되는 혈위 여러 개를 이용해 기정처방을 포괄적으로 구성하는 것도 통합적 접근법의 또 다른 예이다. 예를 들어 골관절염 연구에서 적용한 기정처방 처치법에는[1] 개별 변증을 치료할 때 선택하게 되는 한의학 침법에 따른 혈위의 대부분이 포함되었다. 각 한의학 진단명별 치료 혈위를 적어도 하나씩 포함시키는 방법도 있다.

대상 환자들을 한의학 세부 진단명에 따라 층화한 후 세부 집단별로 선택된 혈위에 시술하는 방법도 기정처방식 처치법과 맞춤식 처치법을 절충하는 또 하나의 방법이다(아래에 나오는 이중 심사 설계에 대한 논의 참조).

| 3 | 침 시술자의 교육과 경력

임상시험에서 침 시술자의 경력과 숙련 정도가 어느 정도여야 하는지도 흔히 제기되는 문제점이다. 기정처방식 치료법을 적용할지 혹은 맞춤식 치료법을 적용할지에 따라 침 시술자의 숙련도에 대한 필요성이 다를 수 있다. 맞춤식 치료법을 적용하는 경우에는 침 시술자가 한의학 진단명에 따라 처치법을 결정할 정도로 연구 대상 질환의 진단과 치료에 고도로 숙련된 상태여야 한다. 하지만 기정처방식 치료법을 적용하는 경우 침 시술자가 현재 적용하려는 침 시술 기법을 능숙하게 그리고 재현 가능하게 구사하기만 해도 충분할 것이다.

| 4 |
혈위 선택

Birch의 보고에 따르면[7] 어떤 하나의 질환에 대한 치료 혈위가 여러 침구학 교재에서 일치되지 않는다. 치료법의 표준이 없기 때문에 문헌 근거뿐만 아니라 개인적으로 경험한 임상 효과를 근거로 혈위를 선택하는 것이 중요하다.

| 5 |
총 치료 회수

임상시험에서의 총 치료 회수는 특히 만성 질환인 경우 문헌에 구체적으로 논의된 경우가 거의 없고 전체적으로 정보가 없는 상태이다. 1상 시험을 통해 연구하려는 질환에 대한 총 치료 회수와 치료 빈도를 저비용으로 확인할 기회를 얻게 된다. 총 치료 회수와 치료 빈도를 결정하려면 효과를 자주 평가해서 언제 호전이 처음 시작되는지와 치료를 계속함으로써 추가적으로 호전되는지 여부를 판단해야 한다. 예를 들어 골관절염 연구의 경우 임상 경험과 이전의 무작위 대조 시험 논문을 근거로 보면 1주 2회 총 3주간 치료하는 방법은 적절한 치료가 아닐 가능성이 높다.[8-10] 1상 시험 결과 4주차에 상당한 정도의 호전이 관찰되었고 8주차까지 호전 정도가 지속되었다. 이 결과를 근거로 2상 시험에서의 처치 방법으로는 1주 2회 총 8주간 치료하는 방법이 선택되었다.

| 6 |
결과지표 선택

1상 시험을 통해 어떤 결과 지표를 평가할지 선택하게 된다. 결과는 타당성이 입증된 평가도구로 측정 가능해야 한다. 타당성이 입증된 평가도구라 함은 실제로 평가의 대상을 측정하는 지표라고 이전 연구에서 입증된 도구를 말한다. SIP(Sickness Impact profile[11])과 SF-36[12] 등은 타당성이 잘 입증된 전반적 건강평가 도구의 예이다. 평가 도구의 타당성은 도구를 통째로 적용하는 경우에 대해 검토되어 있으므로 전체 도구를 그대로 적용하는 편이 바람직하다. 평가 도구의 일부 내용만을 떼어내 활용한다면 임상시험의 타당성에 문제를 초래할 가능성이 있다. 전반적인 건강 상태를 측정하는 일반적 평가 도구도 있고 특정 질병과 관련해 임상적으로 중요한 변화를 측정하는 질병 특이적 평가 도구도 있다.[13] 연구에서는 두 가지 모두를 적용하는 경우가 많다. 연구대상 질병을 다룬 최근 논문을 살펴보면 평가 도구로 무엇을 써야 하는지 판단하는 데에 도움이 된다. 평가 도구 선택법에

대한 훌륭한 사용자 친화적 지침이 나와 있다.[14]

1차적 효과와 2차적 효과로서 어느 항목을 관찰할지도 중요한 결정 사항이다. 연구자가 가장 중요한 결과 항목으로 지정한 1차적 효과는 명확하게 정의되고 후속 임상시험 단계에서 표본 크기 산정에 활용하게 되는 1개 혹은 2개 항목이어야 한다. 2차적 효과는 기타 관심 있는 증상, 삶의 질, 수면 양상, 식욕, 대변 습관, 정신적 상태 등에 대한 지표이다. 하지만 표본 크기를 2차적 효과를 근거로 하여 계산하지 않으므로 2차적 효과의 전 항목에서 유의한 변화가 관찰되지 못하기도 한다는 점을 염두에 두는 것이 중요하다.[5] 예를 들어 치통 연구의 경우[5] 1차 효과는 수술 후에 통증이 없는 시간이었으며 이 항목을 근거로 해서 표본 크기를 계산했다. 2차 효과는 첫 번째 침 치료 후 통증 완화 여부였다. 1차 효과는 유의한 변화가 있었지만 2차 효과는 그렇지 못했다는 결과가 나왔다. 결과가 이렇게 나온 이유가 실제로 통증이 중등도 강도에 이른 후 진짜 침과 속임침의 통증 완화효과에 차이가 없기 때문일지도 모른다. 그러나 표본의 크기가 너무 적어 2차 결과 항목상 군 간의 차이가 감지되지 못했을 가능성도 존재한다. 다른 침 임상시험 역시 비슷한 사례가 존재했다.[15]

| 7 | 추적조사 시기 선택

적절한 추적조사 시기를 결정하는 판단은 연구대상 질환에 따라 달라지며 임상시험의 초기에 조사해야 하는 이유는 만성 질환인 경우 특히 추적조사 시기를 어떻게 정하느냐에 따라 후속 단계의 임상시험에서 적용할 최종적인 치료 프로토콜이 달라지기 때문이다. 치통과 같은 급성 병증의 경우[3-5] 치료 효과 여부가 1주일 정도면 판단된다. 반면 골관절염과 같은 만성 병증은 3, 6, 12개월에 걸쳐 추적조사하는 편이 더 적절할 것이다.[1,2] 침의 장기 효과에 대해 판단하려면 장기간의 추적조사가 필수적이다. 효과가 지속되지 않는 경우 연구자는 효과를 지속시킬 방법을 찾아야 한다.

추적조사로 얻은 자료는 추후 단계의 임상시험을 설계할 때 유용한 정보로 활용된다. 실제로 이전에 수행되었던 골관절염 연구의 장기 추적조사 결과를 지침으로 하여 대규모의 골관절염 무작위 임상시험의 침 치료 프로토콜이 설계되었다. 우선 Christensen 등이[9] 골관절염 환자를 추적조사한 결과를 보면 1주 2회의 치료기간을 마치고 1개월에 1회 추가치료를 하면 효과가 1년간 지속된다는 소견이 제시되었다. 하지만 추가치료가 시행되지 않더라도 치료효과가 유지될지 여부는 이 연구의 결과상 명확하지 않았다. 이제 Berman 등의 장기간 추적조사 자료를 보면[1] 추가치료가 시행되지 않는 경우 24주 후에 통증 점수가 치료 전 수준으로 돌아오는 것으로 나타났다. 이상의 추적조사 자료를 근거로 하여 환자들이 8주간의 치료를 마친 후 추가치료로서 1개월에 1회의 침 시술을 받도록 결정되었다.

| 8 | 안전성 평가

안전성 여부를 세밀히 조사해야 하는 신약에 대한 1상 임상시험의 경우와 달리 침은 이미 안전한 치료법이라는 인식이 자리잡았다. 그럼에도 불구하고 임상적 평가의 일부로서 불량반응을 기록으로 남기는 것이 중요하다. 불량반응이 관찰되지 않았다는 문장을 논문에서 읽으면 혼동을 느끼게 된다. 불량반응이 나타나지 않았는지 아니면 불량반응을 측정하지 않았는지 명확하지 않은 경우가 많다. 따라서 부작용을 기록하기 위한 증상 점검표와 같은 명시적이고 체계적인 방법을 적용하는 편이 바람직하다. 1상 임상시험 단계를 통해 연구대상 질환을 참고하여 점검표를 세밀하게 다듬을 수 있다.

| 9 | 논평

1상 임상시험에서는 연구자가 비용효율적으로 용량과 안전성에 대한 예비적 정보를 얻게 된다는 점이 가장 큰 성과물이다. 1상 임상시험을 통해 어떤 효과도 관찰되지 않는다면 침 치료 프로토콜(용량)이 적절하지 않거나 혹은 연구대상 질환이 침 치료에 반응하지 않기 때문일 가능성이 있다. 이 경우 연구자가 침 치료 프로토콜, 대상자 선정·배제 기준을 변경해 1상 임상시험을 다시 하는 방법이 있다. 환자가 반응을 보이지 않는 경우라면 연구자는 해당 연구질문을 대규모, 고비용의 무작위 대조시험을 통해 탐구해 볼만한 가치가 없다는 판단을 조기에 내리게 된다.

단, 1상 임상시험에서 효과가 관찰되었다고 해서 침 치료 프로토콜 때문에 나타난 효과라고 판정해서는 안된다. 1상 임상시험 단계에서는 대조군이 없고 효과 판정을 위한 임상시험이 아니기 때문이다. 치료를 시행하는 동안에 환자가 호전된 이유에는 3가지 가능성이 있다. (1) 치료 효과, (2) 비특이적 효과, (3) 질병 관해이다.[16] 환자가 호전된 이유가 치료효과 때문이라고 말하려면 연구자는 우선 질병 관해와 비특이적 효과 가능성을 배제해야 한다. '비특이적 효과' 는 치료 때문이 아니라 처치가 이루어진 환경 즉 물리적 환경, 의료진, 환자의 신념이나 기대 등의 요인 때문에 나타난 효과를 통틀어 일컫는 용어이다. 광범위유해억제조절(DNIC)과 같은, 단순히 침으로 찌른 자극 때문에 나타나는 생리적인 효과를 '비특이적 효과' 라는 용어로 표현하는 경우가 많아서 침 임상시험상 용어의 혼동이 있다. 의미를 명확히 하기 위해 비특이적 효과라는 용어는 치료 외적 요인과 관련된 효과에 대한 표현으로, '자침의 비특이적 생리적 효과' 라는 용어는 침 자극으로 인한 효과 중 경혈 특이적 효과가 아닌 부분에 대한 표현으로 나누어 쓰려 한다. 2상 임상시험에서는 보통 비특이적 효과와 자연관해 가능성을 배제하기 위해 적용해야 하는 대조군 방법론을 채택한다.

3. 2상 임상시험

2상 임상시험은 1상 임상시험을 통해 확보한 정보를 바탕으로 진행한다. 일반적으로 2상 임상시험 과정에서 대조군을 적용해 용량과 안전성에 대한 추가적인 정보와 효과에 대한 예비적 정보를 얻게 된다(표 11-1). 동일한 치료에서 용량이 다른 경우, 다른 치료법, 속임약 치료군 등을 고려해 비교 군을 설정한다. 일반적으로 대상자 수가 적기는 하지만 무작위 배당법을 2상 시험에서 적용하는 경우가 많다.

| 1 | 적절한 대조군 설정

위약을 만들기 쉽고 이중맹검도 손쉽게 적용되는 약물 연구와 달리 침 연구에서 적절한 대조군을 설계하기가 쉽지 않은 까닭은 침이 침습적이고 물리적인 방법이기 때문이다. 연구질문 모두에 대해 답을 제공하는 한 가지 대조군이란 없다. 따라서 구체적인 연구질문이 무엇인지에 따라 각기 장단점이 다양한 여러 종류의 대조군이 적용되어 왔다[표 11-2].[17] 대조군의 적절성 여부를 판단하려면 연구하려는 질환에 대해 현재 어떤 치료법이 적용되는지 먼저 살펴보아야 한다. 만약 표준적인 의료가 이미 효과적인 질환이라면 거짓침과 진짜침을 비교하는 연구는 윤리적으로나 경제적으로 의미가 없다. 표준적 치료와 침의 효과를 비교하는 쪽이 논리적으로 더 타당하다. 전체적인 효과 외에 표준적 치료에 비해 침의 효과가 더 빠르게 나타나거나 오래 지속되거나 부작용이 적은지 관찰하는 방법도 있다. 표준적 처치에 침 치료를 부가적으로 시행하면 추가적인 효과가 있는지 살펴보는 방법도 타당성이 있다.

| 2 | 대기자 군

대기자(waiting list) 군을 통해 질병의 자연경과와 자연 관해 여부를 평가한다. 따라서 대조군을 적용하지 않는 경우에 비해 대기자 군을 적용하면 치료효과 때문이 아니라 질병 자체의 변화 때문에 관해가 일어나는지 여부를 평가하는 방법이 된다는 점에서 의미가 있다. 골관절염 임상시험에서[1)] 대기자 대조군이 적용된 사례가 있다. 두 군의 환자들 모두 기존에 사용하던 약물을 계속 사용하도록 했다. 한 군은 침 치료를 바로 시작하고 다른 군은 시간이 흐른 후 시작했다. 대조군을 이렇게 적용했을 때의 장점이 몇 가지 있다. 자연관해 가능성이 통제되었고 기존의 치료법에 부가적으로 침 치료를 적용하는 경우에 대한 임상적으로 유용한 정보를 확보했으며 대조군 환자들이 연구대상 침 치료를 시술받는다는 점에서 윤리성을 확보한 설계였다. 물론 대기자 대조군 방법으로 속임약 효과가 통제되지 않는다는 점이 한계이다.

대기자 군의 30%에서 통증이 경감된다고 확인된 침 임상시험 사례에는 대기자 군을 적용해 질병 관해 여부를 통제하는 방법의 중요성이 잘 나타나 있다.[18]

| 3 | 침 아닌 비활성 대조군

속임약(placebo) 즉 속임 처치란 생리적으로 비활성인 치료를 말한다. 거짓 경피전기신경자극(TENS)은 생리적으로 비활성인 처치임이 분명하면서도 신뢰성 있는 대조 처치여서 속임약 효과를 평가하는 침 임상시험에서 활용되어 왔다.[19] 대기자 군에 속하는 환자와 달리 거짓 경피전기신경자극 군의 환자들은 침 처치군의 환자들과 비슷한 정도로 시술자가 시간을 할애하고 관심을 기울인다. 그렇기 때문에 거짓 경피전기신경자극을 통해 의사환자 관계에서 비롯되는 등의 비특이적 효과가 일부 통제된다. 하지만 거짓 경피전기신경자극과 침이 비슷하지 않기 때문에 침의 속임약 효과가 측정되지 않는다. 거짓 경피전기신경자극과 침 처치를 비교하는 임상시험에서 환자맹검법은 적용이 불가능하다. 즉 자신이 침 처치를 받는지 아닌지 환자가 알게 된다.

침이 아닌 비활성 대조군 중 당분 알약 방법도 활용된 바 있다.[20] 그러나 당분 알약은 침과 차이가 더 크고 당분 알약 처방시 침을 시술받는 경우에 비해 시술자가 환자에게 시간과 관심을 할애하는 정도가 다르기 때문에 의사환자관계에서 나오는 비특이적 효과를 통제하지도 못한다.

| 4 | 속임침

속임침은 생리적으로 비활성이면서 또한 진짜 침과 유사하기 때문에 진정한 의미에서의 침 처치 대조군에 해당한다. 속임침으로서 끝이 뭉툭한 형태의 침,[21] 침구치료에 쓰이는 침, 이쑤시개처럼 침과 비슷한 어떤 물체,[22] 침관,[3-5] 자입되지 않도록 특별히 고안된 기구[23,24] 등을 통해 자입하는 듯한 모습은 보여주지만 실제로 침이 자입되지는 않는다.

속임침에서 환자맹검법을 성공적으로 적용하기 위해 일부 연구자들은[3-5] 진짜 침 치료를 받아 본 환자들을 배제하는 방법을 쓴다. 중심이 비어 있는 피하주사용 바늘보다 보통 사용하는 침의 직경이(≤0.2mm)이 훨씬 가늘다는 사실을 알려주는 방법 등을 써서 속임침 처치군의 환자들이 침 처치

[표 11-2] 침 임상시험의 대조군

대조군 유형	질문	장점	단점
대기자 (시간경과 후 치료)	침 치료를 하면 하지 않는 경우보다 효과가 있는가?	질병관해 가능성 통제 모든 환자가 처치를 받음	속임약 효과를 통제하지 못함
침 아닌 비활성 대조군(거짓 TENS, 당분 알약)	침 치료가 속임 처치보다 효과가 있는가?	속임약 효과를 일부 통제	침 치료를 모방하지 못함 환자 맹검이 안됨
속임침 (자입되지 않는 침)	침 치료가 속임 처치보다 효과가 있는가?	침 치료가 속임 처치보다 효과가 있는가?	장기간 연구에서 시행하기 곤란함 침 치료 경험이 없는 환자에만 적용될 가능성 경혈 특이성을 평가 못함
거짓침 (자입되는 침)	진짜 침이 거짓침보다 효과가 있는가? 연구하려는 질환에 대해 진짜 침의 경혈특이적 효과가 있는가?	진짜 침과 유사함 환자맹검 가능	자침의 비특이적 생리적 효과가 나타날 가능성
복합 대조군 (예: 속임침+거짓침)	속임침 처치의 효과는 어느 정도인가(무처치와 속임침 비교)? 비특이적 효과는 어느 정도인가(속임침과 거짓침 비교)?	두 치료법이 서로 유사하여 환자맹검 가능 거짓침 자침의 비특이적 효과를 최소화함	속임침을 적용하면 연구를 장기간 시행하기 곤란함
양성 대조군(표준적 의학처치)	표준적 의학처치에 비해 침 치료에 비슷하거나 더 나은 효과가 있는가 혹은 표준처치에 부가적으로 침을 시행했을 때 표준처치만 시행한 경우보다 효과가 있는가?	표준처치를 대체하거나 표준처치를 보조하는 처치로서의 침 효과 비교 비용효율성, 불량반응, 효과가 비교되므로 실용적으로 가치가 있음	환자맹검 혹은 시술자맹검이 불가능 2형 오류(실제로는 한 쪽이 우수한데도 두 처치법이 비슷하다고 판단함)의 가능성

시 통증이 없으리라는 기대감을 갖도록 해서 환자맹검법이 더 잘 시행되도록 하는 방법도 쓴다. 속임침은 단기간의 급성 처치 임상시험에서 특히 유용하게 활용되곤 한다. 단점이라면 장기간 치료해야 하는 경우 환자맹검을 유지하기 어려울지 모른다는 점이 거론된다. 자신이 받아온 치료가 어떤 종류인지 궁금해 하는 환자들의 호기심 때문에 맹검이 유지되지 못하기도 한다. 환자들이 서로 이야기를 나누고 침에 대한 자료를 읽고 다른 곳에서 침 치료를 받을 수도 있다. 몇몇 연구자들은[3-5,22,32] 속임침 처치가 끝난 후 환자들에게 자신이 받은 치료가 어떤 치료라고 생각되는지 설문지로 물어 보아서 맹검법의 신뢰성을 확인하기도 했다.

| 5 | 거짓침

1 | 자침의 비특이적 효과를 평가하는 거짓침

속임침이 비침습적으로 시술되는 데에 반해 거짓침은 실제 침이 자입되기는 하지만 자입 위치가 연구대상 질환과 무관한 곳이다.[8,11,25-28] 속임침과 마찬가지로 거짓침의 장점이라면 진짜 침과 유사해서 치료 군 설정 내용에 대한 환자맹검이 용이하다는 점이다. 하지만 거짓침은 비특이적 효과와 자침의 비특이적 생리적 효과 모두 존재하기 때문에 특히 통증 임상시험의 경우 진짜침 군과 거짓침 군 사이의 차이가 경미할 가능성이 있다. 자침의 비특이적인 생리적 효과에는 국소 혈류와 면역기능의 변화라든가[29] 통증의 광범위유해억제조절(DNIC)과 같은 신경경로의 활성화 등이 있다.[30]

거짓침에서는 자침의 비특이적인 생리적 효과를 최소한으로 줄이기 위해 원위 혈위를 사용하거나 자침 깊이를 최소화하거나 자침 자극을 최소화하는 방법을 통해 국소 혈위, 표준적 자침 깊이, 자극량과 차이를 둔다.[31] 거짓침 시술시 득기 반응을 방지하는 것도 중요하다. 자침의 비특이적 효과가 적지 않기 때문에 적절한 표본 크기를 신중하게 산정해야 한다. 속임침의 경우와 마찬가지로 환자들에게 자신이 어떤 치료를 받았다고 생각하는지 묻는 설문을 통해 환자 맹검 여부를 확인하는 것이 중요하다.[32]

거짓침을 적용할 때 자침의 비특이적 효과라는 문제 외에 거짓침을 적용하는 연구 설계에 대해 전반적으로 의견 일치된 내용이 없다는 점이 문제가 된다.[17] 예를 들어 거짓침으로서 진짜 경혈 근처의 비경혈,[26] 진짜 경혈에서 멀리 떨어진 비경혈,[27] 진짜 경혈이지만 대상 병증에 특이적이지 않은 곳[33] 등에 자침하는 방법이 활용된다. 거짓침에서의 자침 기법도 얕게 찌르거나 표준적인 깊이로 찌르는 등 자침 기법에 변화를 주는 방법, 손으로 자극하거나 전기자극을 가하는 등 자극 종류에 변화를 주는 방법, 보사(補瀉), 자입 각도나 방향 등 자침 수기법에 변화를 주는 방법, 유침시간 즉 침이 자입된 채로 기다리는 시간을 처치군에 비해 비슷하게 하거나 더 짧게 하는 식으로 바꾸는 방법 등이 사용된다. 거짓침을 적용하는 방식이 이처럼 다양해서 동일한 병증을 대상으로 한 거짓침 연구 두 편의 연구결과를 비교하기조차 쉽지 않다. 실제로 골관절염 무작위 대조시험에서 Takeda 등은[10] 때에 따라 거짓침 군에서 득기반응이 뜻하지 않게 유발되기도 했고 진짜 침 군에서 득기반응이 유발되지 못하기도 했다고 했다. 두 군 사이에 유의한 차이가 나타나지 않았으나 두 군 모두 통증지수(Western Ontario and McMaster Universities Osteoarthritis Pain Index)와 압통 점수상 유의하게 호전되는 여부를 예측하는 지표가 득기반응이었다. 거짓침 임상시험이기는 하지만 이 연구의 결과를 거짓침 군에서 득기반응을 배제한 다른 임상시험에서의 결과와 비교하기는 분명 어렵다.

2 | 침 특이성을 평가하는 거짓침

한의학에서 말하는 경혈 특이성이 타당한지 여부를 평가하기 위한 적절한 대조군으로 거짓침이 활용되기도 한다. 경혈특이성 여부를 평가하는 데에 표준적인 한의학 교재에 따라 정확하게 취혈한 진짜 경혈과 인근의 비경혈에 침을 자입했을 때의 생리적 효과를 비교하는 방법이 쓰이기도 한다. 또한 한의학 이론에 따라 어떤 병증 치료를 위해 처방된 진짜 경혈 여러 곳과 해당 병증에 적합하지 않은 경혈 여러 곳에 침을 자입했을 때의 효과를 비교하는 방법으로 특이성을 평가하기도 한다. 보사나 득기와 같은 다양한 자침 수기법의 특이적인 생리적 효과에 대한 검정도 유용한 연구이다.

침의 특이성을 연구하기 위해 거짓침을 설계하는 경우에는 속임약 효과를 측정하기 위해 거짓침을 설계하는 경우와 다른 측면의 문제점을 고려해야 한다. 속임약 효과를 측정하기 위한 거짓침의 경우 자침의 비특이적 생리적 효과를 최소화하는 방법이 목표이기 때문에 진짜 침 군과 차이가 나게 될 거짓침 시술법의 몇 가지 특징으로서 경혈 선택, 자침 깊이, 침으로 가하는 자극의 크기 등을 고려한다. 반면 전자의 경우 침 특이성 효과를 통제하기 위해, 즉 진짜 경혈을 자극한 경우 비경혈을 자극한 경우보다 생리적 효과가 더 큰지 여부를 검정하려고 거짓침을 적용한다면 경혈의 위치라는 연구대상 특징을 제외한 모든 특징에서 진짜 침과 거짓침이 동일해야 한다.

|6| 복합 대조군

한 연구에서 여러 가지 대조군을 복합적으로 적용하는 것도 개별 대조군의 한계점을 최소화하는 창의적인 방법의 하나이다. 환자들이 자신의 군 배정 내용을 알지 못하게 하는 맹검법을 성공적으로 적용하기가 침 연구에서 매우 어려운 까닭은 비교 대상 군의 치료법과 침 처치군의 치료법을 비슷하게 하지 않으면 맹검이 불가능하기 때문이다. 한 연구에서 여러 가지 속임침 처치법을 복합적으로 적용해 두 군의 치료법이 비슷해 보이도록 하는 것도 새로운 하나의 방법이다. 가령 편두통에 대한 침 치료와 약물치료를 비교 연구했던 Hesse 등은[21] 한 군에 진짜 약물 투여와 속임침을 시술하고 다른 한 군에 진짜 침과 속임약 투여를 시술했다. 새로운 이 방법을 통해 환자들이 치료 군 배정 내용을 알지 못하도록 하는 맹검이 가능했다.

침과 비슷하면서도 자침의 비특이적 효과가 최소화된 속임침을 개발해야 한다는 것도 침 연구상 어려운 점이다. 동일한 연구에 거짓침(자입되는 침)과 속임침(자입되지 않는 침)을 결합해 적용하는, 드물지만 새로운 방법이 있다. 예를 들어 최근에 연구비가 지원된 한 연구에서는 진짜 침 군에 대해 협거(頰車·ST6), 하관(下關·ST7), 예풍(翳風·TE17), 합곡(LI4) 등의 혈위에 진짜 침을 시술했다. 속임침 처치군은 속임침(자입되지 않는 침)으로 동일한 혈위를 자극했다. 그리고 속임침 처치군에서 맹검 효과를 높이기 위해 곡천 혈위(曲泉·LR8) 후방 1인치 되는 곳에 거짓침(자입되는 침)을 시술함으로써 속임침 군의 환자들이 침이 자입되는 느낌을 경험하도록 했다. 그리고 두 군에서 외견상 치료받는 모습을 비슷하게 하기 위해 속임침(자입되지 않는 침)을 진짜 침 군 환자 하지의 동일한 지점에 시술했다. 이렇게 복합 대조군을 적용하면 (1) 두 군의 치료법이 외견상 비슷해져서 맹검 효과가 높아지고 (2) 진짜 침 군의 다리에 시술한 속임침 처치 때문에 진짜 침 처치의 진실성이 감소되므로 진짜 침 군의 맹검 효과가 더욱 높아진다.

|7| 양성 대조군

양성(활성) 대조군을 적용하는 연구를 설계할 때에 제기되는 질문은[34] 지금까지 살펴본 대조군에서 제기되는 질문과 차이가 있다. 약물요법, 물리요법, 교합장치 요법과 같은 표준적 의료에 비해 침이 적어도 비슷한 정도의 효과를 내는가? 양성 대조군을 적용하는 연구 설계는 불량반응을 가까이에서 비교할 수 있기 때문에 약물요법의 부작용이 문제가 되는 병증에 대해 유용하다.[21,35] 침 치료를 시행하면 다른 치료의 효과가 더 높아지는지[36] 혹은 약물 투여량이 줄어드는지[37] 알아보기 위해 침 치료를 표준적 처치에 부가적으로 활용하기도 한다. 표준적 처치와 침 치료를 비교하거나 표준적 처치에 부가적으로 침 치료를 시행하는 연구 설계를 통해 비용 효율성을 비교하기도 한다.[36] 양성 대조군을 적용하는 임상시험을 기획할 때에는 적절한 검정력을 확보하는 것이 중요한데, 만일 검정력이 확보되지 않아 유의하지 못한 결과가 나오면 해석하기 어렵기 때문이다. 2형 오차를 배제하지 못하는 경우라면 표준적 처치만큼 침이 효과를 보인다고 가정해서는 안된다. 두 처치군 사이에 실제로는 차이가 존재하지만 표본의 크기가 작아 감지해 내지 못하는 경우에 2형 오차가 나타난다. 이 때 결과에 유의성이 없기는 하지만 표본의 크기가 커지면 두 처치군 사이에 유의한 차이점이 확인되었을 것이다.

| 8 |
연구설계 선택 : 평행 설계와 교차 설계

2상 임상시험에서 끝으로 살펴볼 문제는 어떤 연구 설계를 따를지 정하는 일이다. 교차 설계를 하면 환자 모집 숫자를 늘리지 않고도 통계적 검정력이 높아지므로 주로 편의성 때문에 교차 설계된 서너 편의 침 임상시험이 있었다. 실험 설계로서 교차 설계 방법이 적합하게 적용되려면 다음의 몇 가지 가정이 필요하다. (1) 연구 진행기간 동안 질병 상태가 안정적이어야 하고 (2) 여러 치료법이 서로 영향을 끼친다고 생각하게 될 이유가 전혀 없으며 (3) 연구대상 치료법의 효과는 처치 중지시 즉시 사라진다.[38]

세 번째 전제 때문에 교차 설계가 침 임상시험에 적절한 방법인지에 대해 의문이 제기된다. 대조군 임상시험상 편두통에 대해 6주 치료시[26] 혹은 월경통에 대한 3개월 치료시[27] 통증이 상당히 감소했으며 1년 후 추적조사상 그 효과가 유지되는 것으로 보아 침치료의 효과가 장기적으로 지속된다는 증거가 제시된 바 있다. 교차설계된 침 임상시험에서 잔류효과 즉 치료 종료 후 장시간 지속되는 효과가 관찰된 것도 당연한 일이다.[39] 침 연구에서 잔류효과가 관찰된다는 사실을 보면 교차 설계는 효과세척 기간을 아주 길게 잡는 경우가 아니라면 임상시험 방법으로 적절치 못하다.

또한 진짜 침과 거짓침을 비교하는 교차 연구에서 환자들이 진짜 침 처치와 거짓침 처치를 모두 시술받고도 처치군 배정 내용을 모르는 상태가 유지될지 의문이다. 이상과 같은 이유 때문에 침 효능을 보기 위한 임상시험에서는 교차 설계보다 평행 설계가 바람직하다.

| 9 |
요약과 사례

대규모의 결정적인 3상 무작위 대조시험(RCT)을 시작하기 전에 2상 임상시험을 실시하면 여러 가지 측면에서 이득이 있다. (1) 비용효율적인 작은 규모로 가설을 검정해 보게 되고 (2) 큰 규모의 임상시험 수행시 검정력 계산에 필요한 자료를 확보하게 되며 (3) 연구인력을 비롯해 연구환경의 현실적 가능성을 가늠해 보고 (4) 공개적인 검증을 통해 예상하지 못했던 문제가 발생하고 또 해결되기도 하면서 더욱 큰 규모의 3상 무작위 대조시험을 위한 튼튼한 연구 프로토콜이 마련된다.

예를 들어 치통에 관한 2상 임상시험을 진행하면서 얻은 경험으로[4] 임상시험시 시점을 정밀하게 조절하는 기회가 주어졌다. 2상 임상시험을 실시하기 이전의 치료 프로토콜은 환자가 중등도의 통증을 느끼는 시점에 침을 시술했던 이전의 한 임상시험 논문을[25] 근거로 했었다. 하지만 연구자들은 2상 임상시험을 진행하면서 침 치료를 미리 시행한 경우 진통 효과가 더 우수하다는 현상을 관찰하고는 연구 프로토콜을 변경했다.

2상 임상시험 과정에서 맹검 여부를 묻는 설문지를 언제 제시해야 할지 평가해볼 기회가 주어졌던 사례도 있다. 2상 시험을 해 보기 전에는 환자들에게 자신이 어떤 치료를 받았다고 생각하는지 진료실을 나서기 전에 묻곤 했었다. 연구자들은 2상 임상시험을 진행하다가 그때까지 환자들이 자신의 통증이 얼마나 줄었는지를 근거로 해서 어떤 치료를 받았는지 짐작했으며 그 결과가 상당히 정확하다는 사실을 알게 되었다. 그러나 첫 치료 직후 질문을 하면 환자들이 아직 약물투여 시점 사이의 심한 통증을 경험하지 않은 상태에서 시술받은 치료의 내용을 근거를 두고 어떤 치료를 받았는지 추론했고 속임침 방법의 신뢰성이 확인되었다.

4. 3상 임상시험

3상 임상시험은 효능 검정을 위한 결정적인 임상시험이다. 대규모로 진행되며 여러 곳에서 수행되곤 한다. 골관절염 연구의 3상 임상시험은 진짜 침과 거짓침 군을 관심 대조군과 비교하는 3조 병렬 설계 연구(n=570)이다. 7

장에서 다룬 체계적 고찰에는 침 효능 검정을 위한 임상시험 방법론의 질 문제가 훌륭하게 설명되어 있다. 여기에서는 위에서 설명된 내용을 토대로 하여 침 효능 검정을 위한 임상시험을 더 튼튼하게 설계하는 지침을 제안하려 한다. 당연한 이야기이겠지만 제안하는 지침의 여러 항목이 2상 임상시험과 3상 임상시험에 공통적으로 해당된다.

| 1 | 생물학적 의의를 고려한 선정·배제 기준

선정·배제 기준에 대해 합리적인 생물학적 근거를 명시적으로 밝혀야 한다. 예를 들어 연구 대상집단이 이질적인 경우의 장단점이 있다. 연구 대상집단이 이질적이면 연구결과가 일반화되는 대상이 더 넓어진다는 점이 장점이다. 그리고 앞서 언급했듯이 연구 대상집단이 매우 이질적이면 기정처방식 침 치료를 고안해 시술하게 될 가능성이 거의 없다. 이질성 때문에 치료효과가 희석되는 점은 단점에 해당한다. 어떤 경우이든 대상자 선정 기준이 해당 질병과 침 치료에 관한 지식을 바탕으로 하여 생물학적 의의가 인정되는 내용이어야 한다는 점이 가장 중요하다.

| 2 | 적정 수준의 검정력 확보

침 임상시험에 대한 체계적 고찰 연구에서 가장 일반적으로 발견되는 언급은 극소수 예외적인 경우를 제외하고는 환자 수가 너무 적다는 점이다. 환자 수가 적기 때문에 2형 오차에 빠질 가능성이 높아서 침 임상시험의 연구결과를 해석하기 쉽지 않다. 실제로는 군 사이에 유의한 차이가 존재하지만 유의하지 않은 결과가 나온 경우 2형 오차가 생겼다고 한다.[40] 유의하지 않다는 결과가 나왔을 때 통계적 검정력이 부족해서 생긴 2형 오차 때문인지 아니면 실제로 그러하기 때문인지 감별할 방법은 아쉽게도 없다. 2형 오차가 생길 가능성을 줄이려면 통계식에 근거를 두고 연역적으로 표본 크기 추정치를 구하고,[40] 계획중인 연구에서 적용하는 대조군과 비슷한 대조군을 활용했던 연구의 자료를 근거로 해서 차이값의 예상치를 구하고, 혹시 가능하다면 예비연구의 결과를 토대로 해서 표본 크기의 추정값을 구하는 것이 중요하다. 임상시험을 수행하는 전 과정동안 이상의 통계적 문제를 다룰 때에는 생물통계학자의 기술적 협력을 받는 편이 가장 바람직하다.

진짜침과 거짓침의 통증 치료효능을 비교하는 임상시험이 특히 2형 오차에 빠지기 쉬운 까닭은 진짜 침과 비활성 속임 처치의 통증 치료효능을 비교하는 임상시험에 비해 표본 크기가 더 커야 하기 때문이다. 침습적인 거짓침이 일부 통증조절 효과를 비롯한 비특이적 생리적 효과를 일으키기 때문이다.[17] 만성 통증의 침치료에 대한 체계적 고찰연구를 보면[41] 거짓침에 반응을 보이는 사람의 비율이 비활성 속임 처치에 반응을 보이는 사람의 비율보다 유의하게 높았다.

| 3 |
무작위 배정을 통한 선택 치우침 최소화

환자를 처치군에 배정하는 방법 때문에 가장 중요한 치우침 중 하나가 발생하곤 한다. 선택 치우침(selection bias)이라고 하는 치우침은 비교대상군의 초기 특성이 체계적으로 달라지는 문제이다.[42] 알려진 예후 요인이든 알려지지 않은 예후 요인이든 여러 군이 똑같은 조건에 놓이도록 균형을 맞추는 가장 좋은 방법이 무작위 배정이다. 군 배정시 매우 중요한 방법 두 가지가 있으며 선택 치우침의 위험을 줄이려면 반드시 준수해야 한다. 첫째, 진정한 의미의 무작위 배정법이 시행되어야 한다는 점이다. 즉 난수표나 컴퓨터의 난수발생법을 이용한다. 둘째, 무작위 배정시 조작이 불가능해야 하며 이 내용은 아래(11장 4. 4)에서 살펴볼 것이다.

작은 규모의 연구가 선택 치우침에 쉽게 빠지게 되는 까닭은 중요한 예후인자를 균등하게 배정하게 될 가능성이 낮기 때문이다. 균형되게 군 배정이 이루어지지 못해서 기능장애가 심하지 않은 환자가 처치군에 배정되고 기능장애가 심한 환자가 대조군에 배정되면 선택 치우침 때문에 치료군에서 유효율이 부자연스럽게 높아지기도 한다. 임상시험의 규모가 작을 때의 문제점을 생각할 때 검정력이 충분치 못해 치료 효과가 없다는 결론에 이르게 될 가능성 하나만을 거론하는 경우가 많다. 하지만 선택 치우침이야말로 진짜 문제점일 수 있으며 치료효과가 30%나 부풀려 추정되기도 한다.[43] Linde 등은[44] 초기 특성의 동등성이 중요한 문제이기 때문에 연구의 질을 평가하는 점검표에 여러 군의 초기 특성이 동등했는지 묻는 항목을 두었다. 연구결과물을 발표할 때에는 항상 두 군의 초기 특성을 비교하여 제시하는 것이 좋다. 최근의 두통 무작위 대조시험 한 편을 보면 비교대상군의 초기 특성이 동등하지 않은 임상시험의 결과를 해석하기 쉽지 않다는 점이 잘 확인된다.[22] 방법론적 우수성 평가척도(Jadad scale)상 만점을 받을 정도로 엄격한 방법론을 준수한 예비연구였으나 주간 두통 지표 부분에서 초기 특성이 달라 연구결과를 해석하기가 불가능하다고 판단되었다.[45] 진짜 침 군에 두통점수가 심한 경우가 몰려 속임침 군의 조건이 유리한 불균형이 있었다.

무작위 배정을 하기 전에 층화 작업을 하면 군 사이에 균형을 유지하는 데에 도움이 된다. 에이즈(AIDS) 연구에서 CD4 수치처럼 관심있는 결과 항목과 연관된 1~2개 요인을 보통 층화 변수로 선택한다. 곧이어 각 계층 내에서 무작위배정을 실시한다.

| 4 | 배정 숨김을 통한 선택 치우침 최소화

배정 숨김(allocation concealment)이란 어떤 치료를 받게 될지에 대한 내용을 짐작하지 못하도록 그리고 배정 과정이 조작되지 못하도록 하는 방법을 표현하는 용어이다.[42] 환자 개개인이 임상시험에 적합한지 여부를 판정한 후 무작위 군 배정이 이루어진다. 군 배정이 이루어지면 처치군 배정 내용과 임상시험에 적합한지에 대한 판단을 변경할 수 없다. 대상자를 모집하거나 대상자가 임상시험에 적합한지 평가하는 사람과 군 배정을 담당하는 사람이 다르면 배정 숨김이 성공적으로 진행될 가능성이 더 높아진다.

치우침이 발생하는 상황은 난수를 생성하는 방식보다 배정 숨김이 제대로 이루어지지 않는 점과 더 관련이 깊다.[42] 배정 숨김이 이루어지지 못하면 치료효과가 41%나 과장되기도 한다.[46] 교대로 배정하는 방법, 공개된 순서, 생일에 따른 배정, 모자에서 숫자가 적힌 물건을 꺼내는 방법과 같이 공개적인 배정 방법은 당연히 부적절하다. 배정 내용을 성공적으로 숨기는 방법으로는 중앙 사무실에 전화해서 다음 배정 내용을 물어보는 방법, 연구에 적합한 대상자의 연구등록번호를 입력한 후에야 배정 내용을 보여주는 자체 컴퓨터 파일을 이용하는 방법 등이 있다.

| 5 | 환자와 시술자 맹검을 통한 시행 치우침 최소화

시행 치우침(performance bias)이란 환자와 시술자가 처치군 배정 내용을 알기 때문에 나타나는 행동방식의 체계적인 변화이다.[42] 예를 들어 환자에게 맹검법이 적용되지 못하면 시행 치우침 때문에 증상에 대한 호소가 더 커지기도 한다.

시술자에게 맹검법이 적용되지 못하면 시술자가 처치군과 대조군의 환자들을 자신도 모르게 다르게 대하면서 이를테면 처치군의 환자들에게 더 관심을 기울이고 용기를 북돋우면서 대해 시행 치우침이 나타나기도 한다. 침 임상시험에서는 시술자 맹검을 적용하기 거의 불가능하기 때문에 시술자의 시행 치우침을 최소화하도록 주의를 기울여야 한다. 이를테면 시술자가 환자와 이야기를 나눌 기회를 최소한으로 줄이거나 사전에 표준화한 내용만을 대답하도록 연구 프로토콜에서 규정하는 방법이 있다. 임상시험이 진행되는 동안 시술자의 행동방식에 혹시 차이가 발견되면 교정하도록 처치 과정을 동영상으로 녹화하는 방법이 제안되기도 했다.[47]

시행 치우침을 방지하는 가장 좋은 방법은 두말할 나위 없이 처치를 시술하는 사람과 시술받는 사람 모두 처치군 배정 내용을 알지 못하도록 하는 방법이다. 이를 이중 맹검이라 한다. 임상시험에서 이중맹검이 적용되지 않았다면 효과가 지나치게 크게 평가되기도 한다.[43] 침 임상시험에서 만약 속임 TENS와 침 처치처럼 두 가지 처치법이 유사하지 못한 상황이라면 시술받는 사람에게 맹검을 적용하기가 불가능하기 때문에 이중맹검은 불가능하다. 그래서 연구자는 시행 치우침이 결과에 영향을 끼칠 가능성을 예상하고 그것을 최소화할 방법을 강구해야 한다.

| 6 | 결과평가자 맹검을 통한 검출 치우침 최소화

환자와 시술자 맹검이 불가능한 상황이더라도 결과평가자 맹검은 항상 가능하며 반드시 시행되어야 한다. 결과 평가자 맹검을 통해 검출 치우침을 방지하자. 검출 치우침이란 결과평가자가 없거나 결과평가자에게 맹검법이 적용되지 못해 결과 평가 방식에 체계적인 차이가 발생하는 것이다.[42] 다시 말하자면 군 배정내용을 아는 결과 평가자에게는 자신이 보고 싶은 내용이 보일 가능성이 있다. 평가에 어느 정도 주관적인 판단이 필요한 X선 판독이나 전반적인 호전도와 같은 결과 항목에서 검출 치우침이 특히 문제가 된다. 사망처럼 주관적인 판단이 필요 없는 결과 항목에서는 그다지 문제가 되지 않는다. 침 임상시험에서는 침의 효과를 믿는 사람이 결과를 평가하면 진짜 침 처치군에서 질병 악화 정도가 적거나 전반적으로 더 호전되었다는 소견이 나오는 경향을 보이기도 한다. 일부 연구자들은 결과평가자에게도 맹검법이 적용되었음을 표시하면서 '이중맹검' 이라는 용어를 사용한다는 사실을 지적하고 넘어가야 할 것이다.[48] 그래서 '이중맹검' 이라 할 때 정확하게 누구에게 맹검법이 적용되었는지 확인하는 것이 중요하다.

| 7 | 동시처치에 대한 통제

동시처치 즉 임상시험이 진행되는 동안 시험 치료법 외에 환자가 이용할지 모르는 다른 치료에 대해 반드시 설명해야 하는 까닭은 효과가 연구대상 치료법 때문에 나타났다고 볼 수 있는지를 판단하기 위해서이다.[49] 동시

처치로서 약물, 마사지, 물리요법, 명상, 음식이나 운동과 같은 생활습관 개선 등이 시행될 가능성이 있다.

가령 대조군 환자들이 대조처치의 효과가 없어서 증상개선을 위해 다른 동시처치를 받을지 모른다. 동시처치에 대해 설명하지 않는다면 두 군의 치료효과가 비슷해 보일 가능성이 있다. 이 문제점에 대한 우려 때문에 임상시험 연구자들이 환자들에게 연구 기간동안 다른 치료를 받지 말아 달라고 요청하는 경우가 많다. 이렇게 요청하기가 현실적으로 어렵고 윤리적으로 문제되는 상황에서는 환자들에게 일기 형식의 기록지처럼 기타 치료를 이용한 내용에 대해 기록하는 방법을 제공한다면 통계분석시 동시처치에 대해 통제할 여지가 보일 것이다.

| 8 | 중도탈락자 포함 분석법을 통한 탈락 치우침 방지

배정 단계에서 선택 치우침을 성공적으로 방지하고 임상시험을 실시했더라도 만약 임상시험을 끝까지 마친 대상자만 고려하면 추적조사 시기의 선택 치우침이 발생하기도 한다. 중도탈락자나 철회자 때문에 추적조사 시기에 나타나는 선택 치우침을 탈락 치우침(attrition bias)이라 한다. 즉 탈락 치우침이란 중도철회자의 체계적 차이 때문에 나타난다.[42] 중도탈락자 포함 분석법(intention-to-treat analysis)에서는 탈락자를 효과가 없었던 사람으로 간주하며 탈락 치우침을 방지하기 위해 추천되는 통계분석법이다. 침 분야에서는 중도탈락자 포함 분석법이 비교적 최근의 문헌에 등장한다.[1,50]

중도탈락자 포함 분석법을 쓰는 논리적 근거는 처치군 배정시 예후 인자를 균등하게 분포시켰던 무작위 배정 구도를 보존하자는 데에 있다. 그래서 중도탈락자 포함 분석법에서는 처치를 한 번도 받지 못하고 중도탈락된 사람이나 처치를 받으러 방문하다가 중도에 그만둔 사람 그리고 추적조사가 되지 않은 사람까지 모든 사람을 포함해 분석한다. 중도탈락자나 철회자들을 모두 효과가 없던 사람이라고 간주하면 진정한 치료 효과보다 감소된 결과를 얻을 가능성이 있으나 결과를 왜곡시키지는 않는다.

| 9 | 사전규정한 모든 결과 보고를 통한 보고 치우침 방지

보고 치우침(reporting bias)은 결과 보고 방법의 체계적 차이로 결과보고 단계에서 발생할 수 있다.[42] 유의하지 못한 소견보다 유의한 소견이 더 관심을 끌 만 하다고 생각되어서 연구자가 긍정적인 소견만을 보고할 가능성이 있다. 보고 치우침을 방지하는 가장 좋은 방법은 연구를 계획할 때 어떤 결과항목을 측정할지 상세히 정하고 긍정적인 결과든 유의하지 못한 결과든 모든 항목에 대해 보고하는 것이다.

| 10 | p값, 비교위험도, 신뢰구간 보고

무작위 대조시험에서는 보통 군 간 차이를 p값으로 보고한다. 전통적으로 p값이 0.05보다 작아서 치료법 A와 치료법 B가 동일할 가능성이 5% 이하이면 군 간 차이가 유의하다고 간주한다. p값과 함께 비교위험도(relative risk, RR)를 명시하고 비교위험도 인근에 신뢰구간을 밝혀 놓으면 연구 결과에 대해 훨씬 많은 정보를 제공한다. P값 하나만으로는 치료효과의 크기를 추정하거나 치료효과 크기 추정의 정확성을 나타내지 못한다. 또한 비교위험도란 처치군에서 효과가 나타난 빈도와 대조군에서 효과가 나타난 빈도의 비율이다. 비교위험도와 함께 보통 95% 신뢰구간을 제시하며 정확도 추정에 활용된다. 95% 신뢰구간이란 군 간 차이가 실제로 해당 구간 내에 존재할 가능성이 95%라는 뜻이다.

치통에 대한 침 효과를 평가했던 최근의 무작위 대조시험이 좋은 예이다.[5] 1회째 침 처치를 하자 진짜 침 처치를 받은 대상자들은 대조침 처치를 받은 대상자들에 비해 더 오랜 시간이 경과하고 나서야 중등도 통증이 나타났다고 p값만을 사용해서 보고했다(p=0.008). 그리고 연구자들은 비교위험도 값과 신뢰구간을 밝혀 p값만으로 알지 못할 정보를 추가적으로 제공했다. 효과의 크기에 대해서는 비교위험도 값 0.40이었는데 즉 제3대구치 발치 후 중등도 통증이 나타날 가능성이 진짜 침 처치군이 속임 처치군에 비해 60%가 낮다는 뜻이었다. 추정치의 정확성은 95% 신뢰구간(0.19~0.84)으로 표현했는데, 즉 비교위험에 대해 진짜 침 처치군에서 중등도 통증이 나타날 가능성이 60% 낮다는 추정치를 제시했지만 추정치의 참값은 높으면 81% 낮으면 16%일지도 모른다는 뜻이다. 이 정도 범위를 벗어나지 않는 신뢰구간을 보면 효과의 참값이 통계적으로 유의할 것으로 생각된다.

| 11 | 요약

11장에서는 이상과 같이 임상시험의 세 단계를 살펴보았다. 각 임상시험 단계의 중심 목표를 개괄적으로 설명해 놓은 미국 식품의약국의 설명은 침 임상연구의 각 단계에서 유용하게 활용될 정보가 담겨 있는 하나의 모형이다. 이 방법을 통해 침 연구가 포괄적이면서 비용 효율적으로 수행될 수 있을 것이다.

5. 서양의학과 한의학의 통합연구 모형

침구학이 서구에 수용되었으면 하는 취지로 효능을 검증하는 임상시험이 대부분 생의학적 관점의 증상을 기준으로 기획되고 속임 처치 대조군 모형에 부합하도록 설계되었다는 사실이 충분히 이해는 간다. 하지만 서양의 생의학적 모형을 한의학 평가에 적용하려는 시도는 마치 서양식 자로 중국식 길이 단위를 측정하는 상황으로 비유되곤 했다. 근본적인 질문은 이것이다. 침구학 이면의 전통으로부터 어떤 지식을 더 습득할만하며 보건 측면에서 최대한 도움이 되려면 그 지식이 어떻게 응용될 수 있는가? 이 질문에 대한 대답을 제시하려면 서양의 생의학적 진단치료법과 한의학의 진단치료법을 하나의 개념틀 내에서 통합해야 한다. 동서양의 두 가지 의학전통 패러다임을 하나의 임상시험 틀 속에 담으면 대답을 제시하게 될 질문의 폭이 넓어지고 정보를 얻게 될 가능성도 더욱 분명해진다. 어떤 의학이든 공정하게 평가하려면 가급적 최대한 임상진료 관행에 대해 정보를 얻고 비슷하게 적용하여 임상시험을 진행해야 한다. 11장의 뒷부분에서는 앞으로 임상현장에서의 침 시술에 대해 더 많은 정보를 갖고 더 비슷한 형식으로 연구가 진행되도록 두 체계를 통합하는 방법을 제시한다.

| 1 | 하나의 임상시험에서 서양의학과 한의학 진단의 통합이 가능한가?

앞에서 언급했듯이 임상시험에서 서양식 방법론적 엄격성을 충족시키는 기정처방식 침 처치를 채택할지 아니면 임상현장에서의 침 시술과 더 가까운 개인별 침 처치를 채택할지에 대해 의견이 갈린다. 한의학 임상가들은 서양의 방법론만을 추종함으로써 한의학이 본래 의미를 잃고 한의학 변증이란 용어로 보통 불리는 고유의 진단법과 개인별 치료라는, 한의학이 의학에 가장 크게 기여할 가능성이 있는 내용도 상실한다고 우려를 표시한다. 서양식 관점에서는 증상과 질병이 동일하면 진단도 동일하다. 하지만 한의학 관점에서는 한의학 변증상 두 가지 이상으로 구별되기도 한다. 예를 들어 만성 설사에 대한 현대의학 치료법은 만국공통이지만 한의학 치료법은 변증에 따라 달라지곤 한다(표 3).

여기에서 제시하는 이중심사 기법(double screen technique)은 하나의 임상시험에 현대의학 진단법과 한의학 진단법 모두를 수용하고자 고안되었다. 무작위 배정을 하기 전에 임상시험에 적합한 대상자인지 판단할 때 적용되는 기법이다. 적합성 평가를 할 때 서양의학 진단지표와 한의학 진단지표를 모두 적용한다. 첫째, 만성 설사의 경우 전통적인 의학 진단상 적합하다고 판단을 한다. 둘째, 한의학 임상가가 내린 한의학 진단에 따라 적합성 판단을 한다. 한의학 변증이 여러 가지일 수 있으므로 가장 흔한 몇 가지를 택하는 편이 실용적인 면에서 더 좋은 까닭은 한의학 진단명 중 흔한 것을 골라야 적절한 수의 임상시험 대상자를 모집할 가능성이 높아지기 때문이다. 적합성이 전통적 진단법과 한의학 진단법 모두를 통해 확인되었으면 환자를 임상시험에 등록시키고 한의학 진단에 근거를 둔 기정처방식 침 처치군이나 속임 처치 대조군에 무작위 배정한다. 약물치료도 병행하는 경우라면 대조군에 쓸 속임약을 손쉽게 구성할 수 있다. 이중심사 설계법은 엄격성이 높고 서양의 임상시험 기준에 비추어 보아도 인정될 가능성이 높으며 한의학 관점에서도 한의학 진단상 여러 가지로 다른 환자들에게 동일한 기정처방 침 치료를 시술하는 기존 방법보다 만족도가 높은 방법이다.

이중심사 설계법은 현대의학 관점의 적합성을 충족하는 사람을 모두 받아들여 한의학 진단에 따라 각 참여자를 세분한 후 무작위 배정하는 식으로 변형되기도 한다. 각각의 한의학 진단범주에 해당하는 환자들은 해당 한의학 진단명에 따라 고안된 기정처방식 처치를 받거나 아니면 대조 처치를 받도록 무작위 배정된다. 기정처방식 처치는 모든 경우에 공통적으로 쓰이는 핵심적 몇몇 혈위와 해당 진단범주에 맞도록 추가되는 혈위로 구성되곤 한다.

이중심사 설계법은 임상시험이 진행되는 동안 동일한 사람에 대한 기정처방의 변화를 허용하는 방법으로도 변형된다. 이렇게 적용할 때에는 한의

[표 11-3] 만성설사에 대한 한의학 변증 사례

증상	가능성이 높은 한의학 진단	가능성이 높은 한의학 치료
설사와 식욕감소	비기허(脾氣虛)	건비익기(健脾益氣)
설사와 불안	간비불화(肝脾不和)	소간리기(疏肝理氣)
설사와 수족냉증	비신양허(脾腎陽虛)	보비신양(補脾腎陽)
묽지만 색이 맑지 않고 탁하며 천천히 나오고 악취나는 설사	대장습열(大腸濕熱)	청열제습(淸熱除濕)
설사와 안면홍조, 도한	음허(陰虛)	자음(滋陰)

학 진단명에 따른 기정처방식 치료법을 미리 여러 가지 구성해 놓는다. 이제 연구를 진행하는 동안 어떤 사람의 한의학 진단명이 변하면 새로운 한의학 진단명에 맞는 기정처방으로 바꾸어 시술한다. 이 방법은 사람과 사람 사이의 차이 외에 동일한 사람에서 나타나는 시간의 흐름에 따른 차이의 가능성을 인정하는 한의학적 철학을 충족시키는 데에 더욱 근접한 방법이다.

| 2 | 침의 조절작용으로 질병예방이 가능한가?

Cassidy는[51)] 사람들이 침 치료를 찾는 주요 이유 중 하나가 건강유지 즉 생리학적 조율을 위해서라고 했다. 실제로 한의학의 가장 그럴듯한 원리 중 하나가 바로 경락이 계속 소통되어 기가 자유롭게 흐르도록 함으로써 균형 상태를 회복하면 건강을 보전한다는 개념이다. 분명한 어떤 증상이나 증후를 나타내기 이전 단계의 미세한 준임상적 불균형이 한의학을 이용해 감지된다고 되어 있다. 한의학 철학에 따르면 그렇기 때문에 질병이 생기기 전에 예방적 침 처치를 받아야 현명한 사람이다. 한의학의 이러한 개념의 타당성이 입증된다면 한의학이 가장 크게 기여하게 될 분야는 건강 보전과 삶의 질 향상, 복지, 질병해소일 것이다. 기본적으로 제기되는 의문은 이렇다. 조치를 취하지 않으면 앞으로 생의학적 여러 증상을 나타나게 되리라 예상되는 준임상적 증상을 감지하고 교정한다는 일이 가능한가?

심혈관계,[52–53] 면역계,[54] 위장관계[55] 등 여러 생리 기능이 침 치료를 통해 정상으로 회복 가능하다는 보고가 여러 동물연구나 인체연구를 통해 밝혀졌다. 예를 들어 Ballegaard 등은[53] 피부혈류, 심박동수, 혈압과 심박동수의 곱 등의 심장혈관계 지표가 침 처치를 통해 조절되는 효과 즉 높은 범위의 정상치를 낮추고 낮은 범위의 정상치를 높이는 작용을 밝혔으며 건강한 사람이 침을 활용해 심장혈관계의 동적평형을 보전하는 면에서 의미가 있으리라는 결론을 내렸다. Lao 등은[5] 침 처치를 받은 환자들이 치과 수술 후에 부종이나 염증과 같은 부작용이 감소하는 소염 조절작용에 대해 보고했다.

침 처치로 만성질병이 예방되는지 여부를 판단하려면 경시적인 고비용의 역학 연구를 장시간 수행해야 한다. 그렇지만 침 처치의 예방효과를 알아보는 출발점으로 급성 질환에 초점을 맞추는 방법도 있다. 예를 들어 독감이 유행하는 때에 한약을 예방적으로 복용하면 유병율과 질병 중증도가 감소하는가? 고령층과 같은 고위험군의 유병율이 감소하는가?

| 3 |
침과 한약을 함께 쓰면 효능이 더 좋은가?

일본식 침법 몇 가지와 서양의학 의사인 침 임상가들이 대부분 선호하는 Worsley 5행침, 프렌치 에너제틱 등의 침법이나 한약을 쓰지 않는 몇 가지 침법도 있지만 미국 침구대학에서 교육되고 대부분의 침구사 면허 소지자가 시술하며 중의학이라고 알려진 침법은 치료시 한약을 완전히 결합해 활용한다. 하지만 침 치료와 한약치료를 병행했을 때의 효능을 평가한 임상시험은 거의 없다.

한약요법에 대한 서양의 임상시험에서는 대부분 실제 임상에서 쓰이는 전형적인 한약 처방이 아니라 단일 약초나 분리성분이 연구 대상이었다. '보완' 의학이나 '통합' 의학에 대한 관심이 고조되면서 서양의학의 생의학적 처치에 대해 침이나[36,56] 한약을[57–58] 보조적으로 활용하는 임상시험이 진행되었지만 침과 한약의 결합치료에 대한 임상시험은 진행되지 않았다는 점이 의외다.

환자를 침과 한약치료를 받는 군이나 침과 위약 처치를 받는 군으로 무작위 배정하는 식으로 범위를 확장한 연구 설계가 가능하다. 한약 처방을 정제 형태로 조제하면 무해한 속임약을 만들기도 비교적 간단하며, 두 약물의 정제 모두 모양, 색깔, 무자극성 코팅은 동일하게 한다.[59] 아니면 한약 처방을 보통 방법으로 달여서 차 형태로 만들고, 시험 약물과 냄새와 맛이 비슷하지만 연구하려는 병증에 효과가 없다고 알려진 약물을 비슷한 중량만큼 이용해 속임약 달인 물을 준비한다.[60] 침 처치에 대한 보조적 수단으로서 약물요법을 이렇게 검정하면 한약 임상시험에서 별로 시도되지 않았던 제약 지식인 용량반응 곡선을 알게 될 지도 모른다.

| 4 |
침과 기존 처치를 함께 쓰면 효능이 더 좋은가?

침 단독시술이든 침과 한약 결합 시술이든 실제 한의학 임상과 서양의학적 생의학에 대한 비교가 활성 대조군을 적용하는 연구 설계의 두 번째 경우이다. 엄격한 선정배제 기준에 따라 선별한 환자들을 두 가지 처치법 중 한 쪽으로 무작위 배정한다. 연구하려는 병증이 이미 알려져 있는 시간 내에 서양의학으로 치료되는 질환이라면 이러한 연구를 통해 한의학이 비슷한 정도 시간 내에 효과를 발휘하는지 여부를 알게 될 것이다. 두 처치법에서 불량반응과 비용 효율성 등 또다른 치료결과도 비교하게 될 것이다.

| 5 | 기타 응용

1 | 자체 패러다임에 따른 침 처치의 효능 평가

자체의 진료 패러다임에 따라 시술되었을 때 침의 치료 효과가 어떠한지 질문을 던졌던 임상시험이나 결과 평가 항목으로서 한의학 진단도 포함시켰을 때 추가적으로 얻게 되는 정보가 어느 정도인지 탐색해본 임상시험이 거의 없다. 앞으로의 임상시험에서는 다음과 같은 질문이 제기될 수 있다.

– 무작위 대조설계 연구를 통해 한의학 진단 병증이 침으로 교정된다고 입증될 수 있는가? 침 처치를 통해 간기울결(肝氣鬱結), 신음허(腎陰虛) 등 병증을 치료하고 '화(火)가 지나치게 많은' 병증에서 균형을 회복시킬 수 있는가?
– 생의학적 관점의 증상과 비슷한 속도록 한의학 관점의 증상이 개선되는가? (가령, 설색(舌色)이 정상으로 회복되는 시점은 혈청효소가 정상치를 회복하게 되는 시점 이전인지 동일한 시점인지 이후인지)
– 생의학적 치료에 대한 반응이 좋은 사람이나 안좋은 사람이 한의학적으로 특정 분류에 해당하는 경향을 보이는가?

2 | 침 치료반응의 개인차에 대한 통제

침 임상시험을 설계하고 해석할 때 잠재적인 교란변수로서 치료반응의 개인차라는 문제점은 거의 관심을 받지 못했었다. 치료반응의 개인차라는 현상을 고려해야 할 필요성이 특히 명백하게 드러난 연구는 침진통 연구였다. 침진통 기전을 연구할 때 동물연구상 반응이 좋은 개체와 반응이 나쁜 개체를 사전심사용 검사를 통해 감별한 후 연구가 별도로 진행되곤 했었다.[61–62] 이렇게 연구해본 결과 침진통의 개체차는 모르핀 투여를 통한 진통 혹은 통증신호 처리시 핵심적 역할을 하는 중간뇌의 수도관주위회색질(PAG) 자극을 통한 진통에서의 개체차와 매우 비슷한 양상을 보이는 것으로 나타났다.[63–65] 그리고 반응이 좋지 않다고 판단되는 동물은 수도관주위회색질에서 내인성 항아편유사제 신경펩타이드인 CCK–8의 농도가 높고 뇌에서 CCK–8의 농도를 떨어뜨리면 반응이 좋은 개체로 전환되기도 한다.[66] 사람의 경우 모르핀 투여를 통한 진통에 반응하는 사람과 그렇지 않은 사람이 존재한다고 오래 전부터 알려져 왔으며 임상시험 연구 설계시 이 사실을 고려하는 경우도 많다.[67–68]

침 임상시험에서는 개인차 문제 때문에 가령 환자의 두통이 침 처치에 반응을 보이지 않을 때 환자의 혈관성 혹은 근골격계성 두통 유형이 치료에 잘 반응하지 않는 유형이거나 생화학적 기질상 체내의 통증조절기전이 침에 의해 효과적으로 자극되지 못하는지 여부에 대한 감별이 중요하다. 이런 면으로 보면 임상시험에서의 어떤 효과란 침에 대한 반응성 면에서 독립적인 여러 차이점이 뒤섞인 상태라고도 보이고 이 때문에 연구결과 해석상 혼동이 초래될 가능성이 있다. 환자들을 여러 처치군으로 무작위배정하기 앞서 침 진통에 대한 반응이 좋은 대상자와 좋지 않은 대상자로 층화 구별한다면 개인차로 인한 영향을 최소한으로 줄이기 위한 하나의 방법이 될 것이다. 침진통과 모르핀 진통에 대한 개인별 반응성이 높은 상관관계를 보이므로 모르핀에 대한 반응이 좋은 사람과 좋지 않은 사람을 감별하기 위해 사용하는 혈장과 소변 검사상 표지자에 따라 침의 통증조절효과를 관찰하기 위해 모집된 환자들을 반응이 좋은 사람과 좋지 않은 사람으로 분류하는 방법도 있을 것이다.[69] 개인차에 대해 인정한다면 침 임상시험시 평균값 외에 각 개인별 반응을 함께 보고하려는 움직임도 활발해져야 할 것이다. 개인별 반응에 대한 정보가 주어지고 또 처음부터 대상자의 선정 배제기준이 엄격하게 적용된다면 임상시험 결과에서 개인별 반응차이가 어느 정도 영향을 주는지 더 명확하게 평가될 것이다.

6. 결론

실제 임상현장에서의 침 치료를 반영해 임상시험이 창조적으로 설계되면 앞으로 여러 면에서 침 연구의 전망이 밝다. 서양의학과 한의학의 패러다임을 하나의 임상시험 틀 안에서 구현한다면 제기되는 연구질문의 폭이 넓어지고 또 임상시험 결과 취득하게 될 정보에 대한 가능성도 더욱 높아질 것이다.

감사의 글

원고 정리를 성심껏 도와준 Victoria Hadhazy에게 감사를 표한다.

11장 참고문헌

1. Berman BM, Singh BB, Lao L, Langenberg P, Li H, Hadhazy V, Bareta J, Hochberg M (1999) A randomized trial of acupuncture as an adjunctive therapy in osteoarthritis of the knee. Rheumatol 39:346-354
2. Berman B, Lao L, Greene M, Anderson R, Wong RH, Langenberg P, Hochberg M (1995) Efficacy of traditional Chinese acupuncture in the treatment of symptomatic knee osteoarthritis: A pilot study. Osteoarthritis Cartilage 3:139-142
3. Lao L, Bergman S, Anderson R, Langenberg P, Wong RH, Berman B (1994) The effect of acupuncture on postoperative oral surgery pain: a pilot study. Acup Med 12:13-17
4. Lao L, Bergman S, Langenberg P, Wong RH, Berman B (1995) Efficacy of Chinese acupuncture on postoperative oral surgery pain. Oral Surg Oral Med Oral Pathol Oral Radiol Endod 79:423-429
5. Lao L, Bergman S, Hamilton GR, Langenberg P, Berman B (1999) Evaluation of acupuncture for pain control after oral surgery: A placebo-controlled trial. Arch Otolaryngol Head Neck Surg 125:567-572
6. Molsberger A, Bowing G (1997) Acupuncture for pain in locomotive disorders. Critical analysis of clinical studies with respect to the quality of acupuncture in particular. Der Schmerz 11:24-29
7. Birch S (1997) An exploration with proposed solutions of the problems and issues in conducting clinical research in acupuncture. University of Exeter, Exeter
8. Gaw AC, Chang LW, Shaw LC (1975) Efficacy of acupuncture on osteoarthritic pain. A controlled, double blind study. N Engl J Med 293:375-378
9. Christiansen BV, Iuhl IU, Vilbek H, Bulow HH, Dreijer NC, Rasmussen HF (1992) Acupuncture treatment of severe knee osteoarthrosis. A long-term study. Acta Anaesthesiol Scand 36:519-525
10. Takeda W, Wessel J (1994) Acupuncture for the treatment of pain of osteoarthritic knees. Arth Care Res 7:118-122
11. Bergner M, Bobbit RA, Carter WB, Gilson BS (1981) The Sickness Impact Profile: Development and final revision of a health status measure. Med Care 19:787-805
12. Ware JE (1995) The status of health assessment 1994. Ann Rev Public Health 16:327-354
13. Patrick DL, Deyo RA (1989) Generic and disease-specific measures in assessing health status and quality of life. Med Care 27:S217-S232
14. Hulley SB, Cummings SR (1992) Planning the measurements. In: Hulley SB, Cummings SR (eds) Designing Clinical Research. Williams and Wilkins, Baltimore
15. Deluze C, Bosia L, Zirbs A, Chantraine A, Vischer TL (1992) Electroacupuncture in fibromyalgia: Results of a controlled trial. BMJ 305:1249-1252

16. Turner J, Deyo R, Loeser J, Von Korff M, Fordyce WE (1994) The importance of placebo effects in pain treatment and research. JAMA 271:1609-1614
17. Hammerschlag R (1998) Methodological and ethical issues in clinical trials of acupuncture. J Alt Compl Med 4:159-171
18. Coan RM, Wong G, Ku S (1980) The acupuncture treatment of low back pain: A randomized controlled study. Am J Chin Med 8:181-189
19. Petrie J, Hazleman B (1985) Credibility of placebo transcutaneous nerve stimulation and acupuncture. Clin Exp Rheumatol 3:151-153
20. Richter A, Herlitz J, Hjalmarson A (1991) Effect of acupuncture in patients with angina pectoris. Eur Heart J 12:175-178
21. Hesse J, Mogelvang B, Simonsen H (1994) Acupuncture versus metoprolol in migraine prophylaxis: A randomized trial of trigger point deactivation. J Intern Med 235:451-456
22. White AR, Eddleston C, Hardie R, Resch KL, Ernst E (1996) A pilot study of acupuncture tension headache using a novel placebo. Acup Med 14:11-15
23. Streitberger K, Kleinhenz J (1998) Introducing a placebo needle into acupuncture research. Lancet 352:364-365
24. Emery P, Lythgoe S (1986) The effect of acupuncture on ankylosing spondylitis. [Letter.] Br J Rheumatol 25:123-133
25. Sung YF, Kutner MH, Cerine FC, Frederickson E (1977) Comparison of the effects of acupuncture and codeine on postoperative dental pain. Anesth Analg 56:473-478
26. Vincent CA (1989) A controlled trial of the treatment of migraine by acupuncture. Clin J Pain 5:305-312
27. Helms JM (1987) Acupuncture for the management of primary dysmenorrhea. Obstet Gynecol 69:51-56
28. Blom M, Dawidson I, Angmar-Mansson B (1992) The effect of acupuncture on salivary flow rates in patients with xerostomia. Oral Surg Oral Med Oral Pathol Oral Radiol Endod 73:293-298
29. Kendall DE (1989) A scientific model for acupuncture. Am J Acupunct 7:251-268
30. LeBars D, Villanueva L, Willer JC, Bouhassira D (1991) Diffuse noxious inhibitory controls (DNIC) in animals and man. Acupunct Med 9:47-56
31. Lewith G, Vincent C (1995) Evaluation of the clinical effects of acupuncture: A problem reassessed and a framework for future research. Pain Forum 1-29
32. Vincent CA (1990) Credibility assessment in trials of acupuncture. Complement Med Res 4:8-11
33. Allen JJB, Schnyer R, Hitt SK (1998) The efficacy of acupuncture in the treatment of major depression in women. Psychol Sci 9:397-440
34. Hammerschlag R, Morris MM (1997) Clinical trials comparing acupuncture with biomedical standard care: A criteria-based evaluation of research design and

reporting. Complement Ther Med 5:133-140

35. Wang H-H, Chang Y-H, Liu DM (1992) A study in the effectiveness of acupuncture analgesia for colonoscopic examination compared wth conventional premedication. Am J Acupunct 20:217-221
36. Johansson K, Lindgren I, Widner H, Wiklund I, Johansson BB (1993) Can sensory stimulation improve the functional outcome in stroke patients? Neurology 43:2189-2192
37. Zhou G, Jin S-B, Zhang L-D (1997) Comparative clinical study on the treatment of schizophrenia with electroacupuncture and reduced doses of antipsychotic drugs. Am J Acupunct 25:25-31
38. Max M (1991) Neuropathic pain syndromes. Advances Pain Res Ther 18:193-219
39. Mendelson G, Selwood TS, Loh TS, Kidson MA, Scott DS (1983) Acupuncture treatment of chronic back pain: A double blind placebo-controlled trial. Am J Med 74:49-55
40. Browner WS, Newman TB, Cummings SR, Hulley SB (1988) Getting ready to estimate sample size: Hypotheses and underlying principles. In: Hulley SB, Cummings SR (eds) Designing clinical research. Williams and Wilkins, Baltimore
41. Ezzo J, Berman B, Hadhazy V, Jadad A, Lao L, Singh B (2000) Is acupuncture effective for the treatment of chronic pain? A systematic review. Pain 86:217-225
42. Mulrow CD, Oxman A (eds) (1997) Critical appraisal of studies. Cochrane Collaboration Handbook. [Updated September 1997]. In: The Cochrane Library database on disk and CD-ROM. Issue 4. The Cochrane Collaboration, Oxford
43. McQuay H, Moore A (1998) An evidence-based resource for pain relief. Oxford Medical Publications, Oxford, p 33
44. Linde K, Worku F, Stor W, Wiesner-Zechmeister M, Pothmann R, Weinschutz T, Melchart D (1996) Randomized clinical trials of acupuncture for asthma - a systematic review. Forsch Komplementarmed 3:148-155
45. Melchart K, Linde K, Fischer P, Berman B, White A, Vickers A, Allais G (1999) Acupuncture for recurrent headaches. Review. Issue 3. The Cochrane Library, Oxford
46. Schultz KF, Chalmers I, Hayes RJ, Altman DG (1995) Empirical evidence of bias: Dimensions of methodological quality associated with estimate of treatment effects in controlled trials. JAMA 273:408-412
47. Vincent CA, Richardson PH (1986) The evaluation of therapeutic acupuncture: Concepts and methods. Pain 24:1-13
48. Jadad AR, Moore RA, Carroll D, Jenkinson C, Reynolds DJM, Gavaghan DJ, McQuay HJ (1996) Assessing the quality of randomized clinical trials: Is blinding necessary? Controlled Clin Trials 17:1-12
49. Deyo R (1991) Nonoperative treatment for low back disorders. Differentiating useful from useless therapy. In: Frymoyer J (ed) The adult spine: Principles and

practices. Raven Press, New York, pp 85-104

50. Molsberger A (1998) Acupuncture in chronic low back pain. Paper presented at the International Society for the Study of the Lumbar Spine June 9-13, Brussels
51. Cassidy CM (1998) Chinese medicine users in the United States. Part I: Utilization, satisfaction, medical plurality. J Altern Complement Med 4:17-27
52. Yao T (1993) Acupuncture and somatic nerve stimulation: Mechanisms underlying effects on cardiovascular and renal activities. Scand J Rehab Med [Suppl] 29:7-18
53. Ballegaard S, Muteki T, Harada H, Ueda N, Tsuda H, Tayama F (1993) Modulatory effect of acupuncture on the cardiovascular system: A crossover study. Acup Electrother Res 18:103-115
54. Yang MMP, Ng KKW, Zeng HL, Kwok JSL (1989) Effect of acupuncture on immunoglobulins of serum, saliva, and gingival sulcus fluids. Am J Chin Med 17:89-94
55. Iwa M, Sakita M (1994) Effects of acupuncture and moxibustion on intestinal motility in mice. Am J Chin Med 22:119-125
56. Shen J, Wegner N, Glaspy J, Hays R, Elliot M, Choi C, Shekelle P (1997) Adjunct antiemesis electroacupuncture in stem cell transplantation. Proc Am Soc Clin Oncol 16:42a
57. Xu GZ, Cai WM, Qin DX, Yan JH, Wu XL, Zhang HX, Hu YH, Gu XZ (1989) Chinese herb "destagnation" series I. Combination of radiation with destagnation in the treatment of nasopharyngeal carcinoma (npc): A prospective randomized trial on 188 cases. Int J Radiation Oncol Biol Phys 16:297-300
58. Yu G, Ren D, Sun G (1993) Clinical and experimental studies of JPYS in reducing side effects of chemotherapy in late stage gastric cancer. J Trad Chin Med 13:31-37
59. Burack JH, Cohen MR, Hahn JA, Abrams DI (1992) Pilot randomized controlled trial of Chinese herbal treatment for HIV-associated symptoms. J AIDS Hum Retrovirol 12:386-393
60. Sheehan MP, Rustin MHA, Atherton DJ, Buckley C, Harris DJ, Brostoff J, Ostlere L, Dawson A (1992) Efficacy of traditional Chinese herbal therapy in adult atopic dermatitis. Lancet 340:13-17
61. Xu M, Aiuchu T, Nakaya K, Arakawa H, Maeda M, Tsuji A, Kato T, Takeshige C, Nakamura Y (1990) Effect of low frequency electric stimulation on in vivo release of cholecystokinin-like immunoreactivity in medial thalamus of conscious rat. Neurosci Lett 118:205-207
62. Takeshige C, Oka K, Mizuno T, Hisamitsu T, Luo C-P, Kobori M, Mera H, Fang T-Q (1993) The acupuncture point and its connecting central pathway for producing acupuncture analgesia. Brain Res Bull 30:53-67
63. Takeshige C, Murai M, Tanaka M, Hachisu M (1983) Parallel individual variations in effectiveness of acupuncture, morphine analgesia, and dorsal PAG-SPA and their abolition by D-phenylalanine. Adv Pain Res Ther 5:563-569

64. Huang Z, Qiu X, Han J (1985) The individual variation in acupuncture analgesia: A positive correlation between the effects of electroacupuncture analgesia and morphine analgesia in the rat. Acupunct Res 10:115-118
65. Liu SX, Luo F, Shen S et al (1999) Relationship between the analgesic effect of electroacupuncture and CCK-8 content in spinal perfusate in rats. Chin Sci Bull 44:240-243
66. Tang N-M, Dong H-W, Wang, X-M, Tsui Z-C, Han J-S (1997) Cholecystokinin antisense RNA increases the analgesic effect induced by electroacupuncture or low dose morphine: Conversion of low responder rats to high responders. Pain 71:71-80
67. Lorenzetti ME, Roberts-Thomson IC, Pannall PR, Taylor WB (1991) Placebo-controlled trial of dexamethasone for chronic biliary pain after cholecystectomy. Clin J Pain 7:318-322
68. Sorensen J, Kalman S, Tropp H, Bengtsson M (1996) Can a pharmacological pain analysis be used in the assessment of chronic lower back pain? Eur Spine J 5:236-242
69. Roberts-Thomson IC, Jonsson JR, Pannall PR, Frewin DB (1991) Morphine responders with unexplained pain after cholecystectomy may have sympathetic overactivity. Clin Autonom Res 1:59-62

12장 침구생리학 연구전망

| 하머슐락 외 |

1. 개괄

임상연구가 침구처치로 효과적으로 치료되는 기능이상과 질환을 체계적으로 확인하는 방법이라면 **생리연구**는 침구처치가 어떻게 해서 작동하는지를 조사하는 방법이다. 생리연구가 필요하게 되는 서너 가지 이유가 있다. 기전에 대한 근거를 통해 통증, 염증, 오심과 관련된 질환을 치료하는 비약물 요법이라는 침의 임상적 소견에 신뢰성이 강화된다. 침 처치를 통해 치유가 촉진되는 기전을 이해하고 특히 신경, 호르몬, 면역, 심혈관, 위장관, 기타 생의학적으로 규명된 기능계통의 세포나 분자 수준에서 변화가 확인됨으로써 서구 세계에서 침을 인정하는 움직임이 더욱 활발해졌다. 이제는 연구자들이 침 치료효과를 검정하는 임상시험을 더욱 개선해 설계하는 데에 침 작용과 연관된 생의학적 지표가 도움이 될 것이다.

하지만 기전규명을 위한 연구의 대부분에서 적용되는 "생화학적인 변화나 생리학적 변화 중 무엇이 침 치료효과와 관련되는가?" 라는 질문이 유용하기는 하지만 한계가 지적되기도 한다. "인체가 기능하는 방식 중 서양의학과 생리학에서 아직 밝혀내지 못한 부분에 대해 침구학이 해답을 주겠는가?" 라는 더욱 포괄적인 질문을 제기하는 연구가 그에 못지않게 필요하다.

12장에서 살펴보는 침구생리 연구분야 3가지를 통해 침 효과의 생의학적 지표를 추가로 찾아내거나 인체의 건강과 질병에 대해 새로운 이해 방향이 제시될 가능성이 있다. 첫째, 만성통증 관리에 쓰이는 침진통 기전을 규명할 필요성에 대해 살펴본다. 이러한 새로운 연구방향이 제기된 배경에는 침구 임상가들이 가장 흔하게 치료하는 질환이 **만성 통증**인데도 신경학적으로 별개의 질환인 **급성 통증** 연구를 근거로 해서 침진통에 대한 신경생리학적 모형이 제시되는 현 상황이 기형적이라는 인식이 존재한다. 둘째, 전침에서 기공까지 경혈을 자극하는 다양한 방법을 검토해 신경생리학적 모형을 침진통에 대한 유력한 설명방법으로서 인정할 때 어느 정도의 확신을 가질 만한지 가늠해 본다. 셋째, 침구학은 통증조절에 국한되지 않는 치료법으로서 생리적 지표에 대해 기능저하 질환에서의 상향조절과 기능항진 질환에서의 하향조절 방식으로 동적평형을 정상화하는 효과를 발휘한다는 개념을 검토해 본다. 더 나아가 오늘날에 인정되는 신경계, 내분비계, 면역계 기능의 관점으로는 완전히 설명하기 불가능할 지도 모르는 어떤 자기조절계통이 침 치료의 작용대상이라는 관점을 제안한다.

2. 만성통증과 침, 모형과 기전규명

침진통은 침구생리학 성격의 연구 중 가장 폭넓게 탐구된 주제의 하나이다.[27,41,50] 침진통 연구에서 가장 흔하게 적용되는 동물 행동연구 모형은 손상을 받지 않은 정상적 동물에서 일시적인 유해자극을 견디는 시간이 길어지도록 침 자극을 가하는 방법이다. 실험동물이 꼬리를 흔들거나 고개를 흔들거나 열판으로부터 다리를 들어 올리거나 소리를 지르는 등의 반응을 보이기까지 경과된 시간으로 측정되는 내성이 증가하면 진통 작용이 강해진 상태로 해석한다.[20,30,40] 침 자극을 가하기 전이나 후에 혹은 자침한 동물과 거짓침 자극을 가한 동물에 대해 실험동물의 피부, 꼬리, 코 부위에 열 자극이나 피하 전기자극을 가하고 꼬리흔들기 반응이나 비명지르기 반응이 나오기까지의 시간을 측정하는 것이 전형적인 실험방법이다.[20,41] 동물에 전침 자극을 가하면 유해자극에 대해 반응을 보이기까지의 시간이 늘어나서 전침의 진통효과를 입증하는 현상이 빈번하게 보고된 바 있다. 이들 연구에 힘입어 침진통에 실제로 생리학적 근거가 존재하며 통증 신경생물학 연구자들이 익히 파악하고 있는 신경 경로를 따라 침진통에서의 침 자극 신호가 전달된다는 사실이 확립되었다.

그러나 기존 침진통 연구에는 임상적 관련성이 제한적이라는 중요한 흠결이 존재한다. 본 견해는 네 가지 측면에서의 추론을 근거로 한다.

1. 전침에서의 진통효과는 전침 자극을 중지하고 보통 10~20분이면 사라진다.[20] 비록 일시적일지라도 침진통 효과가 치료 후에도 흔히 관찰

되는 임상 현실과 맞지 않는 모형이다.

2. 침진통 연구에서 결과판정 기준으로 채택된 여러 가지 행동검사법 중에는 동물을 구속해야 하는 방법이 많고 그 결과 예상치 못한 스트레스성 진통효과가 유발되어 실험결과에 혼동을 초래할 가능성이 존재한다.[39,54]
3. 전침은 임상에서보다 높은 강도로 최대 18V까지 쓰이는 경우가 많았다.[30,42] 아마도 임상 활용상 유효한 저강도 전기자극으로는 정상 동물의 통증 역치를 크게 상승시키기가 불가능했기 때문일 것이다.
4. 정상동물을 활용한 질환모형은 임상의가 침 치료를 요청받는 가장 흔한 경우인 병리적인 만성통증 상태와 같지 않다.

그렇기 때문에 수많은 침진통 연구를 통해 침의 생리학적 기초가 상당히 세부적인 내용까지 규명되었음에도 불구하고 일과성 급성 통증 모형을 이용한 동물연구로는 다음의 실례와 같은 침구 치료의 임상적용에 관한 여러 가지 질문에 대한 해답을 찾지 못한다.

1. 어떤 만성 통증 질환에 대한 침 치료의 용량반응 연구상 파악된 '최적 용량' 즉 치료 빈도, 1회 치료시 소요시간, 첫 집중치료 후 추적 조사 일정 등의 최적 조건은 무엇인가?
2. 염증이나 조직손상과 같이 통증 이면의 원인 질환 치료에 침이 어떤 효과가 있는가?
3. 동물 행동시험을 이용한 침 연구에서 스트레스로 유발되는 진통효과를 최소화하는 방법은?

이상의 질문에 대한 답을 찾으려면 지속적 염증성 통증 동물모형처럼 임상적으로 타당한 병리적 만성 질환 상태에서 침 효과를 연구해야 한다.

지속적 염증성 통증모형이 이스트, 캐러기넌(carrageenan), 프로인트 완전 면역보강제(complete Freund's adjuvant, CFA) 등 몇 시간, 몇 일, 몇 주까지 지속되는 염증을 유발시키는 물질을 흰쥐에 투여하는 방법으로 제작되었다.[26,29,57] 최근의 침진통 연구에서는 만성 염증성 통증에 대한 흰쥐의 동물시험 모형을 제작하기 위해 이렇게 염증유발물질을 이용해 유해자극을 가하는 방법이 적용되었다.[28] 프로인트 완전 면역보강제를 흰 쥐 뒷발바닥에 주사하면 부종, 발적, 통각과민의 특징을 보이는 강한 염증상태가 면역보강제를 주사한 발 부위에만 유발된다.[23,44,45] 통각과민 평가는 뒷발에 열 자극이나 기계적 자극을 가하고 해당 뒷발의 도피반사가 나타나기까지의 시간이나 도피반사를 일으키는 자극량을 측정한다.[25,45] 이 모형을 사용하면 최대 10일까지 충분한 시간 동안 전침의 치료후 지속 효과를 평가하게 되고 또한 동물을 구속하지 않기 때문에 스트레스로 유발되는 진통효과가 최소화된다. 병리적인 상태에서는 임상에서 실제 쓰이는 것과 같은 낮은 강도의 전침 자극을 이용해 기대하는 통각과민 완화효과를 거두게 되기 때문이다. 프로인트 완전 면역보강제로 유발한 지속적 염증성 통증 모형을 이용하면 임상적으로 타당한 병리적 질환 상태에서 침 자극의 진통, 통각과민 완화, 항염증 효과를 각각 나누어서 연구할 수도 있다.[28]

침진통이 중추신경계에서의 아편유사제 분비 기전 때문이라고 연구상 밝혀지기는 했으나 근골격계 질환 치료시에는 통증 부위와 인접한 곳에 위치한 임상적으로 유효한 경혈이 필수적으로 활용되는 경우가 많다.[11,37] 임상시험에서도 골관절염과 같은 근골격계 질환 치료시 국소 경혈의 효능이 입증된 바 있다.[5,14] 이러한 기존 연구를 검토해 보면 침 효능에서 말초 기전이 어느 정도 작동하는지가 궁금해진다. 최근 연구에 의하면 중추성 아편유사제 기전 외에 말초성 아편유사제 기전도 통증조절, 특히 국소 염증성 통증조절에서 역할을 한다는 사실이 밝혀졌다.[43,51] Zhang 등의[62] 최근 보고에 따르면 국소에 날록손을 투여하면 침진통 효과가 차단되는 것으로 보아 전침 치료시 말초성 아편유사제가 분비된다는 소견이 관찰되었다. 침 치료의 생리학적 기전의 심화연구를 위해 그리고 임상 침구치료의 효과를 향상시키는 정보를 창출하기 위해 이러한 새로운 방향으로 침진통 연구가 계속 진행되어야 한다.

| 3 | 침습성 경혈자극과 비침습성 경혈자극의 기전

경혈을 다양한 방법으로 자극할 수 있다는 사실이 임상시험과 임상진료를 통해 알려져 있다. 전침이나 수기 침처럼 최소 침습적인 기법, 경피적 전기신경자극에서 피부에 접촉하는 전극과 같은 표면접촉 기법, 기공의 외기 방사처럼 비접촉식 기법 등 다양한 자극방법이 존재한다. 여기에서 다루지는 않지만 그 외에 지압이나 레이저 같은 방법들도 있다. 경혈을 자극하는 가장 강도 높은 방법인 전침에서는 침의 기계적 자극 효과에 침을 통해 전달되는 전류자극이 더해진다. 경피적 전기신경자극을 전침과 동일한 빈도로 시술하면 어떤 경우에는 비슷한 효과가 나오기도 한다.[13,33] 중국식 침법에서 다용하는 근육 내 자침 기법을 사용하여 깊게 찌르든 아니면 일본식 침법에서 다용하는 피하 자침 기법을 사용하여 얕게 찌르든 수기 침법만을 사용하면 침에 의한 기계적 자극효과가 존재하고 여기에 시술자의 의념이 강화작용을 일으키곤 한다(한의학 용어로 '의(意)' 라 한다). 토요 하리 침법은 침을 경혈의 피부 표면에 겨우 닿을 정도로 두거나 혹은 침을 피부에 접촉시키지 않고 경혈 직상방에 들고 있으면서 시술자가 침을 통해 기를 방사하고 감지하는, 더욱 미세한 경혈자극 방법이다.[6,18] 끝으로, 기공 시술자는 환자로부터 어느 정도 떨어진 곳에서 기를 내보내 경혈을 자극하는 방법을 보통 활용한다.[24,47]

이렇게 보면 전류, 기계적 자극, 기의 흐름이라는 불명확한 방법 등 경혈자극 방법이 다양하고 이 책의 앞 부분에서 한, 포머란즈, 타케시게 등이 정밀하게 설명한 침진통의 신경생물학적 모형에 대해 몇 가지 의문점이 떠오른다.

주로 강한 전기자극 방법을 적용한 연구로부터 도출한 이상의 여러 모형이 수기 침법으로 자극한 경우에 얼마나 잘 유지될 것인가? 수기 침법으로 유도한 침진통 효과가 날록손에 의해 부분적으로 차단된다는 점이 사람에서 처음으로 밝혀졌던 연구[34] 등 아주 소수의 예외를 제외하고 침과 엔돌핀의 연관관계에 대한 사실상 모든 증거는 전침을 적용한 연구에서 나왔다. 연구 측면에서 보면 침의 염전, 자입 등 전통적인 기법에 대해 기술해 놓은 수기 침법의 경우보다 전기자극의 빈도, 진폭, 소요시간, 파형을 정의해 놓은 전침이 실험을 재현할 때의 확실성이 더 높다는 면에서 확실히 전침이나 경피적 전기신경자극 방법의 장점이 존재한다.

침진통 치료시 전기자극 변수 선택은 임상적인 관점에서 여러 가지 수기 침법의 치료효과를 재현하는 효과 여부에 따라 이루어졌다. 예를 들어 고빈도(100Hz) 전침과 저빈도(2Hz) 전침은 각각 전통 침법에서의 '총자(叢刺)' '산자(散刺)' 기법과 비슷하다고 설명되었다.[10] 하지만 산자법을 시술하면 침을 통해서건 경피적 전기신경자극을 통해서건 2~4Hz 전기자극을 시술했을 때처럼 신경계에서 엔케팔린과 베타 엔돌핀 분비반응을 우선적으로 일으키는지 그리고 총자법을 시술하면 100~200Hz 전기자극을 시술했을 때처럼 다이놀핀과 세로토닌 분비반응을 우선적으로 일으키는지에 대해 체계적인 연구를 통해 확인해 보아야 한다.[12,21,22]

일본식으로 얕게 자침해 피부의 구심성 신경 종말판을 자극한 경우 중국식으로 깊게 자침해 근육의 구심성 신경을 자극한 경우와 동일한 내인성 물질 분비반응이 일어나는가? 중국식 침법과 일본식 침법을 배운 임상가들이 각각 시술하고 있는 이러한 두 가지 침법의 효과를 비교하려고 임상시험이 설계된 적은 없었으나 우연히 비슷하게 설계된 여러 임상시험에서 '침처치군' 에 대해 깊게 자침하는 방법을 적용하고 '대조군' 에 대해 동일한 혈위를 얕게 자침하는 방법을 적용했었다.[19,58] 사실상 두 가지 침법을 비교하는 임상시험을 진행해 놓고 거짓침에 비해 침의 효과가 어느 정도로 큰지 평가한다면 분명히 타당성이 결여된 논의이다. 깊게 자침하는 방법과 얕게 자침하는 방법을 비교하는 임상시험은 임상 효과와 각각의 내인성 아편유사제 분비 내용을 비교한다면 타당할 것이다. 관련된 연구주제로 환자에게 **득기** 감각(한의학 이론상 임상효과를 유도하는 핵심 요소라고 거론되곤 함)을 유도하는 깊게 자침하는 방법과 시술자가 득기 감각을 유도하려는 시도를 전혀 하지 않으면서 얕게 자침하는 일본식 방법의 신경전달물질 분비양상과 임상효과를 비교하는 연구가 있다.

비침습적인 토요 하리 침법과 기공의 외기방사 방법으로 통증이 억제되는 임상효과가 나타날 때에도 내인성 아편유사제가 분비되는가? 임상적으로 경혈에 대한 비침습적 침법이나 비접촉식 치료를 통해 통증이 조절된다는 보고는 침진통의 신경생물학 모형의 틀로 쉽게 설명되지 않는다. 침진통의 신경생물학 모형에서 말초신경과 중추신경 경로를 따라 전달되는 전기신호가 시작되는 곳은 주로 피부와 근육에서 침과 기계수용체 신경종말 사이에 이루어지는 **물리적인 접촉점**이다. 지압이나 전기장 자극(TENS)과 같은 비침습적 침법에는 침진통의 신경생물학 모델을 확대적용할 수 있으나 토요 하리의 비접촉식 침법과 기공의 외기방사 치료법의 경우에 어떤 자극이 가해지는지 일반적으로 알려지고 인정되는 내용이 없으며, 이렇게 치료했을 때 전침이나 수기 침 자극의 경우와 동일한 신경 경로가 자극받는지에 대한 직접적 증거도 없다. 하지만 상당히 흥미로운 사실은 단일 경혈 여러 곳을 수기 침법으로 자극했을 때 민감자가 반복적으로 표현하는, 경락을 따라 감각이 전해지는 현상이[59] 토요 하리 침법의 비침습적 방법과[7] 기공 외기방사 경우에도[24] 보고된 바 있다.

침습적 자침 기법에 비해 멀리 떨어진 곳에서 경혈을 자극할 때에 어떤 일이 벌어지는지 알아보려면 서너 가지 방향의 연구가 필요하다. 전침, 수기 침법, 토요 하리 침법, 기공의 외기방사 기법 등을 비교하는 무작위 대조시험을 설계해서 (a) 통증조절, (b) 내인성 아편유사제 분비, (c) 단일 신경섬유에서의 직접적 미세전극 기록 등을 진행해야 한다.[55] 사람에서의 직접적 미세전극 기록 연구상 전기자극을 가하건 가하지 않건 수기 침법에 대한 신경활동성의 패턴은 유사한 것으로 관찰된 바 있다. 토요 하리나 기공 시술자로부터 경혈로 전해지는 신호의 본질을 확인하는 것도 분명 중요하다. 예비연구에 의하면 시술자 손바닥에서 방출되는 전자기파와[36,49] 극초단파가[15] 작용할 가능성이 있다.

4. 침의 양방향 조절효과

동일 경혈에 자극했을 때 심박수, 위액분비, 항체 농도 등의 생리적 지표를 항진상태나 저하상태로부터 정상수준으로 회복시키는 침의 양방향 조절효과는 임상적으로 알려지기는 했으나 거의 연구되지 않은 현상이다. 예를 들어 선천적으로 저혈압이나 고혈압 성향을 갖도록 육종된 흰쥐에서 침 자극을 가하면 혈압과 심박수가 '정상화된다.'[61] 약물연구에 의하면 저혈압 흰쥐에서의 침의 혈압상승 효과는 날록손에 반응이 없지만 스코폴라민에 의해 약화되며 중추성 콜린성 기전이 관여하는 반면, 고혈압 흰쥐에 대한 혈압강하 효과는 날록손이나 파라클로로페닐알라닌(parachlorophenylalanine) 투여시 억제되며 내인성 아편유사제와 세로토닌의 분비에 의해 매개된다. 혈액을 뽑아 저혈압 상태로 만든 흰쥐와[52] 에피네프린을 정맥주사해 고혈압 상태로 만든 개에서[31] 이와 유사한 침의 정상화 작용이 보고되었다.

침 치료가 동적평형을 회복시킨다는 관점의 근거로 생각할 때, **정상인** 대상자의 심혈관 기능에 대한 연구에서 결과를 평균값으로 표시했을 때 심박수와 혈압에 미치는 효과가 유의하지 못하거나 미세한 정도에 불과했다는 것도 놀라운 일은 아니다.[35,53] 하지만 개별 대상자에 대한 효과를 분석하면 다른 그림이 그려진다. LI4(합곡)와 LI10(수삼리) 혈위에 전침으로 자극한 임상시험에서[1] 정상 시험군 중 처치 전 심박수가 하위 3분의 1이었던 사람들은 침 처치에 의해 심박수가 상승했고 처치 전 심박수가 상위 3분의 1이었던 사람들은 심박수가 하강했다. 혈압과 심박수의 곱이나 피부혈류에서도 비슷한 양방향 조절효과가 관찰되었다.

경혈자극에 대한 면역계의 반응에서도 정상 즉 균형상태를 회복시키는 효능이 관찰되었다. 건강한 대상자에서 타액 면역글로불린의 주요 구성요소인 IgA 농도를 측정한 결과 처음 측정치가 낮았던 사람은 합곡(LI4), 하관(下關·ST7), 이혈의 내분비점 등에 침 치료를 시술하고 30분 시점과 치료후 24시간 시점의 측정치가 상승되었고, 처음 측정치가 높았던 사람은 하강되었다.[60] 백혈구 수치, 큰포식세포의 포식작용, T세포의 증식과 전환, 자연세포독성세포의 세포독성 활성도 등 세포매개성 면역반응과, B세포의 항체생산능 등 체액성 면역반응,[9,16,17,48] 등 다양한 면역반응에서 침의 효과가 연구되었지만 침의 양방향 조절효과를 살펴보려는 연구는 위에서 인용한 IgA 연구가 유일하다.

생의학적 관점의 논리에 따르면 경혈에 자침했을 때 나타나는 세포나 분자 수준에서의 생물표지자를 관찰하게 되지만 이렇게 접근하면 마치 약리학적으로 고안한 약물처럼 일부 세포군에 선택적으로 작용하도록 미세조정된 일련의 기법으로서 침 치료를 생각하는 결과가 초래된다. 면역계가 서로 신호를 교환하고 또 내분비계, 신경계, 기타 조절계통의 세포와 신호를 교환하기 위해 활용하는 내인성 아편유사제나 사이토카인 등 내인성 물질의 체액순환중 농도의 균형을 회복하고 분비를 촉진하는 치료법으로서 침 치료를 바라보는 것이 아마도 더 유용한 생리학적 모형일 것이다.[8,38,56] 인체의 기능계통 중 어느 하나를 조절하지 못하게 된 경우 생의학적 접근법에서는 정상기능을 상실한 조절분자의 작용을 모방하거나 차단하는 약물로서 작용제나 대항제를 처방한다. 반면 침구의학에서는 자기교정 기전을 활성화하는 방식으로 조절계통을 자극한다.

사이토카인과 같은 조절분자나 작용분자와 작용을 받는 세포나 분자 표지자를 다중 측정하면서 침의 양방향 조절효과를 체계적으로 연구할 필요가 있다. 이렇게 광범위하게 접근을 해야만 침이 체내 기능을 조절하는 기전에 대한 질문을 제기하고 해답을 탐색할 수 있다. 자료가 축적되다 보면 약물이 목표 수용체에 결합해 일련의 반응이 시작되는 것처럼 침의 동적평형 회복작용이 신경학적 기전과 호르몬 기전에 의해 직접 시작되는지 여부가 더욱 명확해질 것이다. 아니면 침 치료는 기존에 알려진 자율신경계와 체액성 계통과 맞닿아 있지만 별개의 존재인 통합조절 계통(integrative system)에 작용함으로써 동적평형 조절효과를 촉발시킨다는 사실이 더욱 명확하게 밝혀질지도 모른다.[4,32]

통합조절 계통을 탐색하는 데에 필요한 단서로 우리는 무엇을 알고 있는가? 12장의 앞부분에서 간략히 논의했듯이 토요 하리나 기공의 외기방사 원격치료의 매개 기전이 생물전자기장 효과라면 외부에서 경혈에 가해지는 생물전자기장이 정보를 담고 있는지에 대한 의문이 떠오른다. 뇌, 근육, 심장의 전자기장으로부터 얻어지는 뇌전도(EEG), 근전도(EMG), 심전도(EKG) 등에 진단적 정보가 담겨 있다는 사실이 오래 전부터 알려져 왔다. 살아있는 생명체에서 방출되는 생물광자 형태의 생물전자기장에 의해 막운반에서 유전자 발현에 이르는 일련의 생물학적 현상이 조절된다는 사실도 최근에 와서야 관찰되었다.[46] '에너지' 를 이용하는 시술자들이 이러한 생물전자기장을 치료적 신호로서 방출하는 법을 학습한 것인지도 탐색해 보아야 할 질문이다. 시술자가 발생시킨 약한 전자기장에 의해 체내의 비정상적인 생물전자기장을 '패턴교정' 즉 동기화할 가능성도 흥미로운 주제이다.[2]

신경세포 주변의 여러 세포가 발생시키는 직류로부터 이러한 생물전자기장이 나타날 가능성이 높다는 증거가 존재한다.[3] 이러한 직류 현상의 본질, 경혈자극이 생물전자기장의 통합성을 유지하는 효과를 나타낼 가능성, 경혈자극시 생물전자기장이 에너지, 분자, 세포 활동을 조절하는 기전 등은 앞으로 연구방향으로 설정할 매우 흥미로운 주제이다.

12장 참고문헌

1. Ballegaard S, Muteki T, Harada H, Ueda N, Tsuda H, Tayama F, Ohishi K (1993) Modulatory effect of acupuncture on the cardiovascular system: A crossover study, Acupunct Electrother Res 18:103-115
2. Becker RO (1982) Electrical controls of regeneration. J Bioelectr 1:239
3. Becker RO, Marino AA (1982) Electromagnetism and life. State University Press, New York, Albany
4. Bensoussan A (1991) The vital meridian: A modern exploration of acupuncture.

Churchill Livingstone, Melbourne, pp 127-132
5. Berman B, Singh B, Lao L, Hochberg M, Langenberg P, Li H, Hadhazy V (1999) A randomized trial of acupuncture as an adjunctive therapy in osteoarthritis of the knee. Br J Rheumatol 38:346-354
6. Birch S, Ida J (1997) A brief report on the 1996 U. S. Toyohari workshop, with reflections on the development of keiraku chiryo (Japanese meridian therapy) in America. Amer J Acu 25:71-74
7. Birch S (1999) Personal communication
8. Blalock JE (1989) A molecular basis for bidirectional communication between the immune and neuroendocrine systems. Physiol Rev 69:1-32
9. Bossy J (1994) Acupuncture and immunity: Basic and clinical aspects. Acupunct Med 12:60-62
10. Chen X, Guo S, Chang C, Han J (1992) Optimal conditions for eliciting maximal electroacupuncture analgesia with dense and disperse mode stimulation. Eur J Pharmacol 211:203-210
11. Cheng X (1987) Chinese acupuncture and moxibustion. Foreign Languages Press, Beijing
12. Cheng RSS. Pomeranz B (1981) Monoaminergic mechanism of electroacupuncture analgesia. Brain Res 215:77-92
13. Cheng RSS. Pomeranz B (1987) Electrotherapy of chronic musculoskeletal pain: Comparison of electroacupuncture and acupuncture-like transcutaneous electrical nerve stimulation. Clin J Pain 2:143-149
14. Christensen BV, Iuhl IV, Vilbeck H, Bulow HH, Dreijer NC, Rasmussen HF (1992) Acupuncture treatment of severe knee osteoarthritis: A long-term study. Acta Anaesthesiol Scand 36:518-525
15. Edrich J, Jobe WE, Cacek RK, Hende WR, et al (1980) Imaging thermograms at centimeter and millimeter wavelengths. Ann NY Acad Sci 335:456-476
16. Filshie J, White A (1998) The clinical use of and evidence for acupuncture in the medical systems. In: Filshie J, White A (eds) Medical acupuncture: A western scientific approach. Churchill Livingstone, Edinburgh
17. Fujiwara R, Tong ZG, Matsuoka H, Shibata H, Iwamoto M, Yokoyama MM (1991) Effects of acupuncture on immune response in mice. Intern J Neurosci 57:141-150
18. Fukushima K (1991) Meridian therapy: A hands-on text on traditional Japanese hari. Toyo Hari Medical Association, Tokyo
19. Haker E, Lundeberg T (1990) Acupuncture treatment in epicondylagia: A comparative study of two acupuncture techniques. Clin J Pain 6:221-226
20. Han JS (1987) The neurochemical basis of pain relief by acupuncture. Chinese Medical and Technology Press, Beijing, pp 21-76
21. Han JS (1993) Acupuncture and stimulation produced analgesia. Handbook Exp Pharmacol 104/II:105-125

22. Han JS, Chen XH, Sun SL, Xu XJ, Yuan Y, Yan SC, Hao JX, Terenius L (1991) Effect of low- and high-frequency TENS on met-enkephalin - Arg-Phe and dynorphin A immunoreactivity in human lumbar CSF. Pain 47:295-298
23. Hargreaves K, Dubner R, Brown F, Flores C, Joris J (1988) A new and sensitive method for measuring thermal nociception in cutaneous hyperalgesia. Pain 32:77-88
24. He Q, Zhou J, Yang B, Zhao G, Zhai T, Liu Y (1984) Research on the propagated sensation along meridians excited by qigong. Second National Symposium on Acupuncture and Moxibustion and Acupuncture Anesthesia, abstracts, pp 262-263
25. Hylden JLK, Nahin RL, Traub RJ, Dubner R (1989) Expansion of receptive fields of spinal lamina I projection neurons in rats with unilateral adjuvant-induced inflammation: The contribution of dorsal horn mechanisms. Pain 37:229-243
26. Kayser V, Guilbaud G (1987) Local and remote modifications of nociceptive sensitivity during carrageenin-induced inflammation in the rat. Pain 28:99-107
27. Kho HG, Robertson EN (1997) The mechanism of acupuncture analgesia: Review and update. Am J Acupunct 25:261-281
28. Lao L, Zhang G, Wei F, Berman B, Meszler RM, Ren K (1998) Electroacupuncture attenuates hyperalgesia and modulates FOS protein expression with unilateral persistent inflammation. Soc for Neurosci 24:884
29. Larson AA, Brown DR, El-Atrash S, Walser MM (1986) Pain threshold changes in adjuvant-induced inflammation: A possible model of chronic pain in the mouse. Pharmacol Biochem Behav 24:49-53
30. Lee JH, Beitz AJ (1993) The distribution of brainstem and spinal cord nuclei associated with different frequencies of electroacupuncture analgesia. Pain 52:11-28
31. Li P, Sun F-Y, Zhang A-Z (1983) The effect of acupuncture on blood pressure: The interrelation of sympathetic activity and endogenous opioid peptides. Acupunct Electrother Res 8:45-56
32. Manaka Y, Itaya K, Birch S (1995) Chasing the Dragon's Tail. Paradigm Publications, Brookline, pp 17-38
33. Martelete M, Fiori AMC (1985) Comparative study of the analgesic effect of transcutaneous nerve stimulation (TNS), electroacupuncture (EA), and meperidine in the treatment of postoperative pain, Acupunct Electrother Res 10;183-193
34. Mayer DJ, Price DD, Raffi A (1977) Antagonism of acupuncture analgesia in man by the narcotic antagonist naloxone. Brain Res 121:368-373
35. Nishijo K, Mori H, Yosikawa K, Yazawa K (1997) Decreased heart rate by acupuncture stimulation in humans via facilitation of cardiac vagal activity and suppression of cardiac sympathetic nerve. Neurosci Lett 227:165-168
36. Nordenström, BEW (1992) Hand movements above the unshielded tail of a

shielded rat induces differences of voltage inside the animal. Amer J Acupunct 20:157-161

37. O'Connor J, Bensky D (eds) (1981) Acupuncture: a comprehensive text. Eastland Press, Chicago
38. Pert CB, Dreher HE, Ruff MR (1998) The psychosomatic network: Foundations of mind-body medicine. Altern Ther Health Med 4:30-41
39. Pomeranz B (1986) Relation of stress-induced analgesia to acupuncture analgesia. Ann NY Acad Sci 467:444-447
40. Pomeranz B, Stux G (1988) Scientific bases of acupuncture. Springer-Verlag, Berlin Heidelberg, pp 7-33
41. Pomeranz B (1994) Acupuncture in America, a commentary. APS Journal 3:96-100
42. Pomeranz B, Paley D (1979) Electroacupuncture hyperalgesia is mediated by afferent nerve impulses: An electrophysiological study in mice. Exp Neurol 66:398-402
43. Przewlocki R, Hassan AHS, Lason W, Epplen C, Herz A, Stein C (1992) Gene expression and localization of opioid peptides in immune cells of inflamed tissue: Functional role in antinociception. Neuroscience 48:491-500
44. Ren K, Ruda MA (1996) Descending modulation of Fos expression after persistent peripheral inflammation. NeuroRep 7:2186-2190
45. Ren K, Williams GM, Hylden JLK, Ruda MA, Dubner R (1992) The intrathecal administration of excitatory amino acid receptor antagonists - selectively attenuated carrageenan-induced behavioral hyperalgesia in rats. Eur J Pharmacol 219:235-243
46. Rubik B, Becker RO, Hazlewood CF, Liboff AR, Walleczek J (1995) Electromagnetic applications in medicine. NIH-OAM Panel Report
47. Sancier KM, Hu BK (1991) Medical applications of qigong and emitted qi on humans, animals, cell cultures, and plants: Review of selected scientific research. Amer J Acupunct 19:367-377
48. Sato T, Yu Y, Guo SY, Kasahara T, Hisamitsu T (1996) Acupuncture stimulation enhances splenic natural killer cell cytotoxicity in rats. Japan J Physiol 46:131-136
49. Seto A, Kusaka C, Nakazato S, Huang WR, Sato R, Hisamitsu T, Takeshige C (1992) Detection of extraordinary large biomagnetic field strength from human hand during external qi emission. Acupunct Electrother Res 17:75-94
50. Sims J (1997) The mechanism of acupuncture analgesia: A review. Compl Ther Med 5:102-111
51. Stein C, Millan MJ, Yassouridis A, Herz A (1988) Antinociceptive effects of mu-and kappa-agonists in inflammation are enhanced by a peripheral opioid receptor-specific mechanism of action. Eur J Pharmacol 155:255-264
52. Sun X-V, Yu J, Yao T (1983) Pressor effect produced by stimulation of somatic

nerve on hemorrhagic hypotension in conscious rats. Acta Physiol Sin 35:264-270

53. Tayama F, Muteki T, Bekki S, Yamashita T et al (1984) Cardiovascular effect of electroacupuncture. Kurume Med J 31:37-46
54. Terman GW, Shavit Y, Lewis JW, Cannon JT, Liebeskind JC (1984) Intrinsic mechanisms of pain inhibition: Activation by stress. Science 226:1270-1277
55. Wang K, Yao S, Xian Y, Hou Z (1985) A study on the receptive field of acupoints and the relationship between characteristics of needle sensation and groups of afferent fibers. Sci Sin 28:963-971
56. Weigent DA, Blalock JE (1995) Associations between the neuroendocrine and immune systems. J Leukoc Bioi 58:137-150
57. Winter CA, Flataker L (1965) Reaction thresholds to pressure in edematous hindpaws of rats and responses to analgesic drugs. J Pharmacol Exp Ther 150:165-171
58. Wyon Y, Lindgren R, Lundeberg T, Hammar M (1995) Effects of acupuncture on climacteric vasomotor symptoms, quality of life, and urinary excretion of neuropeptides among postmenopausal women. Menopause 2:3-12
59. Xie Y, Li H, Xiao W (1996) Neurobiological mechanisms of the meridian and the propagation of needle feeling along the meridian pathway. Sci China C Life Sci 39:99-112
60. Yang MMP, Ng KKW, Zeng HL, Kwok JSL (1989) Effect of acupuncture on immunoglobulins of serum, saliva, and gingival sulcus fluid. Am J Chin Med 17:89-94
61. Yao T (1993) Acupuncture and somatic nerve stimulation: Mechanism underlying effects on cardiovascular and renal activities. Scand J Rehab Med Suppl 29:7-18
62. Zhang G, Graczyk Z, Ren K, Stein C, Berman B, Lao L (1999) Local naloxone blockade of acupuncture analgesia: Peripheral opioids implicated. Proc Soc Neurosci 29th Annual Meeting 25:688

찾아보기

찾아보기

찾아보기

찾아보기

과학적으로 논증한 임상 침구학

Clinical Acupuncture Scientific Basis

인 쇄	2011년 4월 10일
발 행	2011년 4월 20일
역 자	고형균, 이혜정, 인창식
발 행 인	김 정 찬
발 행 처	도서출판 정담
주 소	서울특별시 송파구 가락동 10-2번지 동원빌딩 4층
	전 화/ 02)443-2791,2683 팩 스/ 02)430-7270
	www.jdb.co.kr
등록번호	제 22-135호
I S B N	978-89-8085-474-5 93510
정 가	40,000원